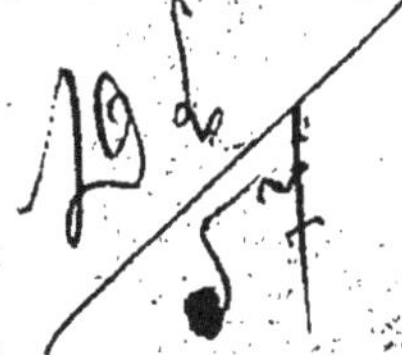
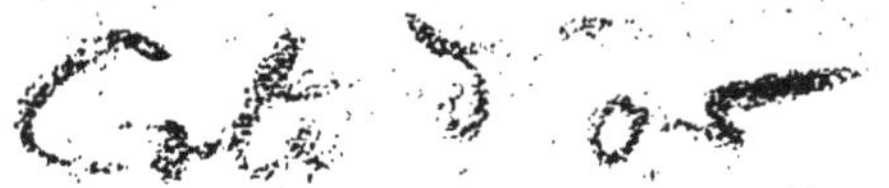

PRÉCIS ÉLÉMENTAIRE

D'OBSTÉTRIQUE

SOUS FORME

DE DEMANDES ET RÉPONSES

PAR

LE Dr C. GIRARD

PROFESSEUR DÉPARTEMENTAL D'ACCOUCHEMENT

NOUVELLE ÉDITION
ENTIÈREMENT REFONDUE
Avec figures intercalées dans le texte

PARIS
LIBRAIRIE J.-B. BAILLIÈRE ET FILS
19, RUE HAUTEFEUILLE 19

—

1914

PRÉCIS ÉLÉMENTAIRE

D'OBSTÉTRIQUE

PRÉCIS ÉLÉMENTAIRE

D'OBSTÉTRIQUE

SOUS FORME

DE DEMANDES ET RÉPONSES

PAR

LE Dr C. GIRARD

PROFESSEUR DÉPARTEMENTAL D'ACCOUCHEMENT

NOUVELLE ÉDITION

ENTIÈREMENT REFONDUE

Avec figures intercalées dans le texte

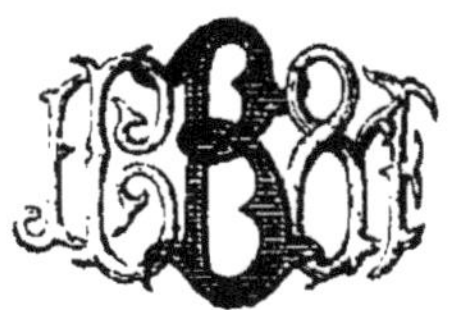

PARIS

LIBRAIRIE J.-B. BAILLIÈRE ET FILS

19, RUE HAUTEFEUILLE, 19

1914

PRÉFACE

Pour la deuxième fois nous adressons ce livre au public médical et plus particulièrement à celui des Écoles d'accouchements.

Sera-t-il accueilli avec la même faveur que dans le passé ? Nous osons l'espérer, s'il est toujours vrai que l'enseignement, quel que soit son objet, ne saurait que gagner à une exposition méthodique, simple, presque familière.

Des demandes et des réponses, telle est la forme à laquelle nous sommes resté fidèle, imitant en cela Baudelocque, qui ne dédaigna pas de l'utiliser au profit des novices, et y trouva de précieuses ressources d'initiation.

Ainsi mis en présence, le maître et l'élève prennent la parole tour à tour : l'un, feignant d'ignorer les choses de l'obstétrique, pour demander à les connaître par de multiples recours ; l'autre, empruntant un rôle de circonstance, pour donner satisfaction à ce besoin apparent de savoir. Plus souvent, ce seront, de la part du premier, des questions suggestives, qui prépareront, parfois amorceront, les réponses attendues.

On pourra se croire par là transporté dans une salle d'examen, où une longue série d'interrogations ferait se dérouler, dans un ordre, à la fois classique et rationnel, les divers sujets qui constituent la matière des accouchements.

N'est-ce pas prolonger en quelque sorte, jusque

dans le silence et l'isolement du cabinet de travail, ces rapports scolaires, si justement recommandés à notre époque, entre le professeur et son jeune auditoire ?

Sans doute, un tel morcellement de l'exposé didactique tend à en ralentir le développement ; mais, en retour, quel moyen plus efficace de stimuler l'effort et d'arrêter la pensée sur chaque fait ou considération importante, moyen par excellence de les graver dans la mémoire !

Pourquoi ne pas ajouter que, une fois familiarisé avec ce procédé d'instruction, l'étudiant se sera, par là même, exercé utilement en vue des épreuves orales de l'examen.

Le fonds commun des vérités que nous ont valu les travaux des maîtres en obstétrique, et les confirmations apportées par les observations personnelles, telles sont les sources auxquelles nous avons puisé les éléments de ce Précis.

C'est de ces origines qu'il se recommande et c'est par elles qu'il peut acquérir quelque autorité.

Quel devait être notre plan si ce n'est celui tracé par la nature elle-même.

C'est ainsi que se succèderont, à propos des phases de la fonction puerpérale, l'histoire de ses actes physiologiques et celle de ses anomalies, auxquelles s'ajoutera, pour cette dernière, l'indication de la conduite à suivre et des décisions à prendre dans ces conjonctures diverses.

La chirurgie obstétricale méritait une place proportionnée à son rôle prépondérant. Nous la lui avons donnée ; mais en remplaçant ici la forme interrogative, peu favorable à la rapidité de l'information, par la série des principes et des règles essentielles qui doivent diriger les interventions, et en nous attachant exclusivement aux méthodes et procédés consacrés par la pratique.

Avant de développer ce programme, qu'il nous soit permis d'apporter un tribut d'hommage et d'admiration aux accoucheurs contemporains, qui, à la suite des Levret, Baudelocque, Dubois, Stolz et plusieurs autres, ont fondé l'obstétrique moderne, riche de progrès.

Au milieu d'eux se détache, dans un passé tout proche, une grande et sympathique figure, celle de Tarnier, ce travailleur modeste et obstiné, qui a éclairé tant de questions, réformé tant d'appréciations, qui enfin, exclusivement attaché — comme on ne pouvait que l'être à son époque — aux extractions par la voie pelvienne, les a dotées de leurs plus précieuses ressources instrumentales.

Après lui, parmi nos spécialistes, les uns, s'appliquant au contrôle expérimental des affirmations transmises, et, associant étroitement, dans leurs recherches, la clinique et le laboratoire, en sont arrivés à modifier remarquablement la compréhension des phénomènes physiologiques et des troubles pathologiques de la gestation ; les autres, souffrant, auprès des parturientes, de l'insuffisance, parfois des dangers de quelques-unes des anciennes manœuvres libératrices, et préoccupés alors de sauvegarder à la fois les intérêts des deux êtres, ont emprunté à la chirurgie abdominale certaines de ses initiatives conservatrices et radicales.

Là pourraient se borner nos explications et l'expression de nos sentiments, si nous n'avions à cœur d'adresser, en finissant, un conseil aux élèves.

L'étude des accouchements, déjà intéressante à plus d'un titre, mérite surtout de les retenir, à cause de l'importance capitale du rôle qu'elle leur réserve dans l'avenir, soit qu'il s'agisse des actes normaux de la grande fonction, dont il faut être le témoin vigilant et avisé, soit que se préparent ou surviennent des difficultés, dont la constatation doit être rapide et la solution ne subir parfois aucun retard.

Des notions générales ou sans précision ne sauraient donc suffire, et il y aurait coupable présomption à compter sur l'inspiration du moment. Seules, des connaissances étendues et positives, appuyées sur l'observation et les exercices personnels, seront la garantie d'une pratique saine et secourable.

Celui qui, à une véritable éducation obstétricale, pourrait joindre la présence d'esprit, une certaine décision, le sentiment scrupuleux du devoir, la prudence et la discrétion, réunirait, sans en douter, les conditions les plus propres à lui assurer la confiance en même temps que le succès.

Dr C. GIRARD.

Draguignan, le 1er Octobre 1913.

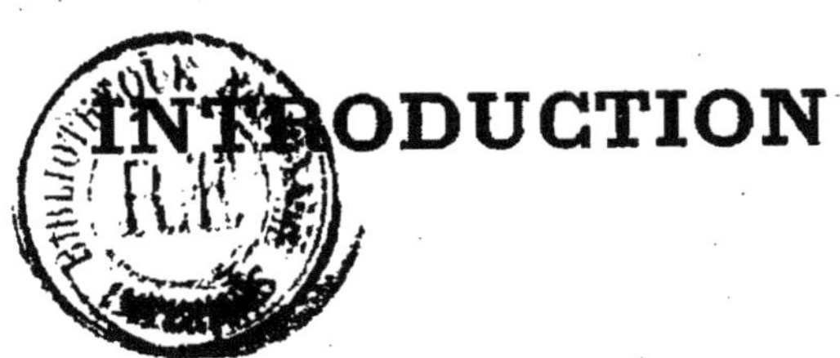

INTRODUCTION

BASSIN OBSTÉTRICAL

EXCAVATION
DÉTROIT SUPÉRIEUR
DÉTROIT INFÉRIEUR
DIAMÈTRES DE L'EXCAVATION ET DES DÉTROITS
PLANS DES DÉTROITS
AXE DE L'EXCAVATION
ARTICULATIONS DU BASSIN
PARTIES MOLLES INTRA-PELVIENNES

UTÉRUS OBSTÉTRICAL

ORGANES DE L'OVULATION
PHÉNOMÈNES DE L'OVULATION

GLANDES MAMMAIRES

BASSIN OBSTÉTRICAL

Il est représenté, en réalité, par le **petit bassin**, étroite enceinte osseuse du conduit génital, dont la forme cavitaire contribuera essentiellement à déterminer les modalités de la progression du fœtus, le grand bassin, avec ses parois incomplètes, distantes et divergentes, n'étant qu'un soutien de l'utérus gravide.

***

Dans ce petit bassin, l'intérêt obstétrical doit se porter : surtout sur l'entrée (détroit supérieur), l'intérieur (excavation), l'ouverture de sortie (détroit inférieur), enfin sur les parties molles qui modifient sa cavité et ses détroits.

***

A l'examen de l'**excavation**, ce qui se constate immédiatement, c'est l'inégalité de hauteur de ses parois, puisque la postérieure mesure 13 cm. 1/2, les latérales 9 cm. et l'antérieure seulement 4 cm. à son milieu.

***

Cette issue en avant, créée par le vide sous-pubien, fait prévoir que le point saillant antérieur de toute partie fœtale, arrivé, après rotation, sous la symphyse, aura commencé, par cela même, à se dégager, ce qui diminuera d'autant l'épaisseur de la portion restante, préparée de la sorte à franchir, aussitôt après, le détroit inférieur.

Au **détroit supérieur**, ce qu'on remarque à première vue, c'est sa forme de triangle curviligne, dont le côté postérieur s'avance, vers son milieu, en une saillie, importante à connaître, dite *angle sacro-vertébral* ou *promontoire*, dont la ligne de pourtour, entièrement osseuse, appartient à un seul et même plan.

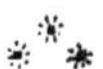

Très grande est l'importance du détroit supérieur: puisque cette entrée, à peine suffisante pour le fœtus, n'est pas susceptible d'agrandissement non opératoire ; que sa forme est cause de la plupart des positions fœtales ; et que c'est là où se rencontrent presque toujours les rétrécissements du bassin.

Au **détroit inférieur**, on constate, au premier coup d'œil : la forme d'abord, qui est celle d'un ovale à grand diamètre antéro-postérieur, avec pointe saillante en en arriere, due au coccyx ; puis sa ligne limitante, ici osseuse et ligamenteuse, représentée par un bord, qui, du pubis comme du coccyx, descend de chaque côté vers les ischions, et appartient, par suite, à deux plans qui se coupent au niveau de ces mêmes tubérosités ischiatiques.

On appelle **diamètres de l'excavation et des**

détroits, des lignes fictives, droites, allant, d'un point déterminé de leur pourtour, vers un autre opposé, à

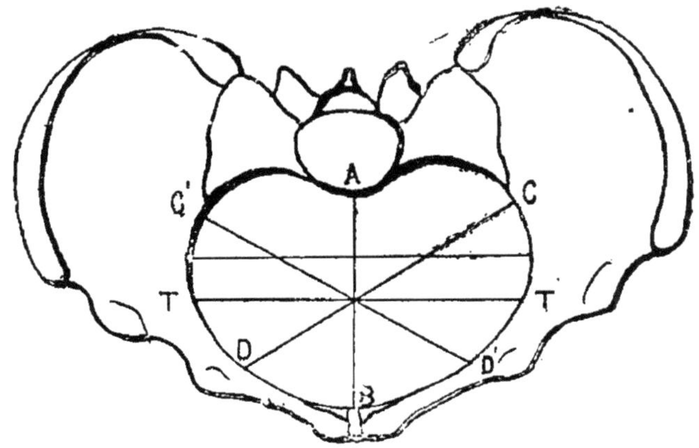

Fig. 1. — Diamètres du détroit supérieur. (S. et L.)

divers niveaux, qui, tracées, au détroit supérieur, à mi-hauteur de l'excavation et au détroit inférieur, dans

P B, *diamètre promonto-sus-pubien.*

P O, *diamètre promonto-pubien minimum*, au dessous duquel se trouve le *promonto-sous-pubien.*

A, diamètre antero-postérieur du *détroit inférieur obstétrical.*

C, C'', *diamètre coccy-pubien.*

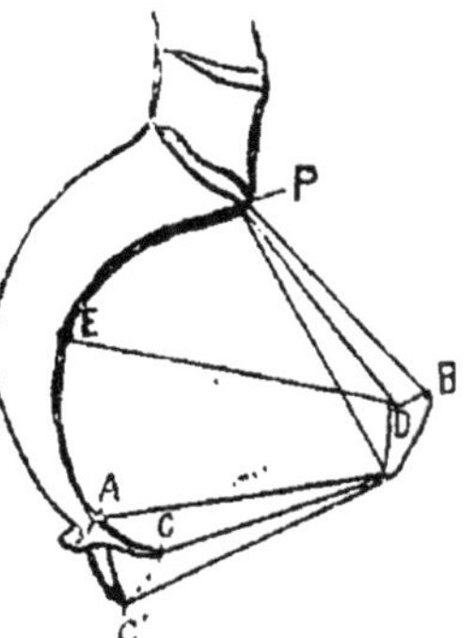

Fig. 2. — Diamètres antéro-postérieurs du bassin. (S. et L.)

les sens antéro-postérieur, transversal et oblique, donneront la forme et les dimensions du canal pelvien.

***

Au détroit supérieur, les diamètres à connaître sont: le *diamètre promonto-sus-pubien,* qui va du point le plus saillant de l'angle sacro-vertébral à l'extrémité supérieure de la symphyse des pubis et mesure 11 cm.; les *diamètres obliques,* droit et gauche, qui vont d'une éminence iléo-pectinée à la symphyse sacro-iliaque opposée et mesurent chacun 12 cm.; le *diamètre transverse*, qui, du point le plus excentrique de la ligne innominée d'un os iliaque, va aboutir au même point opposé et qui mesure 13 cm. 1/2.

Au détroit inférieur, les diamètres à relever sont encore: un *diamètre antéro-postérieur,* dit *coccy-pubien,* qui, dans les conditions ordinaires, va du sommet de l'arcade à la pointe du coccyx, mesurant seulement 9 cm., distance remplacée, au moment du refoulement du coccyx, à la fin de l'expulsion, par un nouveau diamètre, qui, partant en avant du même point, s'élève en arrière jusqu'à l'articulation sacro-coccygienne, mesurant alors 11 cm., d'où résulte un véritable détroit accidentel, *détroit inférieur obstétrical;* des *diamètres obliques,* droit et gauche, qui, de la mi-hauteur de chaque branche ischio-pubienne, aboutissent au milieu du grand ligament sacro-sciatique du côté opposé, et mesurent 11 cm.; enfin, le *diamètre transverse* ou bi-ischiatique, qui va d'un ischion à l'autre et mesure également 11 cm.; d'où ici égalité des diamètres après rétropulsion du coccyx.

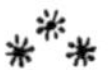

Dans l'excavation, les diamètres à noter sont:

d'abord quatre diamètres dirigés dans le même sens que les précédents, à mi-hauteur du conduit osseux et tous de 12 cm. ; puis deux autres, mais superposés, partant d'un même point, le promontoire, et aboutissant, en divergeant, l'un à la légère voussure de la face interne des pubis, dit *promonto-pubien minimum*, qui mesure 10 cm. seulement, l'autre, au-dessous, finissant au sommet de l'arcade, dit *promonto-sous-pubien*, qui mesure 11 cm. 1/2, diamètres formant, avec le promonto sus-pubien du détroit supérieur, un groupe important, indicateur exact des dimensions antéro-postérieures de l'excavation, à sa partie supérieure.

Les **plans des détroits**, lorsque la femme est debout, sont tous les deux inclinés en avant, à un fort degré au détroit supérieur, le promontoire se trouvant alors à 10 cm. plus haut que le bord supérieur du pubis, au contraire avec faible pente au détroit inférieur ; plans qui, l'un et l'autre, se rapprocheront de l'horizontale quand se produira le décubitus.

L'**axe de l'excavation**, ligne fictive, tracée à égale distance de ses parois et aboutissant au centre des deux détroits, par suite parallèle à la courbe du sacrum, représente la direction suivie par le corps fœtal dans le parcours pelvien, jusqu'au moment où, sortant du bassin pour entrer dans le conduit périnéal, il aura tendance à remonter au devant des pubis.

***

L'attention de l'accoucheur sera ramenée sur les **articulations du bassin** dans deux circonstances: pendant la grossesse, lorsque parfois, à la suite d'un ramollissement et d'une infiltration très prononcée de ces ligaments, il voit le bassin perdre sa solidité et rendre la marche pénible; puis, à la fin du travail, lorsque, grâce à la mobilité de l'articulation sacro-coccygienne, le coccyx, refoulé par le corps fœtal, subit une rétropulsion des plus favorables au dégagement final.

***

La connaissance des **parties molles intra-pelviennes** est le complément nécessaire de celle du bassin osseux, parce que plusieurs d'entre elles rétrécissent le canal pelvien, particulièrement aux deux détroits.

***

Au détroit supérieur, ces parties molles sont les portions des muscles, psoas-iliaques, en forme de boudin, qui, descendant des côtés de la colonne lombaire et des fosses iliaques, côtoient, à droite et à gauche, l'entrée du bassin, pour arriver sous l'arcade crurale, la franchir et se terminer au petit trochanter; d'où une diminution du diamètre transverse, qui le réduit à 11 cm. environ, donnant aux obliques la supériorité de longueur.

***

Les parties molles contenues dans l'excavation ne

sauraient en réduire sensiblement la capacité, parce que les muscles qui la tapissent (pyramidal, obturateur interne), ainsi que les parois du rectum, de la vessie et du vagin sont des plus minces.

***

Le changement apporté par les parties molles au détroit inférieur est sa suppression apparente, due au *plancher du bassin*, lui-même formé de couches de tissus superposés, que traversent trois ouvertures très inégales : le méat urinaire, la vulve et l'anus.

***

Ces couches sont, de dehors en dedans : 1° la *peau*, avec sa ligne médiane saillante, appelée *raphé*, doublée d'un tissu cellulaire qui, de là, se répand dans les interstices voisins ; 2° l'*aponévrose superficielle* ; 3° un groupe de muscles : les deux *transverses du périnée*, qui vont de l'ischion au vagin et à l'anus ; le *constricteur du vagin*, qui entoure l'orifice vaginal, le *sphincter externe de l'anus*, qui est l'analogue du précédent, les *ischio-caverneux*, couchés sur les branches ischio-pubiennes, qui aboutissent au clitoris ; 4° l'*aponévrose moyenne* ; 5° le *releveur de l'anus*, auquel il faut joindre l'*ischio-coccygien*, formant, à eux deux, comme un diaphragme renversé, donc concave en haut, qui s'insère sur les côtés de l'excavation et du détroit inférieur, et se termine autour de la vulve, de l'anus, surtout à la pointe du coccyx, suivant une disposition rayonnée ; enfin 6° l'*aponévrose supérieure*, que recouvre le péritoine.

***

La partie de ce plancher, dont l'importance en accouchement doit être signalée dès à présent, est le *périnée*, qui s'étend de la pointe du coccyx à la vulve, dernier et puissant obstacle à l'expulsion, dont le fœtus viendra à bout, grâce à une énorme distension des couches fibro-musculaires.

UTÉRUS OBSTÉTRICAL

Les notions s'y rapportant, à rappeler ici succinctement, sont celles qui concernent la situation et les rapports du globe utérin, la conformation du col, la texture des parois de l'organe, ses moyens de fixité, enfin le phénomène vaso-moteur dont il est mensuellement le siège, sous l'influence de l'ovulation.

L'utérus, vu en place dans le bassin, offre à constater, au premier coup d'œil : que, placé entre la vessie et le rectum, il est légèrement incliné en avant, son fond pouvant ainsi atteindre le détroit supérieur, sans le dépasser ; que de ses bords mousses se détachent les ligaments larges ; enfin que, de ses deux faces, la postérieure se trouve à découvert jusqu'à l'insertion vaginale, tandis que l'antérieure est limitée par l'adhérence de la vessie à la partie du col non embrassée par le vagin, soudure importante à noter, parce qu'elle explique le phénomène de l'ascension de l'utérus par emplissement excessif du réservoir urinaire, pendant le post-partum ; alors que, par contre, le développement gravidique de l'organe, parce qu'il est surtout

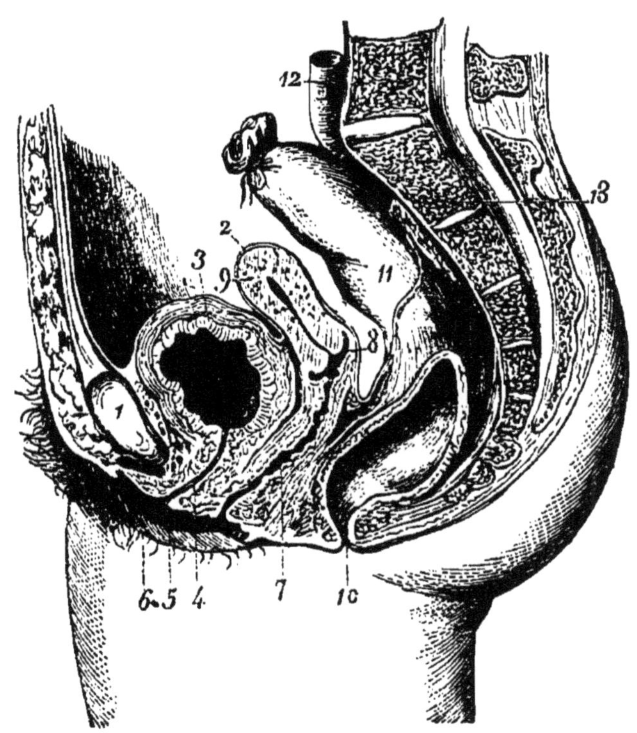

Fig. 3. — Utérus ; ses rapports.

1. Pubis. — 2. Péritoine utérin. — 3. Vessie. — 4. Urèthre. — 5. Méat. — 6. Vulve. — 7. Vagin. — 8. Museau de tanche. — 9. Muscle utérin. — 10. Anus. — 11. Rectum. — 12. Aorte. — 13. Sacrum.

limité au corps, ne saurait exhausser sensiblement la vessie.

***

Le vagin, par son adhérence circulaire au col utérin, en enferme environ le tiers, qu'il rend ainsi accessible à la vue comme au toucher, et autour duquel il forme un cul-de-sac, plus profond en arrière qu'en avant. Cette portion, dite MUSEAU DE TANCHE, percée, au sommet, d'un orifice d'entrée pour le conduit cervico-utérin, saillante et conique avant tout accouchement, se déformera à la suite d'une distension excessive et de déchirures, déterminées par le passage du corps fœtal, pour rester courte, épaisse, avec orifice large, à bords déchiquetés.

Les particularités à relever dans la TEXTURE DE L'UTÉRUS sont : en plus de l'enveloppe péritonéale, une tunique musculaire à fibres lisses, inextricable en apparence, l'une et l'autre aptes à proliférer sous l'influence du gravidisme ; une muqueuse, à cils vibratiles, remarquable par l'abondance de ses glandes mucipares, en tube dans le corps, en grappe dans le col, à l'opposé de ce qu'on voit dans la muqueuse vaginale, où elles manquent totalement ; surtout un système artériel, dont les origines sont essentielles à bien connaître ; enfin des veines, un réseau lymphatique et des nerfs.

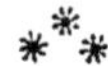

Les TRONCS ARTÉRIELS destinés à l'utérus sont : d'abord deux artères, issues de l'aorte, très haut, immédiatement au dessous des rénales, une de chaque côté, de petit calibre, dites artères utéro-ovariennes parce qu'elles envoient des rameaux à l'ovaire ; puis deux autres troncs, volumineux, également symétriques, mais émanant, très bas, des artères iliaques internes, appelées artères utérines, qui pénètrent dans l'organe, après avoir fourni de nombreux rameaux de communication avec les artérioles des tissus voisins.

La conséquence fonctionnelle de cette différence des points d'émergence et de calibre est ce fait, que, si la compression de l'aorte ne saurait atteindre les utéro-ovariennes et les empêcher de recevoir du sang, par contre elle en supprime l'arrivée dans les utérines ; d'où, à cause de l'importance de ces dernières, la certitude d'obtenir une hémostase suffisante, dans le cas, si grave, d'hémorragie profuse de la délivrance.

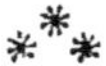

En ce qui concerne les VEINES ET LYMPHATIQUES UTÉRINS, les conditions, intéressant particulièrement l'obstétrique, à relever, sont : pour les veines, leur volume normalement considérable et l'adhérence de leur paroi au tissu musculaire, d'où leur transformation en larges canaux, appelés sinus, béants à la coupe, et une doublure contractile, puissante, qui les rendra susceptibles de resserrements hémostatiques ; pour les vaisseaux lymphatiques, leur abondance, qui favorisera remarquablement la diffusion des infections utérines.

Ce qu'il suffit de signaler ici au sujet des NERFS DE L'UTÉRUS, c'est que, provenant en partie du grand sympathique et en partie des branches spinales, ils sont les conducteurs des impressions et des incitations motrices de l'organe, double activité fonctionnelle que décuplera la gestation, au profit surtout de l'accouchement.

***

Les MOYENS D'ATTACHE DE L'UTÉRUS, remarquables par leur multiplicité en même temps que par leur extensibilité, surtout en temps de grossesse, sont : les *ligaments ronds*, un de chaque côté, qui, se dissimulant chacun dans le ligament large correspondant, vont des cornes utérines aux canaux inguinaux, pour se perdre, au delà, dans les tissus prépubiens ; les *ligaments larges*, vastes plis du péritoine, qui, de chaque côté, s'étendent du bord utérin au bassin, cloisonnant transversalement l'excavation, et qui contiennent, avec du tissu conjonctif, des fibres musculaires lisses, des vaisseaux, des nerfs, les deux ligaments ronds, surtout deux organes de première importance, l'ovaire et la trompe, puis les *ligaments vésico-utérins* et *utéro-sacrés*, autres replis péritonéaux, petits, doublés de fibres lisses, ces derniers plus développés que les antérieurs, côtoyant latéralement le rectum et formant, en avant de lui, une dépression profonde, rétro-utérine, dite cul-de-sac de Douglas ; enfin la *colonne vagino-périnéale* de soutènement, grâce à son adhérence au contenu pelvien.

A côté de l'utérus et s'y reliant, se trouvent les **organes de l'ovulation**, trompe et ovaire, dont les phénomènes mensuels, qui s'y accomplissent de la puberté à la ménopause — maturité, libération et migration de l'ovule — en provoquent un autre, à distance : l'afflux sanguin intra-utérin, suivi d'une hémorragie, dans les derniers jours de la maturité de l'ovule, appelée *menstruation*.

La TROMPE doit de pouvoir remplir sa fonction d'oviducte, à certaines dispositions anatomiques, telles que : sa structure essentiellement musculaire, le revêtement intérieur d'une muqueuse à cils vibratiles, faisant suite à celle de l'utérus, enfin un lien, dit *ligament tubo ovarien*, qui attache étroitement son pavillon à l'ovaire et favorise ainsi leur rapport intime, au moment de la chute de l'ovule.

L'OVAIRE, petit corps ovoïde, relié à l'utérus par le *ligament de l'ovaire* et à la trompe par le tubo-ovarien, est cet organe, sécréteur des ovules, duquel dérivent les phases génitales de la vie de la femme, et qu'on voit lisse et rosé avant la puberté, plus ou moins ridé par de petites saillies cicatricielles pendant la période menstruelle, enfin atrophié après la ménopause.

Il est constitué par une enveloppe, sous-péritonéale, résistante, de nature épithéliale, et un contenu solide, d'aspect fibroïde, dit *stroma*, composé lui-même d'un noyau central rougeâtre essentiellement vasculaire, appelé *bulbe*, qu'entoure une épaisse couche, le *tissu ovigène*, où se rencontrent, au milieu d'éléments conjonctifs, des vaisseaux, même des fibres lisses, surtout des cavités closes, en très grand nombre et à divers degrés de développement, dites *vésicules de Graaf*, dont 15 ou 20 seulement, les plus avancées, ayant atteint un ou deux millimètres de diamètre, paraissent à l'œil nu.

* * *

La vésicule de Graaf est cette poche, à paroi mince, fibreuse, élastique, doublée en dedans d'une couche granuleuse, qui enferme chaque ovule, et où le petit corps se trouve, à la périphérie, avec un entourage de granulations appelé *disque proligère*, plongé dans le liquide cavitaire.

L'OVULE, élément féminin de la constitution initiale

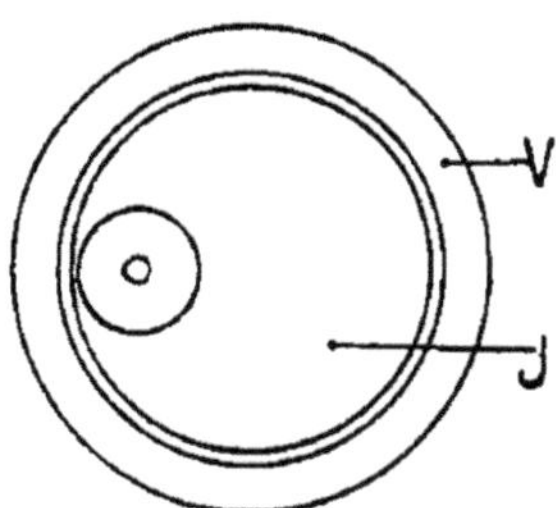

Fig. 4. — Ovule (schéma).

de l'être humain, est une simple cavité close, sphérique, d'un diamètre au plus de deux dixièmes de millimètres, formée d'une enveloppe épaisse, mais molle, translucide, dite *membrane vitelline*, et d'un contenu liquide, granuleux, appelé *jaune* ou *vitellus*, dans lequel s'aperçoit, par transparence, comme détail secondaire, une tache claire, appelée *vésicule germinative*, elle-même obscurcie, sur un point, par la *tache germinative*, l'une et l'autre destinées à disparaître aussitôt après la chute de l'ovule.

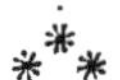

Les **phénomènes de l'ovulation** sont ceux-ci : dans l'un ou l'autre ovaire, à peu près au même moment de chaque mois, une vésicule de Graaf, arrivée à son développement complet et devenue saillante sous l'enveloppe ovarienne distendue, se rompt, en fendant ses deux couches, épithéliale et péritonéale, amincies ; et l'ovule, ainsi libéré, tombe, avec une partie du disque proligère, dans le pavillon de la trompe, que la contraction du ligament tubo-ovarien a étroitement appliqué sur l'organe.

La vésicule, ainsi vidée et restée dans l'ovaire, se remplit d'une sécrétion plastique, parfois sanguinolente, sur laquelle s'applique l'enveloppe, plissée par rétraction, formant ainsi un noyau, coloré par un pigment jaune spécial, appelé *corps jaune*, qui se réduit progressivement et aura disparu au bout de deux mois (*corps jaune de menstruation*) s'il n'y a pas eu de fécondation, seulement après six à neuf mois si une grossesse est survenue (*corps jaune de grossesse*), laissant à sa place, dans l'un et l'autre cas, à la surface de l'ovaire une ride cicatricielle noirâtre, dont la reproduction, sur un grand nombre de points distincts, explique l'aspect marbré et chagriné de l'organe, déjà signalé. Quant à l'ovule, il est entraîné, par les contractions de la trompe, jusqu'à l'utérus, où, s'il n'est pas fécondé, il ne tarde pas à se dissoudre et à disparaître au milieu des sécrétions cavitaires.

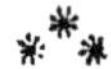

La MENSTRUATION est due à une vaso-dilatation des capillaires de la muqueuse utérine, avec passage, par diapédèse, du sang à travers les parois vasculaires distendues, et écoulement extérieur ; turgescence, qui, incitée par les derniers progrès du développement ovulaire et d'ordinaire achevée lorsque s'opère la déchirure de l'ovaire, ne saurait donc être partie intégrante et nécessaire de l'ovulation, bien qu'elle en soit la suite presque constante, témoin ces cas — exceptionnels, il est vrai — de fécondations avant le retour de règles suspendues par accidents ou par l'allaitement.

L'instauration de la fonction ovarienne est la cause latente de l'évolution, appelée *puberté*, observée vers 14 ou 15 ans, un peu plus tôt dans les climats chauds, un peu plus tard dans les pays froids et chez les jeunes filles chétives ou anémiques, début fonctionnel parfois troublé par une menstruation avec contractions douloureuses de l'utérus, ressenties aux reins ou à l'hypogastre, d'autres fois marqué par des suppressions momentanées d'hémorragie menstruelle.

Quelques points importants sont à relever dans le fonctionnement général de la menstruation. Ainsi : les intervalles des règles sont ordinairement de

28 jours ; la durée de l'écoulement est le plus souvent de trois ou quatre jours, exceptionnellement de six à sept ; la perte est essentiellement variable, depuis la plus faible quantité jusqu'à la véritable hémorragie ; enfin les intervalles des règles, leur durée, la quantité et l'aspect du sang restent sensiblement les mêmes dans la vie de chaque femme.

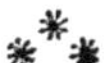

Ovulation et menstruation s'arrêtent entre 40 et 50 ans, terme, appelé *ménopause*, qui, pendant des mois, peut être précédé d'apparitions menstruelles, irrégulières, devançant la date ordinaire, avec une plus grande abondance et une durée plus longue de l'écoulement, sans que ces exagérations fonctionnelles soient causes ou manifestations de graves lésions utérines.

GLANDE MAMMAIRE

L'intérêt obstétrical de la glande mammaire réside essentiellement : dans sa sécrétion, produit d'incitation gravidique, dont l'étude se rattache toutefois à celle du post-partum ; dans ses canalisations, qui la transforment en réservoir ; enfin dans les particularités anatomiques qui lui permettent de s'adapter à l'aspiration buccale de l'enfant.

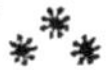

La glande mammaire, qu'enveloppe directement un tissu adipeux, parfois abondant, fournit, sur le point culminant de la mamelle, la saillie, d'importance capitale, dite *mamelon*, recouverte d'une peau d'aspect rugueux malgré sa finesse, avec sillons, au fond desquels s'ouvrent des glandes sébacées, puis entourée, à sa base, d'une large bande colorée, appelée *aréole*, plus ou moins rosée chez la nullipare, soulevée elle-même par les tubercules de *Montgomery*, qui sont autant d'amas de petites glandes, dont plusieurs sont traversées par un conduit galactophore accessoire.

A la pointe du mamelon, viennent s'ouvrir les canaux glandulaires (*canaux galactophores*), au nombre de 15 ou 20, après avoir traversé la peau et surtout une importante doublure de fibres lisses (*muscle aréolaire*), à la fois mamelonnaire et aréolaire, qui forme ainsi, autour de ces bouches et des parties terminales des conduits lactifères, de véritables sphincters, dont le resserrement continu mettra obstacle à la perte de lait, dans l'intervalle des succions.

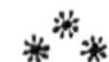

Vésicules initiales, dites *acini*, tapissées par l'épithélium sécréteur ; un premier groupement de celles-ci en lobules ; un deuxième groupement de ces derniers en quinze ou vingt lobes, d'où émanent autant de canaux galactophores, résultant eux-mêmes des abouchements successifs et convergents des canalicules vésiculaires et lobulaires, et remarquables par un renflement de calibre (sinus lactifères) au niveau de la base du mamelon, tels sont, avec un riche réseau lymphatique, les grands traits d'organisation de la glande mammaire.

PREMIÈRE PARTIE

GROSSESSE

GRANDES DIVISIONS

GROSSESSE NORMALE

FÉCONDATION

GROSSESSE MULTIPLE

DÉVELOPPEMENT DE L'ŒUF FÉCONDÉ

ŒUF A TERME

FŒTUS A TERME

PHÉNOMÈNES MATERNELS DE LA GROSSESSE

DIAGNOSTIC DE LA GROSSSESSE

ASSISTANCE PENDANT LA GROSSESSE

ANOMALIES GRAVIDIQUES

GROSSESSE EXTRA-UTÉRINE

AVORTEMENT

HÉMORRAGIES DE LA GROSSESSE

CHAPITRE PREMIER

GROSSESSE NORMALE

Qu'est-ce que la grossesse ?

C'est l'ensemble des modifications passagères qui se produisent dans l'organisme féminin, sous l'influence et pendant la durée du développement de l'œuf fécondé.

Quelle est toutefois la plus large définition qu'on pourrait en donner et à laquelle il est permis de se rattacher ?

C'est celle qui viserait la totalité des phénomènes nouveaux, issus de la fécondation, c'est-à-dire aussi bien le développement de l'œuf jusqu'à terme, que les changements momentanés et successifs observés dans les organes et les fonctions de la femme.

Quelle est la durée de la grossesse ?

C'est un temps — difficile à déterminer avec précision dans chaque cas — dont la fin est comprise entre le 270 et le 280e jour à partir du début, une prolongation au delà de ce terme ne pouvant être qu'apparente et due à un faux calcul.

Qu'appelle-t-on **fécondation** ?

On désigne ainsi l'imprégnation vivifiante de l'ovule par un des spermatozoïdes contenus dans le liquide spermatique, phénomène causal et initial de la grossesse.

Quel est le moment le plus favorable à la fécondation, d'après ce qui a été dit à propos de l'ovulation ?

C'est, chaque mois, la période de quelques jours qui succède à la menstruation, pendant laquelle s'opère la chute de l'ovule.

Sur quel point des voies génitales se fait la rencontre fécondante du sperme et de l'ovule ?

Parfois sur l'ovaire lui-même, au moment où l'ovule tombe dans la trompe ; le plus souvent dans le conduit tubaire.

Combien de temps après le rapprochement sexuel a-t-elle lieu généralement ?

Environ dix heures, nécessaires aux spermatozoïdes pour franchir le parcours génital par leurs propres mouvements.

La fécondation peut-elle s'effectuer dans l'intervalle des chutes ovulaires ?

Sans doute, mais par exception rare, qu'on peut expliquer en admettant qu'elle s'est accomplie à travers l'enveloppe amincie de l'ovaire, ou sur un ovule tombé depuis plusieurs jours, arrêté dans la trompe et ayant conservé toute sa vitalité.

Peut-elle s'opérer sur plus d'un ovule à la fois ?

Évidemment, puisqu'on observe des GROSSESSES MULTIPLES, dues, soit à l'imprégnation de plusieurs ovules renfermés dans une même vésicule, soit à celle de plusieurs ovules, libérés par la rupture simultanée d'autant de vésicules de Graaf.

Que sait-on de la fréquence de ces grossesses multiples ?

Que la grossesse gémellaire s'observe une fois environ sur 80 gestations, et que les grossesses triples, quadruples ou quintuples sont des plus rares.

Que devient l'ovule une fois fécondé ?

Comme celui qui ne l'est pas, il est conduit par la trompe jusqu'au dedans de l'utérus, mais pour s'y fixer et s'y développer, comme il sera dit, trajet qui demande huit à douze jours ; à moins toutefois que le petit corps ne soit arrêté dans cette migration et ne puisse ainsi que se greffer hors de l'organe gestateur, ce qui constitue le redoutable accident — rare heureusement — dit GROSSESSE EXTRA-UTÉRINE.

La grossesse constituée et devenue sujet d'étude, que faudra-t-il surtout en connaître pour les besoins de la pratique ?

D'abord les phénomènes divers qui marquent son évolution, parallèle à celle du corps fœtal ; puis le diagnostic qui doit révéler l'état gravidique, et l'assistance médicale qu'il réclame ; enfin, les causes de trouble ou d'arrêt qui peuvent atteindre la gestation.

1° DÉVELOPPEMENT DE L'ŒUF FÉCONDÉ

Quels en sont les premiers actes ?

Ce sont : la segmentation du vitellus ; puis la formation de la membrane blostodermique, pendant que la caduque commence à se constituer autour de la membrane vitelline, séparée, tout d'abord et momentanément, de cette dernière par une couche d'albumine.

Dans quelle partie du parcours intra-utérin se produit chacun de ces phénomènes intra-ovulaires ?

Dans la trompe, pour la segmentation du vitellus ; dans l'utérus, pour la formation du blastoderme.

Comment se fait la **segmentation du vitellus** ?

Par des dédoublements simultanés de la masse vitelline, jusqu'à un degré extrême, d'où résulte un amas

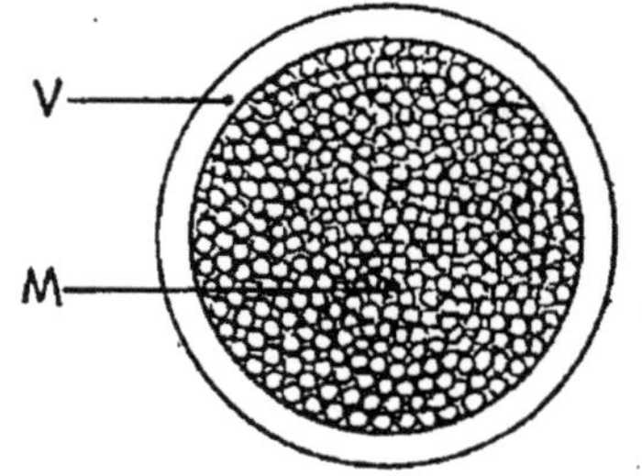

M, *corps mûriforme.*

V, *membrane vitelline.*

Fig. 5. — Segmentation du vitellus.

de petits grains, de forme sphérique, ressemblant à une mûre, ce qui justifie le nom de *corps mûriforme,* donné au jaune après cette segmentation.

Qu'est-ce que la **caduque** ?

C'est l'enveloppe de l'œuf, que lui fournit la muqueuse utérine détachée de l'organe.

Comment s'opère cette adjonction ?

Par une succession de phénomènes, dont le premier est l'arrêt de l'ovule dans un pli de la muqueuse utérine, boursouflée par le travail d'ovulation, sorte de nid, dont les bords s'élèvent de plus en plus et finissent par enfermer le petit corps.

A ce moment, quelles sont les couches de muqueuse dont est entouré l'ovule ?

Ce sont : celle qui vient de l'emprisonner étroitement, dite *caduque ovulaire* ; la muqueuse, encore adhérente au muscle utérin, qu'on appelle *caduque pariétale*, l'une et l'autre distinctes tout d'abord.

Comment ces deux couches arriveront-elles à n'en former qu'une seule, attachée à l'œuf ?

En se soudant et se confondant, vers le troisième mois, lorsque la première, par suite de l'accroissement de l'œuf, sera arrivée au contact de la paroi ; puis par le détachement progressif, à partir du quatrième mois, de la caduque pariétale, sauf sur une partie restreinte de son étendue, où la muqueuse, ainsi doublée, reste adhérente, pour devenir un épais tissu, désigné sous le nom de *caduque utéro-placentaire*.

Que se produit-il ensuite au sein de ce même tissu, en vue de cette destination si importante ?

Une poussée d'organisation, incitée par l'œuf, qui développera ses éléments, surtout vasculaires, les mettra en contact avec ceux semblables du chorion, et concourra ainsi à la formation du placenta.

Qu'est-ce que la **membrane blastodermique** ?

C'est la couche membraneuse qui se forme à la face interne de l'enveloppe vitelline et constitue la matière vivante des futurs organes ovulaires.

D'où dérive-t-elle ?

Du corps mûriforme, dont les granulations se sont portées et disposées en membrane contre l'enveloppe vitelline.

Quelle est la première division organique qui s'opère immédiatement après dans le blastoderme ?

C'est celle en trois feuillets : un interne, appelé *feuillet muqueux*, qui formera la vésicule ombilicale et le tube intestinal de l'embryon; un autre, externe,

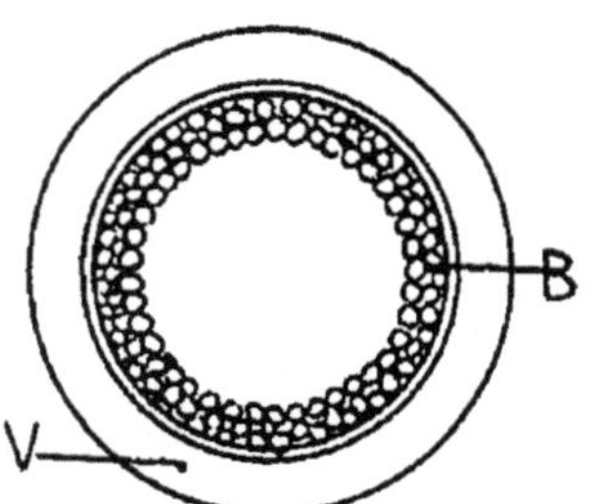

B, *membrane blastodermique.*

V, *membrane vitelline.*

Fig. 6. — Membrane blastodermique (schéma).

appelé *feuillet séreux* ou corné, qui donnera naissance à la tache embryonnaire et aux couches extérieures de ce même embryon ; enfin, entre les deux, un feuillet, dit *feuillet moyen*, qui contient les éléments des os, des muscles, des tendons, des cartilages et ceux du sang de l'être humain à son début.

Quels sont les parties distinctes et reconnaissables que ces feuillets vont successivement ou simultanément engendrer ?

Ce sont : la tache embryonnaire, génératrice du corps de l'embryon, l'amnios, la vésicule ombilicale, la vésicule allantoïde, le chorion, le placenta et le cordon ombilical.

Comment apparaissent la **tache embryonnaire** *et les* **premiers linéaments du corps de l'embryon** ?

De la manière suivante : sur un des points du feuillet séreux de la membrane blastodermique se montre une tache arrondie, foncée, au centre de laquelle on voit une partie claire. C'est la *tache embryonnaire*, où, au milieu, commence à se dessiner le *corps de l'embryon*. La tache embryonnaire s'allonge et se recourbe sur les bords ; d'où un commencement de resserrement circulaire de la cavité blastodermique, qui divise celle-ci en deux cavités secondaires, communiquant d'abord largement entre elles : la cavité embryonnaire et le reste de la cavité blastodermique.

Quels sont les changements qui aboutissent à la **formation de l'amnios** ?

Ce sont les suivants : la tache embryonnaire, en se courbant, de ses bords vers son centre, entraîne la portion du feuillet séreux qui lui fait suite, pendant que ce feuillet se redresse, en arrière d'elle, sous la forme d'un pli, circonscrivant un ovale, dont les bords, en se rapprochant de plus en plus, finissent par se rencontrer et se souder sur le dos du futur embryon, en laisant, entre les deux portions de séreuse, un pont membraneux, bientôt résorbé.

Quels noms portent les recouvrements amniotiques des deux extrémités du corps embryonnaire ?

Ceux de *capuchon céphalique* et de *capuchon caudal.*

Que résulte-t-il de la disparition du pont dorsal ?

Deux membranes enveloppantes, fournies par le feuillet séreux : l'une, externe, appliquée contre la couche vitelline, appelée *chorion* ; l'autre interne, entourant le corps embryonnaire, appelée *amnios,* qui, d'abord en contact avec lui, en sera bientôt séparée par le *liquide amniotique*.

Comment s'explique la **formation de la vésicule ombilicale** ?

Par l'étranglement de la cavité du feuillet muqueux, que déterminent le rapprochement progressif et le contact des bords de la tache embryonnaire, étranglement qui la divise en deux cavités secondaires, l'une embryonnaire ou intestinale, l'autre extérieure appelée *vésicule ombilicale,* sans autre communication entre elles que par les *vaisseaux omphalo-mésentériques*, chargés de faire servir le contenu de cette vésicule à la nutrition de l'embryon.

Que devient, dans la suite, la vésicule ombilicale ?

Elle diminue de volume à mesure que s'accroît la vésicule allantoïde, destinée à prendre sa place ; puis elle se flétrit et disparaît vers le quatrième mois de la grossesse.

Quels sont les phénomènes successifs qui marquent la **formation de la vésicule allantoïde** ?

Ce sont les suivants : au moment où la vésicule ombilicale commence à se flétrir, c'est-à-dire à la fin du premier mois de la grossesse, apparaît sur la paroi intestinale de l'embryon, près de son extrémité caudale, une petite tumeur, qui se soulevant à côté de la vésicule ombilicale, franchit l'ouverture formée par le rapprochement des bords de la tache embryonnaire, et se développe promptement. Pourvue de trois vaisseaux sur lesquels elle s'applique d'abord étroitement en formant un pédicule, elle se porte rapidement vers le chorion, s'épanouit sur sa face interne en forme de parapluie, vascularise les villosités choriales et remplit l'espace qui sépare cette enveloppe de l'amnios. C'est la *vésicule allantoïde*. Ses vaisseaux sont la *veine* et les *deux artères ombilicales*. A son extrémité embryonnaire, elle communique avec la vessie par un canal étroit, appelé *ouraque*, dont on aperçoit les vestiges, après la naissance, sous la forme d'un cordon appliqué derrière la paroi abdominale, entre la vessie et l'ombilic.

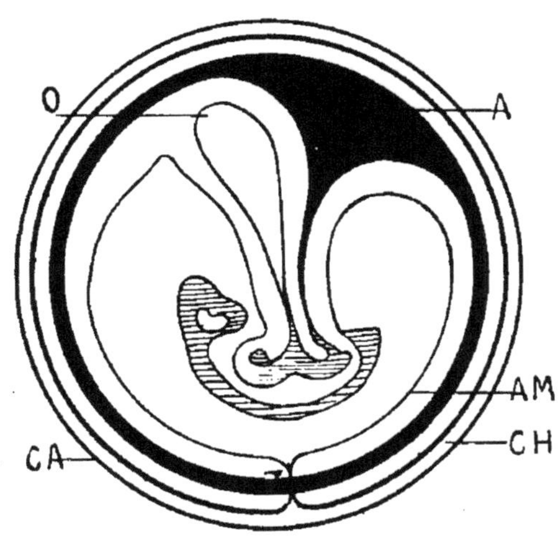

Fig. 7. — Vésicule allantoïde complètement développée (schéma). A, *vésicule allantoïde*. — A M, *amnios*. — C A, *caduque*. — C H, *chorion*. — O, *vésicule ombilicale*.

Quels sont, dans le développement de l'ovule, les rôles des vésicules ombilicale et allantoïde ?

Ce sont ceux de moyens provisoires de nutrition pour l'embryon, à la suite de la membrane vitelline, vite disparue; cela jusqu'à la constitution du placenta, auquel l'allantoïde fournit une bonne partie de son tissu et ses communications vasculaires avec le corps fœtal.

Qu'est-ce que le **chorion,** *d'après ce qui a été dit de son origine ?*

C'est la portion du feuillet séreux du blastoderme, qui, après la formation de l'amnios, est restée appliquée contre la membrane vitelline, et qui, après la disparition de celle-ci, se trouvera en contact intime avec la caduque, faisant partie de l'enveloppe de l'œuf.

Quel est le phénomène hyperplasique qui s'observe de bonne heure à la face externe tout entière du chorion ?

C'est une poussée de saillies, petites et courtes, ressemblant à des poils, appelées *villosités*, dans lesquelles pénètrent les vaisseaux apportés, à sa face interne, par le parapluie allantoïdien.

Que deviennent les villosités choriales ?

Elles s'atrophient et disparaissent vers le troisième mois, à l'exception de celles qui sont en contact avec la portion de caduque destinée à faire partie du placenta, précédemment signalée.

Comment cette caduque utéro-placentaire et les villosités choriales correspondantes donnent-elles lieu à la **formation du placenta** ?

En se développant ensemble, se pénétrant réciproquement et s'enrichissant de nombreux vaisseaux, dont la disposition et les rapports seront indiqués à propos du placenta de l'œuf à terme.

Quelles sont les périodes successives par lesquelles passe cette organisation placentaire ?

Ce sont : celle des six premières semaines, pendant laquelle l'allantoïde se porte et s'étale à la face interne du chorion ; celle des six semaines suivantes, pendant laquelle le tissu allantoïdien se réduit et prend la forme de gâteau placentaire ; celle enfin du développement propre et progressif de l'organe vasculaire, qui se poursuit et se trouve achevé à la fin du sixième mois de la grossesse.

*Quels sont les tissus qui concourent à l'***organisation du cordon ombilical** ?

Ce sont : d'abord le pédicule de la vésicule allantoïde, avec ses trois vaisseaux ombilicaux, et celui de la vésicule ombilicale, recouverts d'une même enveloppe amniotique ; puis, après l'atrophie de ce dernier, le seul pédicule allantoïdien, qui se développera progressivement, contenant, à l'origine et à son insertion, une anse d'intestin, bientôt refoulée dans l'abdomen de l'embryon.

Que permet de constater le **petit corps embryonnaire,** *déjà à la fin du premier mois ?*

Qu'il mesure environ un centimètre, qu'il est libre dans la poche amniotique et que l'œuf entier a déjà le volume de celui du pigeon.

Quels sont, à la suite des précédents, les progrès observés dans le courant du premier trimestre ?

Ce sont : à deux mois, un allongement du corps embryonnaire, de trois, même de quatre centimètres ; l'apparition, à l'extrémité céphalique, de deux points oculaires, d'une fente buccale, d'un orifice auriculaire et d'une saillie nasale ; les bourgeonnements enfin des membres supérieurs et inférieurs ; puis, à la fin du troisième mois, un accroissement de longueur de l'embryon, qui a atteint 8 ou 10 centimètres ; les saillies et enfoncements de la face plus prononcés ; la formation des plaques unguéales, mais encore molles ;

enfin un début d'organisation de la peau, en couche, d'abord rougeâtre.

Quel est le nom à donner au nouvel être, à partir du quatrième mois ?

Celui de FŒTUS, qu'il doit conserver jusqu'à la naissance.

Quels seront ensuite les progrès, en longueur et en poids, du corps fœtal, qui apparaîtront mensuellement ?

Ce seront des allongements, qui donneront au corps du fœtus : 15 à 16 centimètres de longueur à quatre mois, 20 ou 25 centimètres à cinq mois, près de 30 centimètres à la fin du sixième mois, 35 centimètres environ au bout du septième mois, pour en arriver, de là et progressivement, à la mesure de la naissance ; ce seront de plus, des accroissements de poids qui, à partir de 120 à 180 grammes — poids du fœtus à quatre mois révolus — atteindront 250 à 300 grammes après cinq mois, un demi-kilogramme à six mois, environ un kilogramme et demi à sept mois, puis le double et au delà pendant les deux derniers mois.

Enfin quelles sont les plus intéressantes constatations extérieures qui s'ajoutent aux précédentes ?

Ce sont, vers le milieu de la grossesse, le dépôt, à la surface de la peau, d'un enduit blanchâtre, d'abord léger, dit *enduit sébacé*, dû à une sécrétion des glandes sébacées ; à la fin du sixième mois, la formation de véritable ongles, consistants et solides, et une organisation avancée de la peau ; enfin, à huit mois, comme particularité chez le fœtus mâle, l'arrivée d'un testicule dans le scrotum, suivie bientôt de celle de l'autre.

Qu'appelle-t-on viabilité fœtale ?

On désigne ainsi l'état d'un fœtus que son organisation avancée a rendu capable de vivre en dehors de la mère, d'une manière durable, condition réalisée seulement après sept mois de vie intra-utérine, et non à la fin du sixième mois seulement, comme tendrait à le faire croire une sorte de convention juridique, fixant à cette date la viabilité légale.

A partir de quel moment le fœtus pourra-t-il déjà naître manifestement vivant ?

A partir du milieu de la grossesse, bien que tout d'abord sa vie ne puisse persister au dehors plus de quelques heures.

2° ŒUF A TERME

Quelles sont les parties de l'œuf à terme essentielles à connaître ?

Ce sont : l'enveloppe membraneuse, le liquide amniotique, le placenta, le cordon ombilical et le fœtus, dont il faut étudier sommairement la constitution anatomique et le rôle fonctionnel.

Ces éléments ovulaires sont-ils modifiés lorsque plusieurs œufs se trouvent dans l'utérus ?

Non, à moins d'exceptions, qui seront signalées plus loin au sujet de la constitution des œufs dans la grossesse multiple.

Qu'est-ce que **l'enveloppe membraneuse** *de l'œuf ?*

C'est cette vaste poche, à paroi mince et diaphane, qui, avec le disque placentaire, aux bords duquel elle est attachée, forme une cavité close, contenant le fœtus, le cordon ombilical et le liquide amniotique.

En quoi consiste ce tissu membraneux ?

En un accollement de trois feuillets distincts, qui sont, du dehors au dedans, la caduque, le chorion et l'amnios.

Qu'est-ce que la CADUQUE *dans l'œuf à terme ?*

C'est un simple reste de la caduque primitive, sous forme de débris, plus ou moins étendus, de nature épithéliale, d'aspect tomenteux, adhérant encore, mais faiblement, à la paroi utérine, surtout difficiles à détacher du chorion sous-jacent.

Quelle est dans le placenta la couche qui lui fait suite ?

C'est la caduque utéro-placentaire, véritable placenta maternel, dont la formation a été exposée précédemment.

Qu'est-ce que le CHORION ?

C'est un feuillet mince de tissu conjonctif, placé entre la caduque et l'amnios, qui est uni à ce dernier par des filaments, faciles à déchirer.

Qu'est devenu le chorion au sein du placenta ?

Il s'est transformé en une masse épaisse de villosités, entourées d'expansions vasculaires maternelles, qui constitue le placenta fœtal.

*Qu'est-ce que l'*AMNIOS ?

C'est le feuillet interne de l'enveloppe membraneuse, mince, transparent et le plus résistant des trois, dont la surface libre, lisse et miroitante, est baignée par le liquide amniotique.

Se borne-t-il, comme la caduque et le chorion, à faire partie de l'enveloppe membraneuse ?

Non, car, après avoir tapissé le placenta, il fournit une gaine aux vaisseaux ombilicaux, jusque près de l'abdomen fœtal.

Quelle est la nature du tissu amniotique ?

C'est celle des tissus conjonctifs, comme le chorion, mais avec adjonction d'épithélium protecteur.

Qu'appelle-t-on **liquide amniotique** ?

On désigne ainsi le liquide que contient l'œuf et dans lequel est plongé le fœtus.

Que dire de sa couleur, de sa réaction, de sa consistance et de sa quantité ?

Que ce liquide est opalescent, alcalin, légèrement visqueux, qu'on y voit par transparence de petits fragments de matière sébacée en suspension, et que sa quantité est environ d'un demi-litre.

Quelle est sa provenance ?

Probablement l'organisme fœtal, qu'il s'agisse d'une sécrétion de la peau ou d'une transsudation de la veine ombilicale.

Pourquoi le liquide amniotique est-il d'un précieux concours pour la fonction puerpérale ?

Parce que, pendant la grossesse, il favorise les mouvements autonomes du fœtus, en l'allégeant d'une partie de son poids ; que, repoussant la paroi utérine et neutralisant ainsi sa rétraction, du même coup il donne aux évolutions du petit être l'espace nécessaire, supprime le risque de compression du cordon ombilical et assure surtout la liberté des communications vasculaires utéro-placentaires ; enfin parce qu'il est facteur nécessaire de la poche des eaux, elle-même agent principal de la dilatation.

Quelle idée doit-on se faire du **placenta**, *d'après ses caractères extérieurs ?*

Celle d'une masse charnue, discoïde, sorte de portion épaissie de l'enveloppe de l'œuf, greffée sur la paroi utérine par une de ses faces, libre à la face opposée, qui reçoit l'insertion du cordon ombilical.

Quelles sont ses dimensions moyennes ?

Ce sont : 20 cm. de diamètre, et 3 cm. d'épaisseur au centre, qui se réduisent à quelques millimètres sur les bords.

Où est-il inséré d'ordinaire ?

Sur la paroi postérieure de la cavité utérine, plus ou moins haut ; moins souvent sur l'antérieure, rarement au fond de l'organe.

Quelle est l'exception à cette règle ?

C'est l'insertion basse, sur le segment inférieur, même sur l'orifice interne du col, anomalie dont les conséquences seront signalées en même temps que celles des complications gravidiques d'origine ovulaire.

Que fait constater à première vue la face fœtale du placenta ?

Un rayonnement de gros vaisseaux, à travers le feuillet transparent de l'amnios, partant de l'insertion du cordon ombilical et arrivant, après s'être ramifiés, près du bord de l'organe, où ils plongent dans son tissu.

Que voit-on sur la face opposée, détachée de la paroi utérine ?

Un tissu bourgeonnant et saignant, d'aspect charnu

et irrégulier, dont la surface est coupée, par des sillons profonds, en un certain nombre de mamelons, appelés cotylédons.

Que faut-il noter de plus important relativement aux bords du placenta ?

Leurs rapports, déjà signalés, avec l'enveloppe membraneuse, dont deux des feuillets — la caduque et le chorion — se continuent dans l'organe, en s'y transformant, tandis que l'amnios se borne à en tapisser la face libre.

Que deviennent les grosses branches artérielles, sous-amniotiques, du placenta, arrivées près du bord de l'organe ?

Elles pénètrent dans son tissu en se ramifiant ; et leurs petites divisions se répandent dans de petits appendices, appelés VILLOSITÉS, où elles aboutissent à des capillaires.

D'où proviennent les grosses branches veineuses placées côte à côte des précédentes ?

De ramifications veineuses intra-placentaires, qui succèdent aux capillaires villeux.

Quelle idée doit-on se faire des villosités placentaires ?

Celle de végétations ramifiées, d'origine choriale, au sein desquelles se rencontrent, pour chacune : une artériole provenant des divisions des artères ombilicales, une veinule, rameau initial de quelque branche de la veine ombilicale, et, entre les deux ordres de vaisseaux, des capillaires qui les relient.

Que trouve-t-on autour des villosités ?

De larges espaces sanguins, dits *sinus*, appartenant

à la circulation maternelle, dans lesquelles plongent ces mêmes villosités.

Comment se forment ces sinus ?

De la manière suivante : pendant que se développent les vaisseaux de la caduque utéro-placentaire, ses capillaires les plus rapprochés des villosités s'allongent et pénètrent au milieu de ces appendices, dont ils rem-

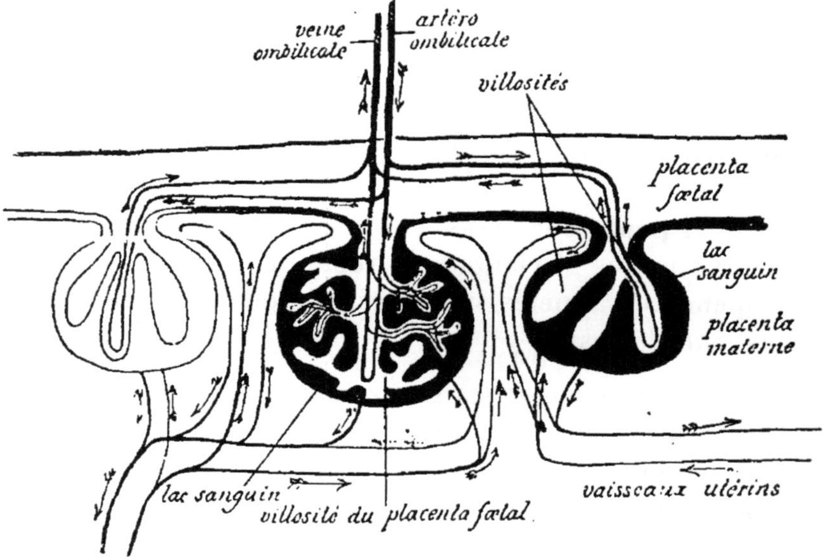

Fig. 8. — Villosités et sinus placentaires (Saulieu et Lebief).

plissent l'intervalle. Leurs parois ne tardent pas ensuite à disparaître par résorption; et ces fins vaisseaux sont alors remplacés par les espaces vasculaires dont il s'agit, qui deviennent de véritables lacs sanguins.

Quel est, par suite, le tissu qui, dans le placenta, séparera les deux sangs ?

C'est une cloison mince, formée par la fusion de

l'épithélium des vaisseaux capillaires et de celui des villosités, dit *syncitium*.

D'après ce qui précède, quelles sont les parties dont est formé le placenta ?

Ce sont : 1° une couche, due au tissu hypertrophié de la caduque utéro-placentaire, creusée à sa circonférence d'un conduit de décharge veineuse, appelé *sinus circulaire*, couche doublée, du côté placentaire, d'un épithélium formant une mince membrane glutineuse ; 2° l'épaisse masse des villosités, entourée des sinus maternels.

Quelles sont les couches de tissu qu'a entraînées et dont se compose un placenta décollé ?

Ce sont : la masse des villosités avec des vaisseaux petits et gros (placenta fœtal), plus le feuillet épithélial de la caduque utéro-placentaire (portion du placenta maternel), cette division s'opérant, par suite, au sein des tissus de ce dernier.

En quoi consiste la FONCTION PLACENTAIRE ?

En une mise en rapport des sangs maternel et fœtal, pour permettre leurs échanges d'éléments dissous, et suppléer par là à l'absence de respiration et de digestion chez le fœtus.

D'après la structure du placenta, comment s'opèreront les rapports intimes des deux sangs ?

De la manière suivante : le sang de la mère, venu par la caduque utéro-placentaire, se répandra autour des villosités, et rentrera, par les veines de cette même couche, dans la circulation générale ; de son côté, le sang fœtal fera le même va-et-vient dans les capillaires villeux, sans communiquer avec le sang maternel, si ce n'est à travers les cloisons épithéliales, qui leur permettront des échanges liquides et gazeux, grâce au phénomène du double courant, dit *osmose*.

Quels sont, par suite, les éléments normaux que recevront chacune des deux circulations ?

Ce sont : dans le sang fœtal, venant de la mère, de l'oxygène et des substances d'origine alimentaire (peptones, sels minéraux), dissoutes dans le sérum et prêtes à être assimilées par le protoplasme cellulaire des tissus fœtaux ; dans le sang maternel, venant du fœtus, de l'acide carbonique et des produits d'oxydations.

Quel sont les éléments anormaux qui pourront, par osmose, à travers les cloisons intervasculaires, passer de la mère à l'enfant ?

Ce sont beaucoup de composés médicamenteux, des poisons minéraux et aussi des toxines, en général les substances solubles, mais non les microbes, pour lesquels il faudrait une infiltration intercellulaire.

L'absorption d'oxygène par le sang fœtal est-elle très active, comme on pourrait le supposer ?

Non, parce que le fœtus, plongé au milieu des tissus maternels, n'éprouve que peu de déperditions de calorique, par suite de besoins d'oxydations.

Que lui vaut cette particularité ?

Le privilège d'une résistance surprenante à la privation d'oxygène, et d'une vitalité qui explique le nombre d'enfants nés vivants malgré de dangereux accouchements.

Sous quel aspect se présente le **cordon ombilical** ?

Sous celui d'une tige molle, essentiellement vasculaire, mesurant environ 50 centimètres et reliant le fœtus au placenta.

Où le cordon s'insère-t-il, à ses extrémités ?

D'une part, à l'ombilic fœtal ; de l'autre, au centre, ou à peu près, du placenta, quelquefois à une certaine distance de ce point (placenta en raquette), même en dehors de l'organe, sur les membranes elles-mêmes, anomalie, assez rare, qui porte le nom *d'insertion vélamenteuse.*

Quelles sont les parties constituantes du cordon ombilical ?

Ce sont : d'abord une enveloppe, fournie par l'amnios, qui, près de l'ombilic, devient cutanée sur un à deux centimètres de longueur ; puis un contenu, formé par trois vaisseaux, la veine et les deux artères ombilicales, entourées d'une substance gélatiniforme, véritable tissu conjonctif muqueux, appelé *gélatine de Wharton.*

Comment sont disposés les vaisseaux ombilicaux dans le cordon ?

Presque à la façon des éléments d'une corde, dans laquelle les artères ombilicales sont enroulées en spirale autour de la veine, elle peu sinueuse et placée au centre.

Quelles sont les irrégularités de forme et de couleur que présente fréquemment le cordon ?

Ce sont : une disposition en anse de certaines de ses parties, attirées par des brides saillantes, adhérentes à l'enveloppe ; ensuite, des taches noirâtres, véritables poches de sang veineux, dues à des dilatations et des amincissements, par places, des parois de la veine ombilicale.

Que penser des nœuds du cordon, quelquefois obser-

vés, comme conséquences pour la circulation funiculaire ?

Que ces conséquences ne sauraient être fâcheuses, ces nœuds n'étant jamais serrés et ne pouvant faire obstacle au cours du sang.

Que penser de la résistance du cordon ombilical ?

Qu'elle est réelle, malgré une apparente fragilité, mais jusqu'à un certain point, résistance toutefois qui est bien moindre vers l'extrémité placentaire, surtout en cas d'insertion vélamenteuse.

Quelle est la nature histologique de la gélatine de Wharton ?

C'est celle du tissu conjonctival allantoïdien, dont cette substance gélatiniforme est un reste plus ou moins abondant (cordon gras).

Quelle est l'anomalie possible, mais des plus rares, qui concerne l'insertion fœtale du cordon ?

C'est la présence d'une anse d'intestin à côté des vaisseaux, véritable hernie congénitale, due à la persistance d'une disposition, normale chez l'embryon pendant les trois premiers mois de la vie intra-utérine, qui réclame une réduction immédiate.

3° FŒTUS A TERME

Qu'est-ce que le fœtus à terme ?

C'est le fœtus complètement développé et parfaitement capable de vivre en dehors de la mère, conditions réalisées au terme de la grossesse.

Que faut-il surtout en connaître pour les besoins de la pratique obstétricale ?

Un certain nombre de particularités, anatomiques ou physiologiques, concernant la forme, le volume, les dimensions de quelques-unes des portions extérieures du corps fœtal, puis la fonction d'organes internes présentant un intérêt spécial.

Qu'y a-t-il à savoir de la longueur et du poids du fœtus, arrivé au terme de son développement ?

Que cette longueur est de cinquante centimètres environ ; qu'elle est divisée en deux moitiés à peu près égales par l'insertion du cordon ombilical, tandis que, avant la fin, cette insertion se trouve d'autant plus rapprochée de l'extrémité podalique que les membres inférieurs sont moins développés ; enfin, que le fœtus à terme pèse de trois kilogrammes à trois kilogrammes et demi, en moyenne 3.250 grammes.

Comment sont disposés la tête, le tronc et les membres fœtaux dans l'utérus ?

De la manière suivante : le tronc est courbé en avant, la tête inclinée et le menton rapproché de la poitrine ; les avant-bras sont appliqués et ordinairement croisés sur le devant du thorax ; les cuisses sont relevées et touchent l'abdomen : les jambes sont fortement fléchies, les genoux écartés, et les pieds, tantôt croisés, tantôt simplement juxtaposés ; enfin les talons sont à la hauteur des fesses et plus bas que la pointe des pieds, conditions qui constituent une forme corporelle, dite ovoïde fœtal, avec une extrémité (céphalique), moins volumineuse que l'autre.

Quels sont les avantages de ce pelotonnement ?

Ce sont : d'abord et surtout, le raccourcissement du

corps fœtal, qui devient une masse ovoïde, de 28 à 30 centimètres seulement de longueur, occupant ainsi le moins d'espace possible dans la cavité utérine ; ensuite la protection que les membres, repliés au-devant du plan antérieur, exercent sur le cordon ombilical, en le logeant dans leurs intervalles.

Comment l'ovoïde fœtal est-il placé d'ordinaire dans l'utérus ?

Il y est renversé, la tête en bas, et l'extrémité pelvienne occupant le fond de l'organe.

Quelles sont les exceptions à cette règle ?

Ce sont des fœtus placés encore en direction verticale, mais tête en haut et siège en bas ; ou en direction transversale, par suite, avec tête d'un côté et siège de l'autre.

Qu'en résultera-t-il pour la grossesse et le travail ?

A peu près rien pour la grossesse ; au contraire, des conséquences très importantes pour l'expulsion, puisque le mode de présentation se trouvera changé, et défavorablement.

A quel moment le corps fœtal est-il ainsi fixé définitivement ?

Dans les derniers mois de la grossesse, lorsque son volume a rendu difficiles ses grands mouvements dans la cavité utérine ; plus tardivement, lorsque celle-ci se trouve anormalement agrandie par un excès de liquide amniotique.

Quelle est la cause ordinaire de cette diversité de rapports définitifs entre le contenant et le contenu ?

C'est la forme elle-même, parfois anormale, de la cavité utérine, à laquelle s'adapte l'ovoïde fœtal, phénomène d'accommodation qui sera signalé plus tard comme déterminant surtout les différentes présentations.

Que fait constater l'examen du fœtus à sa surface ?

Quelques détails intéressants, tels que : la texture achevée de la peau, qui est devenue ferme, lisse et rosée ; l'enduit sébacé, déjà signalé, qui la recouvre en couche variable d'épaisseur ; les ongles bien formés et ne dépassant les doigts qu'aux mains ; enfin la présence, sur la peau du crâne, de cheveux fins, longs de 2 ou 3 centimètres.

Mais quelle est la partie la plus importante de l'étude du corps fœtal ?

C'est celle qui se rapporte à la conformation et aux dimensions de la tête et du tronc, puis à quelques-unes des fonctions du nouvel être.

Quels sont les points essentiels à relever dans **l'examen extérieur de la tête et du tronc** ?

Ce sont : d'abord la forme de la face et du crâne ; le mode d'union des os crâniens ; surtout les diamètres de la tête et du tronc, leur réductibilité ; ce qui amènera à constater les mouvements dont la tête est capable, dans divers sens.

Qu'y a-t-il d'essentiel à noter sur la face du fœtus ?

Le fait d'inégalités, c'est-à-dire des saillies et des enfoncements, tels que : le nez, percé à sa base des deux narines, la bouche et le menton, auxquels on peut ajouter les arcades sourcilières et les globes oculaires, sous la forme de tumeurs bombées et rénitentes, autant de détails faciles à percevoir par le toucher vaginal.

Quel est, par contre, l'aspect du crâne ?

C'est celui d'un ovoïde régulier, à la surface duquel le doigt ne rencontre ni saillies ni enfoncements véritables.

Quels sont les os composant les parois du crâne fœtal ?

Ce sont : en haut et sur les côtés, d'arrière en avant, l'*occipital* ou *occiput*, les *pariétaux*, les *temporaux* et le *frontal*, celui-ci en deux pièces égales chez le fœtus, séparées par une ligne médiane qui fait suite à celle des pariétaux ; à la base, le *sphénoïde* et *l'ethmoïde*, qui remplissent, le vide laissé, en bas, par l'occipital, les temporaux et le frontal.

Quel est le mode d'union de ces os ?

C'est une simple juxtaposition des bords osseux — restés à distance, faute de suffisante calcification — dont l'intervalle est rempli par une membrane, permettant le rapprochement, le contact, même le chevauchement des os, lorsque le crâne vient à subir une forte compression.

Quels sont, eu égard à leur forme, les intervalles à distinguer ?

Ce sont ceux qui séparent les bords osseux, dits *sutures*, et ceux qui se rencontrent aux angles, appelés *fontanelles*.

De ces **sutures crâniennes** *quelles sont les seules importantes en obstétrique ?*

Ce sont : la SUTURE SAGITTALE, la plus marquée, qui sépare les deux portions du frontal ainsi que les bords supérieurs des pariétaux, coupant en deux moitiés la voûte du crâne ; la SUTURE FRONTO-PARIÉTALE, qui coupe, en avant, la précédente à angle droit et sépare le bord antérieur des deux pariétaux du bord supérieur du frontal ; la SUTURE LAMBDOÏDE, en forme de v renversé, qui semble être la bifurcation postérieure de la suture sagittale et qui sépare le bord postérieur des deux pariétaux des bords supérieurs de l'occipital.

Quelles sont les **fontanelles** *essentielles à connaître, avec leurs caractères respectifs ?*

Ce sont : la FONTANELLE ANTÉRIEURE OU BREGMATIQUE, située sur le trajet de la suture sagittale, au point où se rencontrent les angles correspondants des pariétaux et des deux portions du frontal, large, de forme losangique, ineffaçable par compression, limitée par quatre bords, toujours perceptibles au toucher vaginal ; la FONTANELLE POSTÉRIEURE OU OCCIPITALE, étroite, triangulaire, située à l'extrémité postérieure de la suture sagittale, au point où se rencontrent les angles coupés des pariétaux et l'angle supérieur de l'occipital.

Que devient cette fontanelle occipitale pendant l'expulsion ?

Comprimée par les parois pelviennes, elle s'efface entièrement et n'est plus reconnaissable au doigt que par la convergence des trois sutures qui y aboutissent, lignes de sutures qui peuvent elles-mêmes être remplacées par une dépression, lorsque l'angle de l'occiput va jusqu'à se cacher sous ceux des pariétaux.

Qu'appelle-t-on **diamètres du corps fœtal** ?

On désigne ainsi des lignes droites et fictives, réunissant les points opposés de certaines épaisseurs, à la tête et au tronc du fœtus.

Pourquoi y a-t-il nécessité d'en connaître un certain nombre ?

Parce qu'ils fournissent, pour une bonne part, l'explication du mécanisme et des difficultés de l'expulsion.

Quelles seront, par suite, les épaisseurs à mesurer ?

Ce seront les plus fortes, les plus faibles et les irréductibles.

Parmi les **diamètres du tronc**, *quels sont les plus importants ?*

Ce sont : le DIAMÈTRE BI-ACROMIAL, qui, d'une épaule à l'autre, mesure environ 12 centimètres, mais peut se réduire à 9 et demi par compression transversale ; le DIAMÈTRE BI-ILIAQUE, qui va du point le plus excentrique d'une crête iliaque au même point opposé et mesure 8 centimètres ; le DIAMÈTRE BI-TROCHANTÉRIEN, étendu d'un grand trochanter à l'autre, qui mesure 9 centimètres ; enfin, DEUX DIAMÈTRES ANTÉRO-POSTÉRIEURS, l'un pelvien, de 10 à 11 centimètres, qui se réduit beaucoup par la compression des éléments de cette extrémité de l'ovoïde fœtal, l'autre thoracique, de 9 centimètres environ, dimension dorso-sternale de la poitrine.

Des diamètres précédents, quels sont les irréductibles ?

Ce sont les bi-iliaque et bi-trochantérien.

Quels sont les **diamètres de la tête** *dont la connaissance est indispensable en obstétrique ?*

Ce sont ceux qui peuvent se mettre en rapport avec le canal pelvien, dans les accouchements soit par le sommet soit par la face, diamètres, dont les uns se dirigent plus ou moins d'arrière en avant, les autres plus ou moins verticalement, et deux enfin transversalement.

Quels sont les diamètres, plus ou moins antéro-postérieurs, dont la direction et la mesure sont à préciser ?

Ce sont, pratiquement : un SOUS-OCCIPITO-FRONTAL,

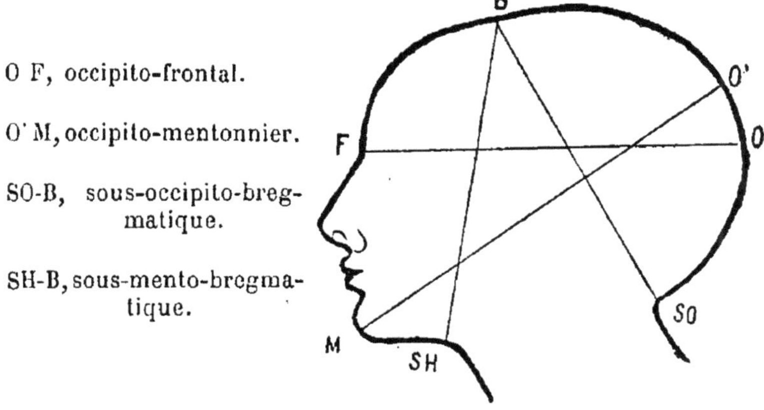

Fig. 9. — Diamètres de la tête fœtale (B. et L.).

qui va du bas de l'occiput au front et mesure 11 centimètres, parfois un peu plus ; le diamètre OCCIPITO-FRONTAL, qui part de l'angle supérieur de l'occiput pour aboutir également au front et mesure 12 centimètres ; le diamètre OCCIPITO-MENTONNIER (maximum de Budin), qui d'un point, plus saillant, un peu au-dessus de l'angle occipital, va à la pointe du menton et a une longueur de 13 centimètres et demi, tandis que s'il ne partait que de la fontanelle occipitale, il se réduirait à 13 centimètres (d'où, la même série 11, 12, 13 1/2 qu'au détroit supérieur) ; enfin, le SOUS-OCCIPITO-BREGMATIQUE, qui, du même point que le sous-occipito-frontal, aboutit à la fontanelle antérieure et mesure seulement 9 centimètres et demi.

Quels sont les diamètres plus ou moins verticaux de la tête fœtale ?

Ce sont : le SOUS-MENTO-BREGMATIQUE, qui va du dessous du menton, point touchant le cou, au bregma et mesure également 9 centimètres et demi ; le DIA-

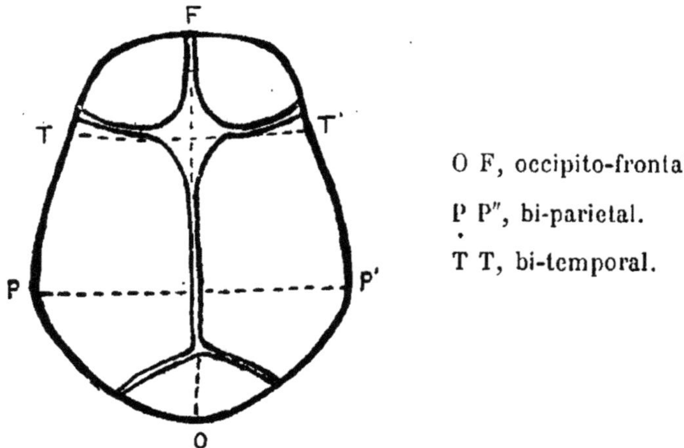

Fig. 10. — Sutures, fontanelles et diamètres de la voûte crânienne (B. et L.).

MÈTRE MENTO-FRONTAL, distance du menton au milieu du front, qui égale seulement 8 centimètres.

Quels sont enfin les diamètres transverses à connaître ?

Ce sont: le BI-PARIÉTAL, qui s'étend d'une bosse pariétale à l'autre et mesure 9 centimètres et quart, et le BI-TEMPORAL, qui va d'une tempe à l'autre et mesure 7 centimètres et demi.

Quelles sont les lignes importantes que les extrémités de ces diamètres serviront à décrire ?

Ce sont des sortes de circonférences, indiquant la forme et l'épaisseur de la tête à divers niveaux, dont les principales sont : la *circonférence sous-occipito-bregmatique*, qui passe par le sous-occiput, les bosses pariétales et le bregma ; l'*occipito-frontale* ; puis la *circonférence occipito-mentonnière*, qui, à cause du grand diamètre antéro-postérieur de cette ellipse, représente une épaisseur, incompatible avec l'engagement, mais normalement éludée par la flexion ou l'extension de la tête, génératrices elles-mêmes de circonférences favorables à la pénétration de cette partie fœtale.

Quel est le diamètre par lequel doivent passer toutes les circonférences occipitales ?

C'est le diamètre pariétal, qui représente, par suite, la plus faible des épaisseurs encadrées par ces circonférences.

Ces diamètres de la tête fœtale sont-ils réductibles ?

Oui, en ce qui concerne presque tous les diamètres crâniens ; non, s'il s'agit de ceux de la face.

Comment s'effectueront les réductions des épaisseurs crâniennes ?

Par le chevauchement des bords osseux, grâce aux sutures et aux fontanelles, qui peut aller jusqu'à une superposition de trois à quatre millimètres ; en même temps que par le redressement des courbures osseuses, chevauchement et aplatissement déterminés par la pression des parois pelviennes.

Pourquoi les os de la face ne peuvent-ils ni chevaucher ni se redresser ?

Parce qu'ils manquent de sutures membraneuses, qu'ils sont épais pour la plupart, surtout qu'ils sont attachés à la base du crâne.

Quels sont les mouvements dont est susceptible la tête du fœtus ?

Ce sont, grâce aux premières articulations vertébrales : la flexion ; l'extension ; l'inclinaison latérale ; enfin la rotation sur le tronc, par torsion du cou, qui peut se produire pendant l'expulsion et cela sans danger lorsqu'elle est modérée.

Quels sont les **organes et les fonctions du fœtus à terme** *qui offrent un intérêt particulier ?*

Ces organes sont : le *foie*, qui, relativement volumineux, occupe à lui seul la moitié de la cavité abdominale ; le *thymus*, rétro-sternal, organe transitoire, qui aura disparu vers l'âge adulte ; enfin et surtout, le *cœur* et *certains vaisseaux*, qui présentent des dispositions spéciales et provisoires, en rapport avec les exigences de la circulation fœtale.

Parmi les grandes fonctions de l'organisme humain, quelles sont celles dont le fœtus n'a aucun besoin et qui lui font défaut ?

Ce sont la respiration et la digestion, remplacées, l'une et l'autre, par la fonction placentaire.

Quelles sont, après cela, les fonctions fœtales qui présentent un véritable intérêt obstétrical ?

Ce sont : tout d'abord et surtout, la circulation, avec ses intéressantes modifications, qui fournit le précieux signe des bruits cardiaques ; enfin, quelques autres manifestations d'activité physiologique, telles que les mouvements spontanés du fœtus, sa sensibilité au palper et certaines sécrétions.

Quelle idée doit-on se faire de la **circulation fœtale** ?

Celle d'un mouvement, par poussées cardiaques, du sang fœtal, qui se prolonge jusqu'au placenta, où le liquide va se régénérer, et d'où il revient directement, pour de là retourner au cœur.

Quel est l'organe que doit éviter le courant sanguin général ?

C'est le poumon, sans utilité pendant la vie intra-utérine, dont ce courant se détournera, grâce à des canalisations et une communication, qui le dirigeront vers le placenta.

Quelles sont les dispositions provisoires du réseau circulatoire fœtal ?

Ce sont : une communication des deux oreillettes du cœur, dite *trou de Botal ;* un conduit, assez court, faisant communiquer la crosse de l'aorte avec l'artère pulmonaire, dit *canal artériel ;* deux troncs artériels, dits *artères ombilicales,* qui partent des hypogastriques, dont elles semblent, par leur calibre, être la continuation, s'élèvent en côtoyant la vessie, montent derrière la paroi, à côté l'une de l'autre, et sortent de la cavité abdominale, pour continuer leur trajet, dans le cordon, jusqu'au placenta ; enfin un tronc veineux, dit *veine ombilicale*, qui, né du placenta, parcourt le cordon ombilical, pénètre dans l'abdomen à travers l'ombilic, se porte directement au foie, et, arrivé dans le sillon de cet organe, se divise en deux branches : l'une qui s'abouche avec la veine porte et forme le *canal de réunion*, l'autre qui se porte directement dans la veine cave inférieure et constitue le *canal veineux*.

Quel est maintenant le cours du sang d'après ces modifications anatomiques ?

C'est le suivant : le sang, parti du placenta, où il s'est

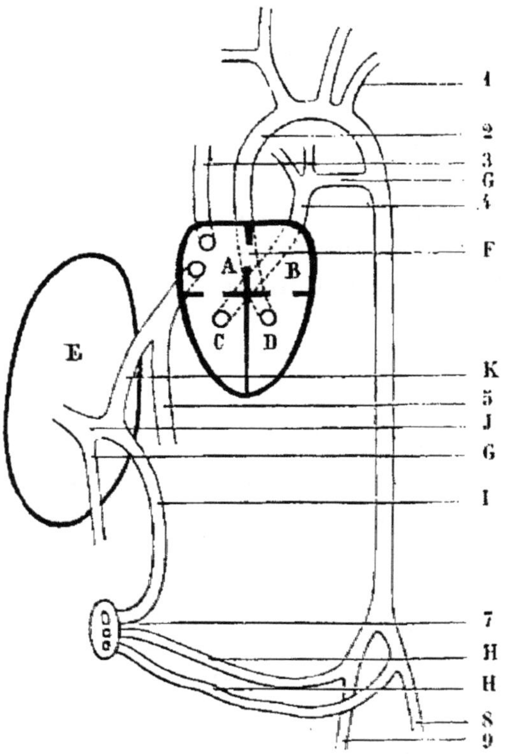

Fig. 11. — Appareil de la circulation fœtale (schéma).

A. Oreillette droite. — B. Oreillette gauche. — C. Ventricule droit. — D. Ventricule gauche. — E. Foie — F. — Trou de Botal. — G. Canal artériel. — H.H. Artères ombilicales. — I. Veine ombilicale. — J. Canal de réunion. — K. Canal veineux. — 1. Une des branches de l'aorte. — 2. Crosse de l'aorte. — 3. Veine cave supérieure. — 4. Artère pulmonaire. — 5. Veine cave inférieure — 6. Veine porte. — 7. Ombilic. 8.-9. Artères iliaques externes.

régénéré, suit la veine ombilicale, qui le conduit —

indirectement par le canal de réunion, directement par le canal veineux — dans la veine cave inférieure, et de là dans l'oreillette droite du cœur. Grâce à la valvule d'Eustache, placée à l'embouchure de cette dernière veine, il passe directement, à travers le trou de Botal, dans l'oreillette gauche, puis dans le ventricule gauche. Celui-ci le lance dans l'aorte, et principalement dans les artères qui se détachent de la crosse, c'est-à-dire dans les branches destinées à la tête et aux parties supérieures du corps. Après avoir arrosé ces hautes régions, le sang descend, par la veine cave supérieure, dans l'oreillette droite et directement dans le ventricule droit, croisant le courant qui vient de la veine cave inférieure et se porte au trou de Botal. Ce ventricule le chasse dans l'artère pulmonaire, qui n'en fait arriver qu'une très faible portion aux poumons (d'où il revient par les quatre veines pulmonaires dans l'oreillette gauche), tandis qu'il en expulse la presque totalité dans l'aorte par le canal artériel. De l'aorte il se répand dans le tronc fœtal ; surtout il passe dans les artères ombilicales, qui le conduisent au placenta.

Quelle est la conséquence, pour la composition du sang fœtal, de ces communications circulatoires ?

C'est le mélange des sangs veineux et artériel, condition sans influence sur le fœtus, mais qui, après la naissance, serait des plus graves, comme on le voit en cas de persistance du trou de Botal.

A quel moment ces communications commenceront-elles à se supprimer ?

A la naissance, quand l'arrivée de l'air dans les poumons, déterminée par les cris de l'enfant, y attirera le sang, et, après, lorsque la ligature ombilicale lui aura fermé les issues par le cordon.

Combien de temps exigera la disparition de ces communications provisoires ?

Deux ou trois jours pour le canal artériel ; dix à douze jours pour le trou de Botal, bien que celui-ci et le canal commencent à se réduire dès la naissance ; à peu près ce même laps de temps, parfois un peu plus, pour les autres canaux sanguins temporaires.

Que deviennent, dans la suite, les vestiges de ces orifices et canaux de communication ?

Ils disparaissent, en ce qui concerne le trou de Botal et le canal artériel, dont il ne reste rien. Quant aux vestiges abdominaux des trois vaisseaux ombilicaux, ils donnent lieu à trois petits cordons fibreux persistants : celui de la veine, logé dans le ligament falciforme, ceux des artères, qu'on retrouve sur les côtés de la ligne médiane et de la vessie, entre l'ombilic et le pubis.

Que devient, en même temps, l'orifice ombilical de la paroi abdominale ?

Il s'oblitère, mais lentement, par une cicatrice, qui succède à la plaie funiculaire et que la rétraction réduit progressivement, mais sans l'effacer (cicatrice ombilicale).

Quelles sont, après la circulation, les **autres manifestations fonctionnelles de la vie fœtale** *à noter ?*

Ce sont : des mouvements spontanés, que le fœtus fait de bonne heure et qui fournissent un signe précieux ; puis sa sensibilité à la pression exercée sur son corps, démontrée par les mouvements actifs que provoque la palpation à travers la paroi utérine.

Quel est l'enduit, plus ou moins abondant, dont on trouve le corps fœtal recouvert à la naissance ?

C'est une matière blanchâtre, graisseuse, dite **enduit sébacé**, disposée en couche à la surface de la peau (vernix caseosa), provenant des glandes sébacées et de débris d'épiderme.

Quel paraît être l'effet utile de ce recouvrement ?

C'est la protection du derme du fœtus contre l'imbibition par immersion prolongée.

Qu'appelle-t-on **méconium** *?*

On désigne ainsi une matière épaisse, collante, d'un noir verdâtre, mélange de sécrétion muqueuse, de bile et de débris d'épithélium, qui, formée dans l'intestin grêle, passe dans le gros intestin, et s'accumule, vers la fin, dans le rectum, d'où elle sera expulsée après la naissance et assez promptement.

Quel est, pendant le travail, l'accident grave dont le méconium fournit un des signes révélateurs ?

C'est l'asphyxie du fœtus, qui paralyse le sphincter anal et donne lieu à l'issue du contenu rectal, phénomène toujours de mauvaise augure, sauf dans le cas d'expulsion par l'extrémité pelvienne, où la sortie du méconium s'observe à peu près constamment, par simple compression de l'abdomen fœtal, et ne saurait être toujours, en pareille circonstance, une preuve de danger.

En ce qui concerne la **fonction urinaire** *du fœtus, que suffit-il de retenir ?*

D'abord que l'urine fœtale, peu abondante, contient à peu près les éléments normaux de la sécrétion, mais avec diminution de la proportion des produits d'oxydation, en raison du faible développement des tissus ;

enfin, qu'elle est déversée dans le liquide amniotique, sans pouvoir l'altérer.

CONSTITUTION DES ŒUFS DANS LA GROSSESSE MULTIPLE

Comment se développent les œufs dans la grossesse gémellaire, presque la seule grossesse multiple observée?

Ils le font isolément, chacun comme s'il était seul.

Quelle est leur constitution à terme?

C'est celle de deux œufs complets, dont les enveloppes membraneuses, adossées sur tout un côté, forment une cloison de séparation, à deux feuillets, adhérents par quelques filaments faciles à rompre.

Quels sont d'ordinaire les rapports des placentas?

Ce sont : le plus souvent une adhérence des deux organes, mais sans communication de vaisseaux; d'autres fois un simple voisinage, sans tissu intermédiaire.

Que peut-on observer par exception très rare?

Les anomalies suivantes : les placentas soudés par une partie de leurs bords, avec fusion plus ou moins étendue des réseaux vasculaires fœtaux et maternels, ce qui justifie le précepte de la ligature du bout placentaire appartenant au premier enfant expulsé ; puis, ce qui est presque inouï, deux fœtus dans la même poche, avec les deux placentas confondus en une masse unique, desquels naissent deux cordons.

Comment les deux fœtus sont-ils placés dans l'utérus, l'un par rapport à l'autre?

Ils le sont d'ordinaire les têtes en bas, l'une au-dessus de l'autre, et les corps fœtaux à droite et à

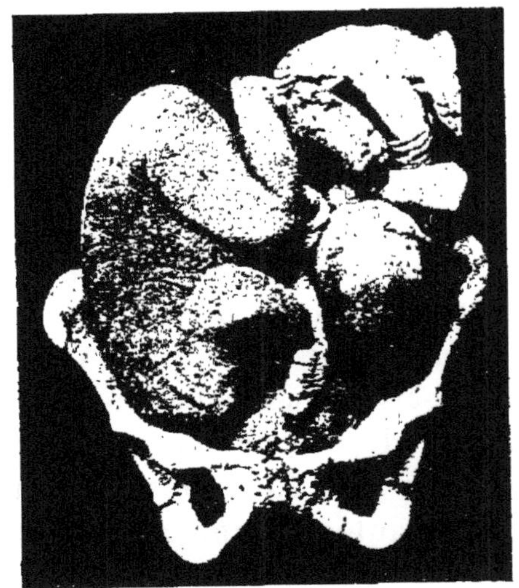

Fig. 12. — Grossesse gémellaire (S. et L.).

gauche ; moins souvent, une tête en haut et l'autre en bas.

Qu'observe-t-on en ce qui concerne ici le poids et le sexe des nouveau-nés ?

Que le poids de chacun deux est moindre que le normal, et que généralement le sexe est le même pour les deux.

4° PHÉNOMÈNES MATERNELS DE LA GROSSESSE

Qu'appelle-t-on phénomènes maternels de la grossesse ?

On désigne ainsi les modifications passagères — mécaniques, hyperplasiques ou fonctionnelles — de l'organisme maternel, qui s'opèrent pendant la grossesse et dont un certain nombre la caractérisent essentiellement.

Quelle est la division naturelle dont ces phénomènes maternels sont susceptibles ?

C'est celle en phénomènes siégeant dans la sphère génitale et phénomènes d'un caractère général.

Quelle est la grande différence qui motive cette division et peut être indiquée dès à présent ?

C'est que les modifications de l'appareil génital sont constantes et nécessaires, parce qu'elles sont dues à l'action directe du développement ovulaire; tandis que les modifications des fonctions générales de la femme sont inconstantes et non essentielles, parce qu'elles proviennent d'une influence toxémique ou dystrophique, pouvant manquer ou s'exercer à un degré variable, suivant les conditions biologiques de la femme.

Quelles sont les fonctions générales de l'organisme où se rencontrent des troubles de grossesse ?

Ce sont: l'innervation, la digestion, la circulation, la respiration, la fonction urinaire, la sécrétion pigmentaire, enfin la nutrition osseuse.

Quels sont les organes de l'appareil génital particulièrement atteints par les modifications gravidiques ?

Ce sont: l'utérus, dans son corps, son col, sa texture, ses propriétés et sa fonction mensuelle; les mamelles; le vagin et la vulve; enfin les articulations pelviennes.

Jusqu'à quel point l'utérus se modifie-t-il pendant la grossesse ?

Jusqu'à subir une sorte de transformation, surtout

sous le rapport de sa capacité, de la consistance de son tissu, de sa texture et de son activité fonctionnelle.

Pourquoi de tels changements s'opèrent-ils ?

Parce que l'utérus doit contenir l'œuf, lui fournir les matériaux de sa nutrition et préparer son expulsion.

Quelles sont les plus importantes des modifications du corps utérin ?

Ce sont : un agrandissement de cavité et le ramollissement des parois, auxquels on peut ajouter, comme changements secondaires, une inclinaison, une déformation, enfin le fait d'une légère rotation de l'organe sur son axe.

*Comment s'opère l'***agrandissement de la cavité utérine** ?

Par un refoulement excentrique, progressif et lent, des parois, surtout au fond de l'organe pendant les six premiers mois, mais néanmoins sensible de bonne heure au segment inférieur, ampliation qui finira par donner à l'utérus un volume vingt fois plus grand qu'à l'état de vacuité et en élever le fond à 35 cm. environ au-dessus du pubis.

Quelle est la cause de cette distension ?

C'est la poussée lente et progressive de l'œuf par tous les points de sa surface, dont l'effet est favorisé par l'extensibilité et le ramollissement des parois utérines.

L'épaisseur de ces parois en est-elle diminuée ?

Certainement un peu, d'après les constatations modernes, condition qui, s'ajoutant au ramollissement, explique la facilité avec laquelle on sent, chez les femmes maigres, les saillies du corps fœtal, à la palpation.

Pourquoi cette distension si considérable de la cavité utérine ne donne-t-elle lieu qu'à un léger amincissement de parois ?

Parce que, en même temps, se produit le phénomène gravidique d'une hypertrophie musculaire, qui sera examiné avec les modifications de texture.

Quelle sera de bonne heure la conséquence mécanique d'un tel accroissement de volume ?

Ce sera, vers la fin du troisième mois, grâce à une accommodation passive, une ascension de l'utérus, qui placera son corps au-dessus du détroit, dans l'abdomen, sans que le museau de tanche cesse d'être accessible au doigt, cela en raison d'un certain allongement hypertrophique concomitant du col.

A partir de ce moment, quels sont les trois niveaux principaux qu'atteindra successivement le fond de l'utérus ?

Ce sont : à trois mois révolus, environ deux travers de doigt au-dessus du pubis ; à six mois, un peu au-dessus de l'ombilic ; au commencement du neuvième mois, le creux épigastrique, d'où il descend rapidement chez la primipare, à cause d'un certain engagement du sommet, coiffé du segment inférieur, par pression de la paroi abdominale.

Quels sont, autour de l'utérus, les effets de son accroissement de volume dans tous les sens ?

Ce sont : l'application des ovaires, des trompes et des ligaments larges sur les côtés de l'organe ; l'allongement des ligaments ronds ; un certain degré d'élévation de la vessie; la compression, vers la fin, des veines iliaques, dont les suites ordinaires sont les hémorroïdes, les varices de la vulve et des jambes, l'œdème des membres inférieurs ; de bonne heure, le refoulement en haut et à gauche du paquet intestinal ; enfin, des phénomènes encore plus manifestes, tels que les *vergetures* abdominales par rupture des fibres élastiques du derme, même, bien que à un degré modéré, l'écartement des muscles droits; de plus, l'enfoncement d'abord, la proéminence ensuite, de la cicatrice ombilicale, repoussée par le globe utérin.

Comment se produit le **ramollissement des parois du corps utérin** ?

Il s'opère progressivement et de bas en haut, comme celui du col, jusqu'à permettre de sentir nettement les saillies fœtales, ce que favorise d'ailleurs l'amincissement réel de la paroi utérine.

Quel est le point où, au début, il peut être constaté indirectement et fournir un signe de grossesse ?

C'est l'isthme utérin, zone de jonction entre le corps et le col.

*En quoi consiste l'***inclinaison de l'utérus** ?

En une déviation du corps en avant et à droite, due à la pression de la masse intestinale refoulée dans le flanc gauche, anteversion qui, chez les multipares, peut aller jusqu'à une sorte de renversement complet en avant (ventre en besace).

Quel est le **changement de forme** *du globe utérin ?*

C'est un passage de la forme conique à celle d'un ovoïde, que lui fait subir le corps fœtal.

Qu'est-ce que cette **rotation de l'utérus** *sur son axe ?*

C'est un mouvement de l'organe sur lui-même, par lequel le côté gauche se tourne en avant et la face antérieure vient à regarder un peu à droite.

Quelles sont les plus importantes modifications du col utérin ?

Ce sont : un ramollissement de tissu ; l'élargissement de la cavité cervicale et de ses orifices ; phénomènes auxquels s'ajouteront, comme changements moins importants, un léger allongement du col, sa déviation et une hypersécrétion cavitaire.

Comment procède le **ramollissement du col** ?

Par un envahissement progressif de bas en haut, qui débute, vers le troisième mois, par la pointe du museau de tanche et se poursuit jusqu'à l'orifice interne, ramollissement qui donne à la saillie du col la consistance du tissu vaginal.

La marche de ce ramollissement est-elle uniforme ?

Non. Lente au début et jusqu'à six mois, particulièrement chez les primipares, elle devient ensuite assez rapide, surtout vers la fin.

Ce ramollissement peut-il aider à faire connaître l'âge d'une grossesse ?

Sans doute dans bien des cas, puisque, très superficiel à trois mois, il a envahi, à six mois, la moitié de la portion vaginale, et qu'il l'occupe entièrement au début du neuvième mois, pour s'étendre ensuite rapidement jusqu'à l'orifice interne.

*En quoi consiste l'***élargissement de la cavité et des orifices du col** ?

En un écartement de paroi et d'orifices, qui diffère chez la primipare et la multipare.

Comment se produit-il chez la primipare ?

De la manière suivante : la cavité du col s'élargit en forme de fuseau, par la pression excentrique d'un bouchon gélatiniforme, mais sans s'ouvrir, ni en haut ni en bas ; et c'est d'ordinaire au début du travail seulement, que l'orifice interne s'agrandit, jusqu'à transformer la cavité fusiforme en un entonnoir, véritable prolongement alors du segment inférieur, qui efface la saillie du col, ne lui laissant plus que l'orifice externe, sur lequel portera le phénomène de la dilatation.

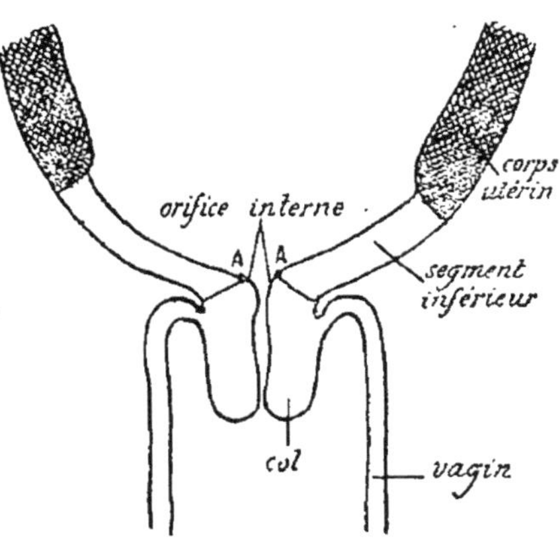

Fig. 13. — Col avant le travail, chez la primipare (S. et L.).

Comment se fait l'élargissement chez la multipare ?

Tout autrement. C'est ainsi que la cavité du col s'agrandit, mais en forme de cône à base inférieure, parce que son orifice inférieur est resté entr'ouvert à la suite des déchirures d'accouchement. Quant à l'orifice interne, il s'ouvre de bonne heure, vers le neuvième mois, même avant, ce qui permet de toucher la tête fœtale à travers les membranes ; et, dans ce col, ainsi modifié, l'effacement s'opérera au début du travail, plus aisément encore que chez la primipare.

Quelle remarque amène à faire le **léger allongement du col**, *déjà signalé ?*

C'est que ce phénomène vient à peu près compenser

l'effet de l'ascension de l'organe, et laisse le museau de tanche accessible au toucher.

En quoi consiste la **déviation du col**?

En un changement de direction, inverse et dépendant de celui du corps, qui porte le museau de tanche en arrière et à gauche, où presque toujours on le trouve pendant les six derniers mois.

*Comment se manifeste l'***hypersécrétion du col**?

Par la présence, dans sa cavité, d'un bouchon gélatineux, dû à une sécrétion abondante des glandes mucipares intra-cervicales, sorte de corps étranger auquel il faut surtout attribuer l'élargissement gravidique du col primipare, comme il a été dit.

Dans quels tissus s'opèrent les **modifications gravidiques de la texture utérine**?

Dans tous ceux qui font partie de la structure de l'organe.

Quels sont les changements présentés par le PÉRITOINE UTÉRIN ?

Ce sont : une distension et une prolifération de l'enveloppe séreuse, qui lui permettent de recouvrir l'organe jusqu'à la fin.

Quelle est la modification capitale qui se produit dans la TUNIQUE MUSCULAIRE *de l'utérus, pendant la grossesse ?*

C'est un accroissement de tissu, dû au développement des fibres existantes et à un apport d'éléments musculaires nouveaux ; au point que l'utérus gravide, à terme et vidé de son contenu, arrivera à peser 1500 rammes, au lieu de 70, son poids antérieur.

Que fera découvrir alors une telle richesse musculaire, comme texture de paroi ?

Trois plans de fibres, superposés, bien que non parfaitement distincts à cause des entrecroisements qui se font entre les éléments contractiles de ces couches.

En quoi consiste le plan superficiel ?

En fibres, les unes, disposées en anses, qui passent par dessus le fond utérin, d'une face à l'autre, les autres, étendues transversalement, qui se prolongent, à droite et à gauche, sur les trompes, les ligaments de l'ovaire, le ligament rond et les ligaments larges, qu'elles contribuent à former.

Comment sont disposées les fibres du plan moyen ?

Elles le sont en une couche épaisse, limitée au corps, composée de faisceaux à directions irrégulières, et traversée par de très nombreux vaisseaux, surtout des sinus veineux, auxquels ces fibres fournissent un revêtement contractile, couche enfin qui, vers le bas, à 10 cm. environ du col, immédiatement au-dessus du segment inférieur, forme un anneau ou cercle musculaire, dit *anneau de Bandl*, dont le resserrement, pendant le travail, peut rendre difficile l'extraction manuelle du corps fœtal.

Comment se comportent les fibres du plan sous-muqueux ?

Elles forment une couche mince, dont les fibres sont, les unes disposées en faisceaux triangulaires, un pour chaque face, les autres, transversales, arciformes, qui deviennent orbiculaires, à la façon des sphincters, autour de la naissance des trompes.

Qu'y a-t-il d'important à noter en ce qui concerne les fibres musculaires du col ?

Qu'elles y sont rares et remplacées, en grande partie, par du tissu conjonctif.

Quelle est la zone du corps utérin qui doit être distinguée du reste de l'organe ?

C'est le SEGMENT INFÉRIEUR, portion de paroi, mince et peu musclée, qui confine au col et mesure environ 10 cm. de hauteur, séparée par le cercle utérin (de Bandl) de la partie supérieure de l'organe (segment supérieur), celle-ci très musculaire et seul agent utérin de l'expulsion.

Quel est le changement d'aspect et presque de nature que subissent les éléments musculaires de l'utérus, au cours de la grossesse ?

C'est leur transformation en fibres rougeâtres, douées de contractions énergiques, conditions qui les rapprochent des fibres striées.

Que devient la muqueuse du corps utérin pendant la grossesse ?

Elle se détache de la tunique musculaire, comme il a été dit, pour s'accoler à l'œuf et constituer la caduque, laissant la place à une nouvelle muqueuse, qui s'organise lentement à partir du quatrième mois, et ne sera achevée que six semaines après l'accouchement.

En est-il de même de la muqueuse du col ?

Non, cette muqueuse restant adhérente au tissu sous-jacent.

Quels sont les principaux changements gravidiques observés dans les vaisseaux utérins ?

Ce sont : pour les artères, nn agrandissement pur et

simple de calibre, sans modification de texture ; pour les veines, une transformation en larges canaux, dits sinus, dont les parois sont réduites à un simple endothelium, adhérent aux fibres musculaires.

A quel moment se montrera le précieux avantage de cette doublure musculaire ?

Immédiatement après l'expulsion, lorsqu'on verra l'hémorragie placentaire s'arrêter spontanément, grâce à ces *ligatures vivantes*, selon l'heureuse expression de Pinard.

Quel est, pendant la grossesse, le phénomène, perçu par l'auscultation, dont ce développement artériel est la cause ?

C'est un **bruit de souffle,** isochrone au pouls maternel, qu'on perçoit à la surface du globe utérin, bruit analogue à un souffle cardiaque et assez fidèlement reproduit par le mot « vous », dit à voix basse.

A quelle époque apparait-il ?

Vers la fin du quatrième mois, pour ne cesser entièrement qu'après la délivrance.

Quelle est une de ses particularités remarquables ?

C'est sa mobilité, qui le fait disparaître et reparaître, ou changer de place, dans un court instant.

Comment parait-il devoir s'expliquer ?

Par l'irruption d'une grande quantité de sang dans les artères latérales de l'utérus, d'un calibre supérieur à celui des branches qui leur donnent naissance ; puis par la compression des troncs utérins eux-mêmes.

Pourquoi ce bruit ne saurait-il néanmoins être un signe de grossesse ?

Parce qu'il peut être causé par une tumeur abdominale comprimant les artères iliaques.

Quelles sont les **modifications fonctionnelles de l'utérus** *observées pendant la grossesse ?*

Ce sont les changements gravidiques qui concernent l'extensibilité, la contractilité, la rétractilité du muscle utérin, puis l'irritabilité de l'organe, enfin la fonction menstruelle.

*Quel changement apporte la grossesse à l'*EXTENSIBILITÉ *normale de la paroi utérine ?*

Un accroissement, qui permettra au corps de l'utérus de subir une forte extension de tissu sans se rompre, extension favorisée d'ailleurs par le ramollissement gravidique, commun aux tissus de la sphère génitale.

Qu'appelle-t-on CONTRACTILITÉ *de l'utérus ?*

On désigne ainsi le pouvoir que l'utérus possède, comme tout organe musculaire, de se resserrer accidentellement, sous l'influence d'incitations motrices, et de déterminer ainsi des CONTRACTIONS.

Que dire de ce pouvoir dans l'état de vacuité ?

Qu'il est sans occasion de se manifester, si ce n'est dans certains cas, comme un fibrome interstitiel ou la dysménorrhée.

Que devient cette contractilité pendant la grossesse ?

Elle s'accroît, parallèlement au développement de la tunique musculaire, d'où résultera, pour l'organe, l'aptitude à des contractions, d'abord faibles et indolores pendant la grossesse, puis à des resserrements puissants et douloureux pendant le travail.

Pourquoi les contractions du travail seront-elles douloureuses ?

Parce qu'elles se produisent dans un tissu musculaire à fibres lisses, dont les resserrements sont toujours ressentis vivement lorsqu'ils sont énergiques, comme on le voit pour l'intestin.

Qu'est-ce que la RÉTRACTILITÉ *de l'utérus ?*

C'est le pouvoir que possède l'organe — comme tout réservoir musculaire et en vertu de ce caractère même — de se tenir dans un état constant de resserrement, normalement modéré, dit RÉTRACTION.

Que devient cette propriété pendant la grossesse ?

Elle s'accroît, comme la contractilité; et c'est la rétraction qui, après avoir maintenu la paroi utérine appliquée sur l'œuf pendant son développement, puis, successivement, sur l'œuf, le fœtus et le délivre pendant l'accouchement, détermine, presque à elle seule, le pincement hémostatique, définitif, des vaisseaux utéro-placentaires rompus par le décollement.

Quel est le produit végétal dont l'absorption est cause de resserrement utérin pendant le travail ?

C'est l'ERGOT DE SEIGLE, petit grain allongé, noirâtre, qu'on rencontre à la place du grain de seigle dans certaines contrées où règne une constante humidité.

Qu'observe-t-on lorsqu'on l'administre pendant le travail, en cas d'inertie utérine, comme on le faisait autrefois ?

Au bout de dix à quinze minutes, le retour de contractions, mais qui dégénèrent vite en rétraction tétanique de l'organe.

Quelle conclusion tirer de ce fait ?

C'est que l'ergot de seigle est redoutable pour le fœtus, à cause des obstacles que cette rétraction extrême et persistante opposera aux communications utéro-placentaires, d'où la règle absolue de ne jamais administrer ce produit pendant le travail et avant l'achèvement de la délivrance, tandis qu'il peut être très utile lorsque l'utérus est débarrassé de son contenu.

Qu'appelle-t-on IRRITABILITÉ GRAVIDIQUE *de l'utérus ?*

On désigne ainsi l'excitabilité que la grossesse développe dans l'organe et qui dispose ses fibres musculaires à se contracter, à la suite de provocations modérées, telles que le toucher, les injections vaginales, etc... pendant le travail.

Que devient la MENSTRUATION *pendant la grossesse ?*

Elle est à peu près toujours supprimée, en raison de l'inaction de l'ovaire, bien que quelques écoulements de sang, d'apparence menstruelle, observés parfois dans les premiers temps, puissent donner l'impression d'une persistance des règles.

Quelles sont les **modifications des mamelles** *observées pendant la grossesse ?*

Ce sont : peu après le début, un GONFLEMENT GÉNÉRAL de ces organes, qui s'accompagne souvent de *picotements,* ressentis dans leur épaisseur ; puis, après le troisième mois, la COLORATION BRUNE DE L'ARÉOLE ET DU MAMELON, plus ou moins foncée suivant le teint de la femme ; en même temps, l'hypertrophie des tubercules de Montgomery, qui deviennent des saillies arrondies, siégeant sur l'aréole, dites TUBERCULES PAPILLAIRES ; enfin, la formation, autour de cette dernière, plus tard, vers le sixième mois, d'une deuxième bande circulaire de pigment, mais interrompue par de petits espaces où manque la couleur, ce qui lui a fait donner le nom d'ARÉOLE MOUCHETÉE.

Que devient la tuméfaction des mamelles ?

Elle augmente, d'abord lentement, puis rapidement pendant les derniers mois, donnant lieu souvent, lorsqu'elle est excessive, à des éraillures de la peau, analogues aux vergetures de l'abdomen.

Quel est le phénomène qui témoigne le plus d'une activité préparatoire de la glande mammaire ?

C'est, vers les derniers mois de la grossesse, la sécrétion du *colostrum*, liquide de couleur jaunâtre, qu'on fait échapper par la pression du mamelon, et qui ne se distingue du lait qu'en ce qu'il contient, en plus, comme éléments figurés, des corpuscules jaunâtres, destinés à disparaître au moment de la fluxion laiteuse.

Quelles sont les **modifications du vagin et de la vulve,** *constatées pendant la grossesse ?*

Ce sont : le ramollissement, qui favorisera leur distension future; et une teinte générale violacée, due au ralentissement de la circulation veineuse, par compression pelvienne des veines iliaques.

Quels sont maintenant les changements particuliers concernant le vagin ?

Ce sont, en plus d'un léger allongement, dû à l'ascension de l'utérus, et d'une coloration veineuse, dite *ardoisée :* l'apparition de petites *saillies boutonneuses,* à la surface de la muqueuse; la dilatation des artérioles vaginales supérieures, qui donnent lieu au *pouls vaginal ;* enfin un *écoulement vaginal,* blanchâtre, crémeux, par desquamation épithéliale et transsudation des capillaires, les glandes muqueuses faisant ici défaut.

Quelle est la **modification pelvi-articulaire** *observée dans l'état gravidique ?*

C'est une participation des tissus articulaires du bassin au ramollissement général des parties molles de la zone génitale, surtout marqué aux symphyses sacro-iliaques, d'où un relâchement des liens articulaires, un affaiblissement du point d'appui musculaire pelvien, et, pour la femme, la difficulté de la marche.

A quel moment survient d'ordinaire ce ramollissement ?

Vers la fin de la grossesse, pour disparaître après l'accouchement.

Que dire du degré auquel il se produit ?

Que, ordinairement léger et insensible, il peut, par exception, être prononcé au point de rendre la marche difficile et douloureuse, le bassin n'offrant alors aux attaches musculaires qu'une solidité insuffisante.

Quels sont les **troubles gravidiques d'innervation** *qui peuvent s'observer pendant la grossesse ?*

Ce sont : au début, une disposition aux SYNCOPES, des NÉVRALGIES, telles que l'odontalgie sans carie dentaire, la céphalalgie, etc..., des TROUBLES SENSORIELS (diminution de la vue, de l'ouïe, intolérance pour certaines odeurs).

Que peut-il se produire du côté de la sensibilité morale et de l'intelligence ?

Une plus grande impressionnabilité, de l'irritabilité de caractère, même une altération des idées et du raisonnement, qui peut conduire à une sorte de folie momentanée.

Quels sont les **troubles de la fonction digestive** *d'observation courante pendant la grossesse ?*

Ce sont : souvent une DIMINUTION D'APPÉTIT, ou seulement une RÉPUGNANCE POUR CERTAINS ALIMENTS, qui peut aller jusqu'à une perversion du goût ; mais surtout, des NAUSÉES, promptement suivies de VOMISSEMENTS de liquides plus ou moins glaireux, parfois colorés par un peu de bile, et survenant particulièrement le matin, vomissements qui, se reproduisant après le repas, expulsent alors une partie des aliments ingérés.

A quel moment de la grossesse surviennent d'ordinaire ces troubles digestifs ?

Dès le début, pour les nausées; après la première suppression menstruelle, en ce qui concerne les vomissements.

A quelle cause rapporter ces accidents ?

D'après Pinard, à un certain degré d'intoxication gravidique.

Quelle est leur durée ?

Ordinairement trois mois ; parfois la moitié, même un peu plus, de la grossesse.

Toutefois, la disparition de ces accidents est-elle toujours définitive ?

Non, car, vers la fin de la grossesse, la fonction digestive peut être troublée par la compression du globe utérin.

Quel est enfin le trouble intestinal qui, pendant la grossesse, s'ajoute presque toujours aux précédents ?

C'est la *constipation*, provenant : au début, d'un affaiblissement du réflexe musculaire de la paroi intestinale, par la chloro-anémie ; à la fin, d'une compression intra-pelvienne.

En quoi consiste le **trouble de la fonction circulatoire** *dû au gravidisme ?*

En une altération de la composition du sang, dont les éléments les plus importants subissent une notable modification.

Quelles sont ces conditions anormales?

Ce sont : une *hydrémie* (augmentation de la proportion d'eau) ; une *aglobulie* (diminution des globules rouges) ; une diminution des principes dissous, sauf la fibrine, qui, au contraire, peut augmenter de quantité.

Quelle est d'ordinaire la conséquence, pour l'état général de la femme, de cette altération de composition ?

C'est la *chloro-anémie,* caractérisée par la pâleur de la peau, une sensation de fatigue, l'essoufflement et les palpitations de cœur.

Quel est son effet sur la pression sanguine dans les artères ?

C'est une exagération, manifestée par un pouls dur, souvent plus fréquent qu'en temps ordinaire, ce qui peut engendrer une dilatation passagère du cœur, même des hémorragies viscérales.

Chez la femme enceinte, devenue chloro-anémique, quel est le changement ordinairement observé un peu plus tard ?

C'est, vers le sixième mois, une réaction, accusée par la coloration de la face et la vivacité du regard.

Lorsque cette réaction est portée à l'excès, que peut-elle déterminer ?

La pléthore, observée quelquefois vers le sixième ou

septième mois, qui se manifeste par les signes d'une congestion générale, avec sensation de chaleur, oppression et palpitations.

D'autre part, que doit faire redouter une chloro-anémie poussée à l'extrême ?

Sa transformation en une anémie grave, dont les signes et l'évolution seront indiqués au chapitre des complications de la grossesse.

Quel est le **trouble de la fonction respiratoire** *ordinairement constaté pendant la grossesse ?*

C'est une gêne mécanique, qui est ressentie, vers la fin, lorsque le fond de l'utérus, arrivé à l'épigastre, repousse en avant le diaphragme et diminue la capacité de la cavité thoracique.

A quel moment doit-on s'attendre à la voir presque disparaître ?

Dans les derniers jours de la grossesse, à la suite de l'abaissement du globe utérin.

Quel est l'essoufflement de cause différente, observé quelquefois ?

C'est celui que produit la chloro-anémie gravidique, lorsqu'elle est prononcée, et qui se montre de bonne heure.

Quelles sont les **anomalies de la fonction urinaire** *déterminées par le développement gravidique ?*

Ce sont : une altération de la composition de l'urine et des troubles d'émission.

En quoi consiste cette altération ?

En certaines modifications importantes, telles que : une augmentation de la proportion d'eau, comme pour le sang ; une diminution sensible de la plupart des éléments normaux (urée, acide urique, phosphates, sulfates, créatine, créatinine) ; enfin, la présence d'une substance, formée de particules cristallines de phosphate ammoniaco-magnésien, de vibrions et de nomades, appelée *kystéine,* qui n'est pas spéciale à la grossesse et ne saurait la dénoncer, comme on l'a cru.

Quels sont les produits pathologiques, parfois rencontrés, passagèrement, dans l'urine de la femme enceinte, non malade ?

Ce sont : de l'albumine, en faible quantité ; (albuminurie physiologique, par poussées de courte durée) ; même du sucre.

Quels sont les troubles d'émission urinaire souvent constatés pendant la grossesse ?

Ce sont, vers la fin, des envies fréquentes, dues à la compression de la vessie par la tête engagée dans l'excavation.

Quel est le **trouble de sécrétion pigmentaire** *observé pendant la grossesse ?*

C'est, à un certain moment, l'abondance de ce produit sur quelques régions de la peau, qui donne lieu à des taches bistrées de formes diverses.

Où, quand et sous quels aspects se présentent ces pigmentations anormales ?

Elles se rencontrent : d'abord sur la peau des mamelles, entourant le mamelon d'une première aréole de teinte uniforme, plus tard d'une deuxième aréole, mais mouchetée ; sur la ligne blanche, où, vers le sixième mois, le pigment trace, entre l'ombilic et le pubis, la *ligne brune abdominale ;* quelquefois, vers la même époque, au pli de l'aine, à la peau des grandes lèvres et jusqu'à la face, où s'observent des taches plus ou moins foncées, qui, s'ajoutant à une certaine altération des traits, constituent le *masque* de grossesse.

Que deviendront, après l'accouchement, ces accumulations diverses de pigment ?

Elles disparaîtront totalement à la face, mais non entièrement sur les autres points, où, particulièrement chez les femmes brunes, on les retrouve, dans la suite, au même degré qu'en temps de grossesse.

*Quelle est l'***anomalie de nutrition osseuse** *dont est souvent cause l'état gravidique ?*

C'est la formation, à la face interne de la boite crânienne, de dépôts de substance osseuse, sous l'aspect de plaques, appelés *ostéophytes crâniens,* qui ne déterminent d'ailleurs aucun trouble cérébral et disparaissent spontanément après l'accouchement.

5° DIAGNOSTIC DE LA GROSSESSE

Qu'est-ce que le diagnostic de la grossesse ?

C'est le travail de recherche et d'appréciation qui a pour objet essentiel de faire connaître l'existence de la grossesse.

Quelles sont les connaissances générales qu'exige ce diagnostic dans chaque cas ?

Ce sont : d'abord celle des signes de la grossesse, de leur valeur, de leur ordre d'apparition et des moyens de les constater ; puis celle des états pathologiques qui pourraient simuler une gestation, avec leurs caractères différentiels ; autant de sujets à étudier sous les désignations de *signes de la grossesse, examen de la femme enceinte et diagnostic différentiel de la grossesse.*

Qu'appelle-t-on **signes de grossesse?**

On désigne ainsi les phénomènes de la grossesse, maternels et ovulaires, qui peuvent être constatés et d'après lesquels on peut la reconnaître.

Pourquoi tous les phénomènes de la grossesse ne sauraient en être des signes utiles?

Parce qu'il en est dont la constatation est pratiquement difficile, comme l'hydroémie; que d'autres sont trop inconstants, comme le masque de grossesse; enfin que plusieurs, bien que significatifs, apparaissent trop tard, lorsque le diagnostic n'est plus à faire.

Quelle est la division des signes de la grossesse encore admise généralement?

C'est celle, en signes de probabilité, qui donnent seulement des présomptions de grossesse, et en signes de certitude, qui en sont la preuve évidente.

Quel est le défaut de la première de ces qualifications?

C'est celui de faire croire que les signes dont il s'agit ne sauraient jamais que servir à fournir des présomptions, ce qui est une erreur, comme il sera dit ci-après.

Au lieu de ce dernier classement, quels sont les groupements, naturels et d'importance progressive, qu'il serait préférable d'adopter?

Ce sont: d'abord celui des troubles fonctionnels, les premiers observés, tels que la suspension de l'ovulation, par suite de l'hémorragie menstruelle, ainsi que les troubles gastriques; celui des signes utérins et mammaires, qui se montrent peu après ; enfin celui des signes fœtaux, qui viennent, sans beaucoup tarder, s'ajouter à ces derniers, apportant la certitude de la grossesse.

Comment à l'aide des seuls signes maternels pourra-t-on souvent obtenir presque la certitude de la grossesse ?

En rapprochant les plus importants de ceux qu'on aura constatés, et formant avec eux un groupe, qui, s'il ne se retrouve pas en dehors de la grossesse, en donnera par cela même la preuve suffisante.

Que dire de la valeur de la SUPPRESSION MENSTRUELLE *comme signe de grossesse ?*

Qu'elle est grande, parce que le fait est réellement constant, et observé presque dès le début de la grossesse.

D'où proviennent les fausses règles, parfois constatées pendant les premiers mois ?

D'un saignement de la caduque, dû à une tendance fluxionnaire, laissée par la périodicité mensuelle des congestions physiologiques, anomalie, qui d'ailleurs ne persiste pas au delà du troisième ou quatrième mois.

En quoi diffèrent-elles d'une menstruation normale ?

En ce que les écoulements ne se produisent pas à l'échéance menstruelle particulière à chaque femme ; que leur durée, l'abondance du sang, et jusqu'à sa coloration, sont moindres que dans le cas de véritables règles.

Que penser, par suite, d'une femme qui a ses règles exactement comme à l'ordinaire ?

Qu'elle n'est pas enceinte (Pajot).

Et lorsque, par contre, ses règles sont réellement supprimées, que doit-on supposer tout d'abord ?

Qu'elle est enceinte, à moins qu'elle ne soit atteinte de chloro-anémie, de tuberculose ou de quelque affection utérine.

Quelles sont toutefois les suspensions de règles qui peuvent, par exception, se produire sans grossesse ni maladie ?

Ce sont celles, plus ou moins persistantes, observées parfois, chez une jeune fille à fonction menstruelle peu active, bien que non précisément anémique, de même à la suite de fortes émotions, comme quelquefois au début du mariage.

Parmi les TROUBLES GASTRIQUES *de la grossesse quels sont les plus significatifs ?*

Ce sont les nausées et les vomissements, celles-là débutant, comme il a été dit, presque en même temps que la grossesse, ceux-ci apparaissant après la première suppression menstruelle, les unes et les autres cessant vers le quatrième mois.

Comment se distinguent-ils des mêmes accidents, mais de cause pathologique ?

Par ces particularités, que, malgré leur persistance, les nausées et les vomissements gravidiques n'empêchent pas, lorsqu'ils sont modérés, le maintien de l'appétit et d'un bon état général ; que d'ailleurs les matières expulsées sont plus glaireuses qu'alimentaires, et que ces contractions d'estomac surviennent sans cause appréciable, par exemple au lever.

Que dire de l'importance de ces troubles fonctionnels comme signes de grossesse ?

Qu'elle est considérable, parce que ces phénomènes

apparaissent de bonne heure, qu'ils sont presque constants et qu'ils présentent les caractères particuliers ci-dessus indiqués.

Quelles sont les modifications gravidiques de l'utérus à relever, en raison de l'appui qu'elles donneront au diagnostic précoce de la grossesse ?

Ce sont : le développement de l'organe ; le changement apporté dans la consistance et la réaction de ses parois ; l'ampliation du segment inférieur ; le ramollissement précoce de son tissu ; une certaine mobilité et le ramollissement progressif du col.

A quelle condition le DÉVELOPPEMENT DE L'UTÉRUS *deviendra-t-il un signe de premier ordre ?*

A celle de s'opérer d'une manière continue et dans tous les sens, principalement en hauteur, progression que seuls feront constater des examens distancés et réguliers, à l'aide de la main appliquée sur l'abdomen, aux limites, surtout supérieures, de l'organe.

Quels sont les signes fournis par la consistance et la réaction des parois utérines, pendant la grossesse ?

Ce sont : leur RÉSISTANCE MOLLE, selon l'expression de Pinard, appréciable au palper ; puis leur DURCISSEMENT sous la main, lorsqu'on incite la contraction par de douces frictions, sensation que seul un utérus de gestante peut donner très nettement.

*Pourquoi l'*AMPLIATION DU SEGMENT INFÉRIEUR, *déjà signalée, est-elle au nombre des bons signes de grossesse ?*

Parce qu'elle appartient assez en propre au développement gravidique de l'utérus, lorsqu'on peut exclure la supposition d'une hypertrophie fibromateuse ou d'un gonflement métritique ; et parce qu'elle peut être constatée de bonne heure par le toucher profond des culs-de-sac latéraux du vagin, pendant qu'une main placée sur la région hypogastrique maintient le globe utérin à sa hauteur.

Quel est le signe important qui provient du RAMOLLISSEMENT PRÉCOCE DU SEGMENT INFÉRIEUR ?

C'est le *signe d'Hegar*, qui n'est autre que le fait de la rencontre, à travers le segment inférieur aminci et assoupli, des doigts d'une main palpant profondément derrière les pubis, et de ceux de l'autre, enfoncés dans le cul-de-sac vaginal postérieur, alors que le col se sent au-dessous avec sa consistance encore ferme.

Quel est enfin, toujours dans cette région inférieure de l'utérus, le signe que fournira promptement le RAMOLLISSEMENT DE L'ISTHME UTÉRIN ?

C'est, dès la sixième semaine, une mobilité anormale et relative du col, facile à constater à l'aide de deux doigts introduits dans le vagin, alors que, pendant cette épreuve, le corps utérin conserve sa fixité.

Quelle est la valeur du RAMOLLISSEMENT DU COL, *comme signe de grossesse ?*

C'est celle d'un signe presque de certitude, surtout chez les primipares, parce qu'il est constant, précoce, et que ce ramollissement progresse de bas en haut, comme il a été dit, condition propre à l'utérus gravide, car le léger ramollissement cervical, qui peut se produire dans la métrite chronique, ne saurait procéder par envahissement ascensionnel.

Pourquoi les MODIFICATIONS DES MAMELLES *sont-elles des signes de probabilité ?*

Parce qu'elles sont à peu près constantes et que plusieurs d'entre elles apparaissent de bonne heure.

Parmi ces signes mammaires quels sont les seuls précieux ?

Ce sont la coloration brune de l'aréole et du mamelon, ainsi que le développement des tubercules papillaires, dont l'importance, il est vrai, n'est réelle que chez les primipares, car ces modifications, surtout en ce qui concerne la teinte aréolaire, ne disparaissent qu'incomplètement après le premier accouchement.

Qu'est-ce qui d'ailleurs, même chez la primipare, doit atténuer la valeur de ces signes observés isolément ?

C'est ce double fait, qu'ils présentent de fréquentes variations et qu'on peut les retrouver en dehors de l'état de grossesse.

Pourquoi les signes fœtaux possèdent-ils la valeur de signes de certitude ?

Parce qu'ils révèlent la présence du fœtus, et, qu'aucune cause, étrangère à la grossesse, ne saurait les simuler.

Quels sont ces signes ?

Ce sont : le ballottement, les mouvements actifs et les bruits du cœur.

Quel est le signe fœtal qu'on peut leur ajouter ?

C'est, chez les primipares et dès le septième mois, l'engagement du sommet au détroit, coiffé du segment inférieur, que fait constater le toucher.

Qu'est ce que le **ballottement** ?

C'est le déplacement imprimé à une région fœtale, à travers la paroi utérine, par une pression refoulante, suivi souvent du retour de cette même partie au point de la paroi utérine qu'elle touchait antérieurement.

Quelles sont les régions utérines les plus favorables à la manœuvre du ballottement ?

Ce sont : la face antérieure de l'organe, particulièrement sa portion sous-ombilicale, puis le segment inférieur ; d'où deux ballottements, l'abdominal et le vaginal.

Est-il nécessaire pour cela d'agir sur une région étendue du corps fœtal ?

Non, car le phénomène s'obtiendra nettement avec une partie résistante quelconque, flottant dans le liquide, par exemple un point culminant de la tête fœtale ou quelque saillie de membre, à peine sentis.

Comment s'y prend-on pour produire le ballottement vaginal ?

De la manière suivante : la femme étant debout, le dos appuyé contre un meuble, on introduit l'indicateur dans le cul-de-sac vaginal antérieur, et on commence par déprimer le point de la paroi segmentaire où se sent le mieux la partie fœtale à refouler. Celle-ci est ensuite brusquement repoussée, comme le serait un morceau de glace dans un verre d'eau. Elle retombe quelques secondes après, à la même place, où elle sera de nouveau nettement sentie.

Comment obtenir le ballottement par l'abdomen ?

En faisant étendre la femme sur le dos et en refoulant brusquement, avec la pulpe des doigts, à travers les deux épaisseurs de parois, la région fœtale déjà constatée, qui s'éloignera, pour revenir reprendre sa place, lorsque ce sera une partie mobile, comme la tête ou les membres.

Quelle est la période la plus propice au ballottement ?

C'est celle comprise entre le milieu de la grossesse

et le huitième mois, pendant laquelle le fœtus, assez volumineux pour être senti sur certains points de la paroi utérine, n'est pas encore trop lourd ni difficile à déplacer.

Pourquoi le ballottement est-il considéré comme signe de certitude, bien qu'il ne révèle pas nécessairement la présence d'un fœtus ?

Parce que, exception faite d'un calcul dans la vessie, facile à reconnaître, il n'y a, chez la femme, qu'un œuf capable de donner la sensation vaginale d'un corps flottant dans un liquide.

Qu'appelle-t-on **mouvements actifs** *du fœtus ?*

On désigne ainsi les mouvements qu'il exécute dans le liquide amniotique, par ses propres incitations.

A partir de quel moment peut-on les constater nettement ?

Ordinairement dès le milieu de la grossesse, quelquefois un peu avant.

Quelles sont les sensations qu'ils donnent à la femme ?

Ce sont : avant quatre mois et demi, celle de chatouillements ; puis, après, celle de frottements contre la paroi, ou de pressions limitées à un point et visibles à l'œil sous forme de bosselures ; plus souvent alors, des soubresauts intra-utérins, même des chocs brusques, énergiques, ressentis habituellement sur le côté de l'abdomen, où se trouvent les membres du fœtus.

Que faut-il pour pouvoir considérer les mouvements actifs comme un signe de certitude ?

Qu'ils soient perçus par l'accoucheur lui-même, parce que la femme peut prendre, pour des mouvements fœtaux, le déplacement des gaz intestinaux, ses propres mouvements respiratoires, la contraction des muscles abdominaux, enfin les battements eux-mêmes de l'aorte.

Comment s'y prendre pour les constater ?

En tenant, pendant un instant, la main fortement appliquée sur le globe utérin ; au besoin, si on ne perçoit rien, en plaçant le plat d'une main sur un des côtés de l'abdomen, et en cherchant, de l'autre, à exciter les mouvements fœtaux, soit par de petites secousses sur le point opposé, soit par le contact brusque de cette main préalablement refroidie.

De quelle façon les mouvements actifs peuvent-ils encore se manifester à l'observateur ?

Par un bruit léger, dit *bruit de choc fœtal,* dû au choc du fœtus contre la paroi utérine et comparé par Pinard à la sensation auditive d'une chiquenaude donnée à la main appliquée sur l'oreille.

Qu'appelle-t-on **bruits du cœur fœtal** ?

On désigne ainsi les bruits physiologiques que détermine la fonction cardiaque chez le fœtus.

Quels sont ces bruits, dans leurs rapports avec les actes fonctionnels de l'organe ?

Ce sont : un premier bruit, qu'on entend bien et qui coïncide avec le battement du cœur, et un deuxième bruit, moins perceptible, qui le suit immédiatement et correspond au repos de l'organe ; ce qui donne lieu à un *bruit redoublé,* après lequel se fait un très court silence, dont la fin marque celle d'une révolution cardiaque.

Quel est le nombre, par minute, de ces battements, concomitants des bruits forts du cœur ?

C'est un chiffre, à peu près double de celui de l'âge adulte — 120 à 140 — qui reste sensiblement le même, malgré le développement du fœtus et quelles que soient les variations du pouls maternel.

Quand commence-t-on à percevoir ces bruits cardiaques par l'auscultation ?

Vers le milieu de la grossesse ; et on les entend de mieux en mieux jusqu'à la fin.

Quelle est la région du fœtus par où ils arrivent le mieux à l'oreille ?

C'est la partie du dos voisine de l'aisselle gauche, d'où, particularité à retenir, ils se propagent, non dans la direction de la tête, mais vers le siège fœtal.

D'après ce qui précède, quelles sont les perceptions auditives auxquelles donneront lieu les bruits du cœur fœtal ?

Ce sont : d'abord celle d'un *foyer* de bruits cardiaques, point où ils s'entendent le mieux ; ensuite celle d'une *propagation* de ces mêmes bruits dans une seule direction, vers le siège, circonstance précieuse, surtout pendant le travail, comme moyen de diagnostic différentiel entre les présentations céphalique et pelvienne.

A quel moment peut-on espérer établir le **diagnostic de la grossesse gémellaire** ?

Seulement vers la fin, lorsque le développement des fœtus est avancé ou achevé.

Y a-t-il alors à compter sur une certitude ?

Aucunement, les signes spéciaux de cette grossesse

étant d'ordinaire trop difficiles à percevoir assez nettement pour mettre à l'abri d'une erreur, et ne pouvant par suite que donner des présomptions.

Quels sont, à la fin de la grossesse, ces indices de la présence de deux fœtus dans la cavité utérine ?

Ce sont : d'abord un fait négatif, qui est l'impossibilité de produire le ballottement vaginal, à cause du peu d'espace existant entre le fœtus et la paroi utérine ; puis, au palper, la perception d'un globe utérin plus tendu et surtout plus développé que ne comporte l'âge de la grossesse ; enfin, par ce même palper, certaines sensations fœtales d'une grande importance.

Quelles sont ces dernières preuves ?

Ce sont des constatations d'extrémités d'ovoïde fœtal, dites pôles fœtaux, multiples, au nombre de trois ou quatre, en quelque sorte disséminées dans la cavité utérine, car on en sentira, en haut, en bas, vers les fosses iliaques.

Quel est l'accident qui viendra fréquemment confirmer ce diagnostic de probabilité ?

C'est l'accouchement prématuré, dû à la distension trop grande de l'utérus, lequel, à sept ou huit mois, est déjà aussi ou plus volumineux qu'à terme.

Comment devra être complété, pour les besoins de la pratique, l'exposé du diagnostic de la grossesse ?

En établissant, avec les éléments qui précèdent, **l'ordre de succession et le groupement mensuel des signes de la grossesse**, ce qui, entre autres avantages, permettra de déterminer, parfois avec certitude, le temps écoulé depuis la fécondation.

Quel est le tableau à dresser dans ce but ?

C'est le suivant, dans lequel toutefois on ne saurait

trouver que des indications se rapportant à la généralité des gestations :

Premier mois : gonflement et picotement des mamelles ; nausées ; disposition aux syncopes.

Second mois : suppression menstruelle et ainsi jusqu'à la fin de la grossesse ; vomissements ; bizarreries du goût ; pâleur et expression de fatigue sur la face ; enfoncement de l'ombilic et aplatissement du bas-ventre ; ampliation et ramollissement sensibles du segment inférieur ; mobilité du col.

Troisième mois : fond de l'utérus arrivé au-dessus des pubis ; ramollissement manifeste de la pointe du col ; persistance ou accentuation des signes précédents.

Quatrième mois : gonflement des mamelons et des aréoles mammaires ; coloration brune des uns et des autres ; saillie plus prononcée des tubercules papillaires ; disparition de l'enfoncement ombilical ; ramollissement encore plus marqué du col, bien que encore très restreint ; élargissement en éteignoir du col multipare, qui ira en progressant ; apparition du souffle utérin ; *à la fin de ce mois*, fond de l'utérus à égale distance du pubis et de l'ombilic.

Cinquième mois : signes précédents, plus prononcés ; *dans la deuxième moitié*, ballottement, mouvements actifs, bruits du cœur fœtal ; *à la fin du mois*, fond de l'utérus presque à l'ombilic, ramollissement du tiers inférieur du col.

Sixième mois : apparition de l'aréole mouchetée, de la ligne brune abdominale et du masque ; disparition des troubles digestifs; *à la fin du mois*, fond de l'utérus un peu au-dessus de l'ombilic ; ramollissement de la moitié du col.

Septième mois : saillie de l'ombilic ; vergetures

abdominales ; *à la fin du mois*, fond de l'utérus à trois travers de doigt environ au dessus de l'ombilic ; ramollissement des deux tiers inférieurs du col ; sommet déjà reconnaissable au détroit supérieur, chez les primipares.

HUITIÈME MOIS : disparition du ballottement ; saillie croissante de l'ombilic ; *à la fin du mois*, fond de l'utérus près de l'épigastre ; ramollissement presque total du col ; col multipare assez élargi pour permettre d'atteindre l'orifice interne, parfois entr'ouvert.

NEUVIÈME MOIS : *première quinzaine*, respiration et digestions devenues pénibles ; fond de l'utérus à l'épigastre ; ramollissement complet du col ; col très ouvert chez la multipare, fermé, au contraire, chez la primipare ; *dernière quinzaine*, abaissement de l'utérus, respiration plus facile ; sommet engagé jusque dans l'excavation, chez la primipare ; marche embarrassée, envies fréquentes d'uriner ; à la fin, adjonction des signes précurseurs du travail.

Quelles sont, parmi les dates précédentes, celles qui, par leur fixité ordinaire, permettent de déterminer **l'âge de la grossesse**, *d'une manière assez précise ?*

Ce sont : la date de la première suppression menstruelle, qui fera remonter à celle des dernières règles, après lesquelles on comptera de cinq à sept jours, pour avoir approximativement le moment de la fécondation, c'est-à-dire le début de la gestation ; en second lieu, la date de la première sensation de mouvements actifs, qui marque à peu près le milieu de la grossesse ; enfin les dates significatives de certains niveaux du développement en hauteur de l'utérus, constatés par le palper.

Quel est l'objet de **l'examen obstétrical**, *en ce qui concerne la grossesse ?*

C'est la recherche et la constatation des signes qui viennent d'être étudiés.

Dans quelles autres circonstances aura-t-on à y recourir ?

Pendant l'accouchement et le post-partum.

En plus de l'inspection, qui fera aisément constater les phénomènes extérieurs, quels sont les procédés utilisés dans l'examen obstétrical ?

Ce sont : l'interrogation, le toucher, le palper et l'auscultation.

Avant toute exploration intra-pelvienne quelle est la précaution à exiger de la femme ?

C'est l'évacuation du rectum et de la vessie, qui donnera à l'excavation le maximum de capacité.

Quelles sont les conditions d'une bonne INTERROGATION ?

Ce sont : la méthode, pour pouvoir ne négliger aucun renseignement utile, la clarté et la précision des demandes.

Quelles sont les réponses qui pourraient égarer le diagnostic ?

Ce sont des affirmations de la part de femmes qui, désirant ardemment une grossesse, s'imaginent en porter les signes, ou exagèrent inconsciemment de légers troubles de santé qu'elles savent se produire dans l'état gravidique.

Quels sont les renseignements fournis par l'interrogation ?

Ce sont ceux qui ont pour objets : les *antécédents*

physiologiques (menstruation...), pathologiques (rachitisme, altérations de santé acquises), obstétricaux (grossesses, accouchements antérieurs, état des nouveaux-nés); enfin la *grossesse actuelle* (suppressions menstruelles, troubles digestifs, mouvements actifs).

Quel est, en obstétrique, le but du TOUCHER ?

C'est, en temps de grossesse, l'exploration du segment inférieur et du col, celui-ci à nu, celui-là à travers la mince paroi des culs-de-sac vaginaux ; pendant l'accouchement, c'est encore l'examen de ces mêmes parties, et, en plus, celui de la région fœtale qui se présente au détroit ; enfin, pendant la délivrance, c'est la constatation, à travers l'orifice, de la présence du placenta tombé sur le col.

Comment doit se trouver la femme pendant le toucher ?

Elle doit être : debout en temps de grossesse, pour mieux permettre d'atteindre le col, et les jambes un peu écartées ; couchée au contraire, et étendue de préférence, pendant le travail, surtout si l'utérus est en antéversion.

Quelle est la meilleure manière d'arriver jusqu'au col ?

C'est la suivante : l'accoucheur, après avoir rigoureusement aseptisé ses deux mains, écarte, avec l'une d'elles, les grandes lèvres, puis introduit directement l'index de l'autre, vaseliné, dans la vulve, sans s'égarer autour de l'anus. Il n'a plus ensuite qu'à enfoncer le doigt, suivant la direction du vagin, vers le col, jusqu'à ce que le pouce et les trois derniers doigts, portés en divergence, soient venus s'appuyer, celui-là au devant du pubis, les autres sur le périnée.

Le doigt arrivé sur le col, où doit se placer la main libre ?

Au dehors, sur le globe utérin, pour en immobiliser le fond pendant l'exploration, et au besoin, y pratiquer le palper.

Que se propose-t-on par le PALPER OBSTÉTRICAL ?

L'exploration manuelle du globe utérin et de son contenu, à travers la paroi abdominale.

Que penser de la valeur de ce procédé ?

Qu'elle est très grande : supérieure à celle des autres moyens d'exploration pendant la grossesse, presque égale à la valeur du toucher pendant l'accouchement.

A quelle condition rendra-t-il de précieux services ?

A celle d'être pratiqué avec méthode, par une main exercée, conformément aux règles formulées par Pinard.

Quelles sont, pour la femme, les conditions les plus favorables au palper utérin ?

Ce sont : l'état de jeûne, l'évacuation du rectum et de la vessie ; puis la position qui détend le mieux la paroi, c'est-à-dire le corps étendu sur le bord du lit, sans oreiller, et les membres inférieurs allongés sans raideur et légèrement écartés.

Quelles sont les parties de la main qui se prêtent le mieux à ce palper ?

Ce sont, les doigts étant alignés : soit leur face palmaire pour l'exploration de plans superficiels, soit leurs extrémités, lorsqu'il y a lieu de procéder à une recherche profonde ou délicate, parce qu'elles sont, à la fois, sensibles et pénétrantes, capables par suite de faire découvrir de légères différences de consistance ou de faibles inégalités de surface, mais cela à la condition de faire cheminer les doigts l'un après l'autre, à la façon des pieds pendant la marche, et non en les faisant glisser sur la paroi abdominale.

Quelles sont les constatations fournies par le palper en temps de grossesse ?

Ce sont : celles des mouvements actifs, de la hauteur, de la forme et de la consistance du globe utérin, du ballottement abdominal ; puis et surtout, celle de certaines parties du corps fœtal, telles que la tête, surface volumineuse et dure, le siège, partie volumineuse, mais non dure, à côté de laquelle se rencontrent de petites saillies, les pieds ; enfin, le plan résistant du dos, entre les deux pôles du corps fœtal.

Quels sont les obstacles qui peuvent rendre le palper infructueux ?

Ce sont : les contractions indolores de l'utérus, fréquentes pendant la grossesse, mais ordinairement fugaces ; puis, une épaisseur considérable des parois abdominales, ce qui obligera, dans le premier cas, à renvoyer l'exploration, et, dans le second, à se contenter des autres moyens d'appréciation.

*Quel est le but de l'*AUSCULTATION OBSTÉTRICALE ?

C'est, avant tout, la perception des bruits du cœur fœtal, et accessoirement la constatation de certains autres bruits, de bien moindre importance.

Comment procéder à cette auscultation cardiaque ?

De la manière suivante : la femme étant couchée sur le dos, les épaules relevées par un coussin et les membres étendus, on place l'oreille sur l'abdomen, soit directement, soit, de préférence, en se servant d'un stéthoscope, instrument qui permet de déterminer exactement le foyer des bruits entendus et de déprimer, au besoin, les couches de tissu, pour arriver à se rapprocher du cœur fœtal.

Sur quel point de la paroi abdominale poser l'oreille ou le stéthoscope ?

Avant la fixation du fœtus, sur un point qui sera variable et devra être cherché ; vers la fin de la grossesse, sur un point correspondant au dos fœtal, dont la place sera surtout révélée par le palper, ce qui permettra, au besoin, de déterminer, d'abord le foyer, puis le sens de propagation des bruits.

Quels sont les autres bruits cadencés et réguliers, mais étrangers au fœtus, que l'accoucheur pourra entendre en même temps ?

Ce sont ceux du cœur de la mère, même ses propres bruits cardiaques, faciles à distinguer à cause de leur lenteur relative.

Quels sont enfin les bruits de cause fœtale, mais non cardiaques, que fait encore percevoir l'auscultation ?

Ce sont : les *bruits de choc fœtal,* déjà signalés à propos des mouvements actifs ; le *souffle utérin,* étudié à l'occasion des modifications vasculaires de l'organe pendant la grossesse ; enfin des *souffles funiculaires,* isochrones aux pulsations du cœur fœtal, qui sont dus probablement aux vaisseaux du cordon, rétrécis par des replis valvulaires.

Quel est l'obstacle ovulaire qui peut plus ou moins affaiblir la perception des bruits fœtaux ?

C'est l'hydramnios, à cause de la couche liquide qui se trouve interposée entre l'oreille et le fœtus.

Pourquoi la connaissance du **diagnostic différentiel**

de la grossesse *est-elle le complément nécessaire de l'étude précédente ?*

Parce que la grossesse peut être simulée par certains états anormaux.

Ces cas en imposeront-ils longtemps pour une grossesse ?

Non, une telle erreur — souvent facile à dissiper de bonne heure — ne pouvant guère se prolonger au delà de l'époque d'apparition des signes de certitude.

Quelles sont les anomalies qui peuvent faire songer à une grossesse ?

Ce sont : la suppression des règles par la chloro-anémie ou la tuberculose ; leur rétention par occlusion des voies génitales ; la métrite chronique avec aménorrhée; certaines tumeurs intra-abdominales ; l'ascite; puis des états moins ressemblants, tels que la surcharge graisseuse de la paroi abdominale et une illusion par désir immodéré de grossesse.

Comment reconnaître les AMÉNORRHÉES PAR CHLORO-ANÉMIE *ou* TUBERCULOSE ?

Par la constatation, pour l'une, des signes de la déglobulisation du sang (décoloration de la peau et des muqueuses, bruits circulatoires, etc.) ; pour l'autre, des symptômes de la lésion tuberculeuse, ordinairement pulmonaire ; enfin par l'absence des signes probants de la grossesse.

Quels sont les phénomènes propres de la RÉTENTION DES RÈGLES *ou hématométrie, par occlusion, congénitale ou acquise, du col ou du vagin ?*

Ce sont, au moment des règles, un développement brusque de l'organe et de violentes coliques utérines, troubles spéciaux qui écartent d'emblée la supposition d'une grossesse.

LA MÉTRITE CHRONIQUE AVEC AMÉNORRHÉE *peut-elle simuler un début de grossesse ?*

Oui, à cause de l'accroissement marqué du volume de l'utérus. Mais, d'une part, la consistance de l'organe sera ferme, au lieu de donner la sensation d'une mollesse avec résistance et élasticité comme en cas de grossesse, sauf en ce qui concerne le col, légèrement ramolli par le processus métritique ; de l'autre, le volume de l'organe restera stationnaire ; enfin les autres preuves gravidiques feront défaut.

Quels sont les signes différentiels du FIBROME UTÉRIN ?

Ce sont : à la palpation, la dureté de la tumeur, son développement lent, puis la fréquente multiplicité des saillies de sa surface ; tout cela avec des écoulements menstruels qui dégénèrent en hémorragies ; enfin l'absence des manifestations essentielles de la grossesse.

Comment distinguer un KYSTE DE L'OVAIRE *d'un utérus gravide ?*

En se rappelant la lenteur du développement de la poche ovarique, son point de départ sur le côté de la zone hypogastrique, la persistance habituelle de règles plus ou moins régulières, puis en notant le défaut des signes qui attestent l'état de grossesse.

Peut-on éviter facilement de prendre une ASCITE *pour un utérus gravide ?*

Oui, lorsqu'on explore attentivement l'abdomen, toujours aplati et sonore à la partie moyenne, tandis qu'il est saillant et sans résonnance au niveau des flancs, à cause de l'accumulation du liquide dans les parties déclives, zones mates et sonores qui, en outre, se déplacent avec les changements de position de la femme.

Dans quel cas la SURCHARGE GRAISSEUSE DE LA PAROI ABDOMINALE *a-t-elle pu suggérer la pensée d'une grossesse ?*

Lorsque cet embonpoint survient au moment de la ménaupose, mais sans qu'il puisse tromper l'accoucheur, surtout si les organes et les fonctions ne présentent aucun signe de gestation.

Qu'appelle-t-on ILLUSION PAR DÉSIR IMMODÉRÉ DE GROSSESSE ?

On désigne ainsi l'état mental et fonctionnel de femmes « affolées de grossesse » selon l'expression de Pajot, qui, après avoir cru en éprouver certains troubles, finissent par les présenter réellement.

Quels sont ces phénomènes plus ou moins suggestifs ou réflexes ?

Ce sont : le ballonnement intestinal, dû à un état dyspeptique ; un certain gonflement des mamelles, avec sécrétion lactescente ; même des contractions pariétales de l'abdomen, qui donnent la sensation de mouvements actif, du fœtus, autant d'apparences qui ne sauraient résister à un sérieux examen.

6° ASSISTANCE PENDANT LA GROSSESSE

Que penser de l'importance du rôle de l'accoucheur auprès de la femme enceinte ?

Qu'elle est grande, parce que ce rôle comporte toujours d'utiles conseils d'hygiène, parfois le traitement de troubles gravidiques, lorsqu'ils dépassent le degré ordinaire ; surtout parce qu'il comprend une nécessaire surveillance de la vie du fœtus, celle des urines de la mère, et déjà la lutte contre l'infection ; enfin parce que, en même temps, l'accoucheur pourra faire de précieuses constatations intéressant le travail à venir.

Quel est le but essentiel et constant que doit viser l'hygiène de la grossesse ?

C'est la conservation des forces de résistance de la femme et de ses fonctions d'élimination, qui lui permettront de se défendre le plus possible contre les auto-intoxications gravidiques.

Si des malaises généraux, bien que non caractéristiques d'une localisation infectieuse, venaient à se produire, à quoi faudrait-il songer ?

A une menace ou un début d'infection gravidique ; et il serait alors prudent de prescrire à la femme les précautions suivantes : le régime lacté ; des évacuations intestinales presque quotidiennes ; le séjour dans une chambre à la température de 18 à 20 degrés pendant la saison froide ; l'usage de vêtements chauds ; de même qu'il y aurait nécessité de surveiller les urines.

Que doit être le RÉGIME ALIMENTAIRE *de la femme enceinte ?*

En principe celui de la vie ordinaire, s'il n'est pas bizarre, toutefois en y introduisant le plus possible le lait et les légumes frais.

En fait de MOUVEMENTS *et d'*EFFORTS, *quelles sont les obligations qui s'imposeront à toute femme en état de grossesse ?*

Ce sont : d'une part, l'abstention de travaux pénibles, causes d'une fatigue générale, défavorable à la fonction gravidique, de même que la modération concernant les voyages ; d'autre part et par contre, la pratique d'un exercice prudent, sous forme de promenades quotidiennes, sans un excès de marche, lequel, vers la fin, pourrait faire accoucher plus tôt, mais sans abréger ni faciliter le travail.

Les BAINS *sont-ils à conseiller pendant la grossesse ?*

Sans doute, pour les mêmes motifs que dans la vie ordinaire ; et, de plus, ils peuvent devenir indispensables, lorsqu'il y a lieu de calmer la surexcitation du système nerveux de la femme ou l'irritabilité utérine.

A quelles conditions seront-ils alors sans inconvénient ?

A celles d'être de courte durée (12 à 15 minutes), modérément chauds (33 à 35°) et suivis d'enveloppement immédiat, afin d'éviter une impression de froid.

La femme est-elle tenue d'y recourir fréquemment ?

Non, à moins qu'il ne s'agisse du cas précédemment indiqué, parce que, trop multipliés, les bains pourraient amollir la contractilité utérine, sans pour cela relâcher ni assouplir sensiblement les barrières génitales qui doivent ralentir l'expulsion.

Que faut-il prescrire au sujet des VÊTEMENTS ?

La suppression du corset et l'usage de vêtements enveloppant le corps sans constriction et chauds en hiver, afin d'éviter surtout le refroidissement des mamelles et de l'utérus.

Est-il permis à la femme de résister au BESOIN D'URINER ?

Non, parce que la vessie distendue ne saurait que gêner, au début, le développement du corps utérin.

Que doit-on se contenter d'opposer à la DIMINUTION D'APPÉTIT *et aux* NAUSÉES?

Quelques stimulants de l'estomac, tels que les infusions amères ou aromatiques, surtout des fortifiants généraux, plus hygiéniques que médicamenteux.

Qu'y aurait-il à prescrire si les VOMISSEMENTS *devenaient trop fréquents ?*

Certaines mesures rigoureuses concernant l'alimentation, telles que la privation de viande et de bouillon gras, et, à la place, l'usage du lait plus ou moins coupé d'eau ou d'une eau minérale gazeuse, régime, ordinairement efficace, qui serait remplacé par des prescriptions encore plus sévères et une médication spéciale, comme il sera dit, si les vomissements affectaient un caractère de gravité.

La CONSTIPATION *est-elle fâcheuse ?*

Sans doute ; et la femme enceinte doit la combattre avec persévérance par les laxatifs (grains de Vals, eaux minérales purgatives).

Comment traiter la disposition aux SYNCOPES, *à l'odontalgie ?*

En prescrivant les fortifiants généraux (exercice, air pur, aliments substantiels).

Les modifications de la SENSIBILITÉ GÉNÉRALE *et du caractère exigent-elles des soins ?*

Sans doute, mais d'ordre moral, tels que le calme de l'esprit, de douces occupations et d'agréables diversions.

S'il fallait favoriser le sommeil, à quels moyens devrait-on recourir de préférence ?

A ceux qui l'amènent sans torpeur cérébrale, tels que le chloral, le sulfonal, etc...

L'AGLOBULIE GRAVIDIQUE *peut-elle demander une médication particulière ?*

Oui, lorsqu'elle se traduit par des signes de sérieuse anémie, tels que la pâleur, l'essoufflement, une sensation marquée d'affaiblissement.

Dans ce cas à quels moyens recourir ?

Aux ferrugineux, à une bonne alimentation, à l'exercice, à la vie en plein air, aux changements de lieu... etc.

Que doit-on opposer aux VARICES *trop volumineuses des membres inférieurs ?*

Un bas élastique, destiné à les soutenir et à écarter tout risque de rupture.

Lorsque les varices se montrent à la vulve que doit-on leur opposer ?

L'application d'un bandage en T, qui exercera une légère compression sur les veines dilatées.

Que faut-il employer contre les HÉMORROÏDES, *pour les rendre supportables ?*

Les bains de siège, les lavements, les lotions chaudes à 48° ou 50°.

Si le RELACHEMENT DES SYMPHYSES *rendait la marche trop pénible, qu'y aurait-il à conseiller ?*

Le repos et l'application d'une ceinture élastique autour du bassin, cela aidé d'un traitement fortifiant.

Comment s'opposer efficacement à l'antéversion utérine des derniers mois chez les multipares ?

Par l'application d'une ceinture abdominale, dite ceinture de grossesse, à partir du cinquième mois.

Enfin, que doit comporter, en principe, l'hygiène utérine de la grossesse ?

L'éloignement de toute cause pouvant nuire au développement gravidique de l'organe et amener l'avortement.

Les soins et conseils précédents ayant été donnés le cas échéant, quels sont les AUTRES DEVOIRS DE L'ACCOUCHEUR *auprès de la femme enceinte, surtout en vue de l'accouchement et de certaines complications ?*

Ce sont ceux qui se rapportent : aux *urines*, qui seront examinées de bonne heure, pour y constater l'absence ou la présence de l'albumine ; à la *tension artérielle*, dont l'exagération, s'ajoutant à l'albuminurie, ferait redouter les crises éclamptiques et l'hémorragie placentaire ; au *bassin*, dont il est fort utile de connaître, avant le travail, la conformation et les diamètres ; au *fœtus*, dont il faut ne pas cesser de constater l'état de vie, puis dont on doit, le plus tôt possible, noter la présentation, soit parce qu'elle fait prévoir la marche et certaines particularités du travail, soit parce que, avec une présentation de l'épaule, on devra se préparer à la version par manœuvres externes avant l'accouchement ; aux *mamelles*, dont il faut de bonne heure protéger, au besoin développer, la saillie mamelonnaire à l'aide d'une téterelle, tout en recommandant une parfaite propreté de son revêtement papillomateux ; enfin à l'*asepsie des voies génitales*, but capital qu'on cherchera à atteindre en prescrivant des toilettes vulvaires, au moins quotidiennes, et cela tout le temps de la grossesse, auxquelles devront s'ajouter de fréquentes injections vaginales pendant le dernier mois.

Dans quels cas faudrait-il, dès le début, recourir à la désinfection, à la fois de la vulve et du vagin ?

Lorsque la secrétion vaginale est abondante, à plus forte raison si elle est virulente ou seulement soupçonnée telle.

Comment se pratique la désinfection vaginale ?

En injectant, chaque jour, dans le conduit, un litre environ de la solution faible de sublimé (1 p. 4000), ou de biiodure dans les mêmes proportions, à l'aide d'un réservoir en tôle émaillée et d'une canule, parfaitement aseptisés, avec la précaution d'introduire celle-ci, graissée de vaseline, doucement, jusqu'au fond du vagin, puis de ne laisser arriver qu'un jet de liquide très affaibli, pour pouvoir éviter tout choc sur le col utérin, ce qu'on obtiendra en élevant le bock seulement à 25 ou 30 centimètres.

Si, chez une femme en cours de grossesse, quelque lésion étrangère au gravidisme nécessitait une prompte opération, celle-ci pourrait-elle être pratiquée avant l'accouchement ?

Oui, même si elle est abdominale (appendice, ovaire, trompe...), ce qui est aujourd'hui démontré ; et alors en prenant la précaution, recommandée par Pinard, d'exercer une action sédative, préventive, sur le système nerveux, par une injection sous-cutanée, quotidienne, de 1 centigr. d'un sel de morphine, du premier au huitième jour de l'intervention.

CHAPITRE II

ANOMALIES GRAVIDIQUES

Quelles sont les anomalies à comprendre dans cette catégorie ?

Ce sont toutes les lésions ou les accidents, survenus au cours de la gestation et sous son influence directe, qui sont capables de troubler plus ou moins sérieusement le développement de l'œuf.

Pourquoi à ces anomalies seront ajoutées toutefois les malformations et tumeurs utérines ?

Parce que, si ces lésions de l'utérus n'ont pas pris naissance pendant la grossesse, celle-ci les a fait apparaître à la façon d'un accident gravidique, avec leurs conséquences directes sur la fonction de l'organe gestateur.

Quelle est la cause biologique justement invoquée pour expliquer quelques-uns de ces accidents ?

C'est une auto-intoxication gravidique, c'est-à-dire une infection, générale ou locale, par certaines toxines que fabrique l'organisme maternel en temps de grossesse et qu'il n'élimine qu'incomplètement (*hépatotoxémie gravidique* de Pinard).

Quelle est la période de la grossesse surtout favorable à cette intoxication ?

C'est la première moitié, bien que ses effets puissent se prolonger au delà du cinquième mois.

Quels sont les accidents principaux dont il s'agit ?

Ce sont : le ptyalisme, les vomissements graves, l'albuminurie, les accès éclamptiques, l'ictère grave, la cachexie séreuse et l'anémie pernicieuse.

Quelle est la cause mécanique de certains autres ?

C'est la compression exercée par le globe utérin, qui explique, en grande partie, les œdèmes, les varices et les névralgies des régions inférieures, observés pendant la grossesse.

Quels sont enfin les anomalies gravidiques concernant la sphère génitale ?

Ce sont : les malformations, tumeurs et déplacements de l'utérus ; surtout des accidents essentiellement ovulaires, tels que l'hydrorrhée, l'hydramnios, la môle, les lésions placentaires ; enfin la mort du fœtus, conséquence directe ou indirecte, de plusieurs de ces altérations.

Quels sont enfin les deux graves accidents qui supprimeront l'avenir de la grossesse, l'un par viciation de siège, l'autre par expulsion anormale ?

Ce sont : la grossesse extra-utérine ; puis l'avortement, dont l'étude amènera naturellement à faire une revue d'ensemble des hémorragies contemporaines de la grossesse, dans le but d'en préciser les différences avec celles du post-partum, eu égard surtout à la cause et au traitement.

1° VOMISSEMENTS GRAVES

Pourquoi cette qualification donnée aux vomissements gravidiques ?

Parce qu'il s'agit de vomissements qui, se répétant avec une extrême fréquence, expulsent la totalité des aliments ingérés et deviennent cause d'une altération profonde de la nutrition.

Quelle en est la pathogénie à peu près certaine ?

C'est la toxémie gravidique, qui, par son action provocatrice sur le centre de l'innervation motrice de l'estomac, a déterminé cette rétropulsion alimentaire totale, surtout lorsque la femme présente des signes d'hystérie.

Quels en sont les effets sur l'organisme ?

Ce sont : l'amaigrissement avec altération des traits; puis, au bout de quelques semaines, l'accélération du pouls sans hyperthermie, avec sécheresse de la langue, soif vive, urines rares, fétidité de l'haleine ; enfin le délire et le coma, précurseurs de la mort.

Quels sont, parmi les troubles précédents, les trois qui annoncent la gravité ?

Ce sont : l'affaiblissement, avec diminution de poids ; une fréquence persistante de pouls, au-dessus de 100 pulsations ; l'émission d'une quantité d'urine au-dessous de 500 grammes.

Le fœtus est-il rapidement atteint par ce dépérissement, comme on pourrait le croire ?

Non ; et il ne souffre même que tardivement de cette inanition maternelle.

Dans ces conditions, quel serait l'effet d'un avortement accidentel ?

Il mettrait fin aux vomissements, et sauverait la femme, mais avant la période d'épuisement.

Quels sont les moyens à opposer aux vomissements graves, dits incoercibles ?

Ce sont : d'abord exclusivement le lait, au début par prises légères toutes les demi-heures, sauf pendant le temps réservé au sommeil ; seulement, si elles sont vomies, par cuillerées à café, une chaque demi-heure, quantités qu'on augmentera progressivement si elles sont tolérées ; en cas d'insuccès, l'eau bouillie seule et à petites doses pendant deux ou trois jours, après lesquels on recommencera l'épreuve du lait, pur ou coupé avec l'eau bouillie ; régime d'essai, recommandé par Pinard, qui n'empêcherait pas certaines médications, telles l'évacuation de l'intestin par des lavements abondants et huileux, une injection de 300 grammes de sérum matin et soir, les inhalations d'oxygène, les lavements avec 4 grammes de chloral, l'électrisation du pneumo-gastrique, même la sérothérapie avec le sérum d'une femme enceinte dans l'état normal, récemment préconisée.

La gravité devenue certaine, surtout par la constatation de la perte du quart environ du poids normal de la femme, que resterait-il comme ressource extrême ?

L'interruption de la grossesse par l'expulsion opératoire de l'œuf.

Comment s'y prendre pour provoquer un avortement thérapeutique ?

On doit, d'abord dilater le col par l'introduction successive des bougies d'Hégar, puis élargir le segment inférieur par deux ballons gradués de Champetier de Ribes, pour pouvoir ensuite atteindre l'œuf, rompre les membranes et obtenir par là les contractions expulsives.

Toutefois quels sont les motifs qui feront hésiter avant de prendre une si grave détermination ?

Ce sont : la responsabilité morale; puis ces faits, que des femmes, arrivées à un épuisement menaçant, ont pu atteindre le terme de la grossesse et se rétablir; que, chez d'autres, les vomissements se sont arrêtés à un certain moment, contre toute prévision.

2° PTYALISME

Quel est l'accident ainsi désigné ?

C'est la sécrétion d'une salive abondante, sans tuméfaction de gencive, qui oblige la femme à des crachotements persistants.

A quelle époque de la grossesse peut-il apparaître ?

Pendant les deux premiers mois.

Qu'y a-t-il à dire de la fréquence du ptyalisme ?

Qu'une telle hypersécrétion est rare, et que, chez le même sujet, on ne l'observe guère qu'au cours d'une seule grossesse.

A quelle cause le rapporter ?

A une infection gravidique des glandes salivaires.

Quel est le seul moyen thérapeutique dont on ait ici retiré de bons résultats ?

C'est le régime lacté absolu, essentiellement détoxicant et éliminateur par la voie rénale.

3° ICTÈRE GRAVE

Qu'appelle-t-on ictère grave de la grossesse ?

On désigne ainsi un ictère, spécial à l'état gravidique, — heureusement très rare — à marche rapide et issue presque toujours fatale.

A quels signes reconnaître l'invasion d'un tel accident ?

A ceux de l'ictère ordinaire, tels que la teinte jaune des tissus, particulièrement de la conjonctive oculaire, la couleur noire des urines et la décoloration des fèces, symptômes auxquels s'ajouteront la dépression des forces et un collapsus mortel.

Quelle en est la cause ?

C'est l'auto-intoxication gravidique, profondément localisée dans le foie ou les voies biliaires (hépatotoxémie).

Quel traitement lui opposer ?

Celui de l'ictère simple (purgatifs, antisepsie intestinale, régime lacté), mais sans grand espoir de succès ; au point que la question d'interruption de la grossesse a été posée en pareil cas, eomme on le ferait en présence d'une complication mortelle.

4° CACHEXIE SÉREUSE

Qu'est-ce qui caractérise cette grave altération fonctionnelle, également très rare ?

C'est la production d'œdèmes, plus ou moins généralisés, s'accompagnant parfois d'épanchements dans les grandes cavités séreuses, telles que la plèvre, le péricarde, le péritoine.

A quelle cause organique paraît-elle se rattacher ?

A un fonctionnement anormal, jusqu'ici mal déterminé, du foie ou des reins, qui d'ailleurs cesse ordinairement avec la grossesse.

Que doit-on lui opposer ?

Le régime lacté, ou déchloruré, lorsqu'on adopte l'opinion de ceux qui voient, dans ces transsudations de sérosité, l'influence du chlorure de sodium alimentaire.

5° ANÉMIE PERNICIEUSE

En quoi consiste-t-elle ?

En une déglobulisation du sang, dont la teneur en hématies peut descendre au cinquième de la proportion normale.

Quelle est la cause principale de cet appauvrissement globulaire ?

C'est l'action dissolvante d'une auto-intoxication gravidique, poussée à l'excès et favorisée par de mauvaises conditions de santé ordinaire.

Quels en sont les symptômes les plus évidents ?

Ce sont : une pâleur extrême, cireuse, de la peau et des muqueuses ; les palpitations ; la dyspnée, avec souffles cardiaque et vasculaires; les syncopes; les œdèmes ; des vomissements incoercibles, troubles des plus graves qui d'ordinaire amènent une issue fatale.

Quel est l'organe surtout responsable de cette auto-intoxication spéciale ?

C'est le rein, alors atteint de néphrite intense, mais non albuminurique (Pinard).

Quels moyens opposer à cette déglobulisation ?

Les inhalations d'oxygène, les stimulants alimentaires et autres, mais malheureusement sans probabilité de succès.

Parmi les épanchements de cavité séreuse, quel est celui qu'on observe parfois isolément au cours de la grossesse ?

C'est l'*ascite*, qui peut apparaître d'emblée, vers le cinquième ou le sixième mois de la grossesse, et qu'il faut rapporter alors, comme certains œdèmes supérieurs, non à une compression de vaisseaux abdominaux, mais bien à la viciation gravidique de la composition du sang.

6° ALBUMINURIE GRAVIDIQUE

Qu'appelle-t-on de ce nom ?

On désigne ainsi toute albuminurie persistante observée pendant la grossesse.

Pourquoi cette condition de persistance ?

Parce qu'on peut voir apparaître, chez la femme enceinte, une albuminurie passagère, due au régime alimentaire ou à la fatigue générale, qui disparaît en même temps que sa cause et ne saurait constituer un état morbide.

A quoi attribuer la véritable albuminurie gravidique ?

A l'auto-intoxication déjà signalée, qui a atteint les reins, favorisée parfois par la primiparité, les fatigues de la grossesse, la misère physiologique.

Quels sont les signes caractéristiques de cette albuminurie ?

Ce sont, comme dans toute albuminurie importante,

avec la présence de l'albumine dans les urines, la diminution de la sécrétion urinaire et l'infiltration œdémateuse du tissu cellulaire, aussi bien à la face qu'aux membres inférieurs.

Jusqu'à quel degré peut, bien que rarement, arriver la lésion rénale par intoxication gravidique ?

Jusqu'à une altération grave par dégénérescence épithéliale, que révéleront la pâleur de la peau et des muqueuses, la généralisation de l'infiltration œdémateuse, la dyspnée, la céphalée, les troubles de la vue, les épistaxis, ainsi qu'une abondante proportion d'albumine dans le liquide urinaire.

Quelles sont les menaces qui pèsent sur une femme enceinte, devenue albuminurique ?

Ce sont : des ruptures de vaisseaux placentaires, par hypertension artérielle et altération de paroi, causes de foyers hémorragiques interstitiels, parfois d'un décollement plus ou moins étendu, avec une hémorragie, qui, mortelle pour le fœtus, peut être épuisante pour la femme ; enfin des accès éclamptiques.

Lorsque la femme a échappé à ces dangers ou résisté à ces complications, qu'adviendra-t-il de l'albuminurie ?

Qu'elle disparaîtra spontanément après l'accouchement.

Quel est le vrai moyen de reconnaître l'albuminurie dès son apparition ?

C'est l'examen systématique des urines de toute femme enceinte, au moins pendant les trois derniers mois de la grossesse : d'abord tous les quinze jours le premier mois, puis tous les huit jours le reste du temps ; même dès le début de la grossesse, chez une femme qui antérieurement aurait été frappée d'éclampsie.

De quelle manière se constate l'albumine dans l'urine ?

En traitant le liquide, filtré, par la chaleur ou quelques gouttes d'acide azotique, qui coagulent l'albumine et la transforment en flocons blanchâtres.

Quelle est la cause d'erreur inhérente à l'épreuve par l'acide ?

C'est la précipitation, en même temps, des urates dissous dans l'urine, qui se mêlent aux flocons, ou qui, en l'absence de l'albumine, formeraient à eux seuls un dépôt en apparence albumineux.

Comment alors reconnaître la présence des sels uriques ainsi précipités ?

En portant le liquide à l'ébullition, qui dissoudra les sels tandis qu'elle laissera intacts les flocons d'albumine.

Quel est le procédé qui, sans être d'une précision rigoureuse, permet cependant de doser l'albumine suffisamment pour la pratique ?

C'est celui d'Esbach, basé sur la précipitation de l'albumine par une solution d'acide picrique au centième, dans un tube spécial en verre, sur lequel sont gravées deux lettres : l'U, au point qui correspond à la moitié de la longueur du tube ; l'R, placé près de l'extrémité ouverte ; et, de plus, des chiffres échelonnés à intervalles égaux.

Comment se pratique le dosage ?

En versant d'abord l'urine dans le tube jusqu'à la lettre U, et en ajoutant ensuite la solution d'acide picrique jusqu'à la lettre R. Le liquide est alors retourné une douzaine de fois dans le tube bouché avec le doigt, puis laissé au repos pendant 24 heures. Au bout de ce temps, l'albumine se sera précipitée, et son niveau aura atteint un des chiffres inscrits, lequel en indiquera, en grammes, la quantité par litre d'urine.

Quelle est la proportion d'albumine qu'il faut considérer comme alarmante ?

C'est celle de six ou sept grammes par litre, dans les vingt-quatre heures.

Que doit-on opposer à l'albuminurie gravidique ?

Immédiatement et avant tout, le régime lacté exclusif, dont l'efficacité surprenante a été démontrée par Tarnier et qui comporte l'ingestion de 3 à 5 litres de lait par 24 heures, cru ou bouilli, chaud ou froid, aromatisé pour le rendre agréable, et par prises espacées de deux heures et demie environ.

Quelle doit être la durée de ce régime ?

Au moins dix à quinze jours lorsque la disparition de l'albumine est obtenue très rapidement ; toujours d'ailleurs un temps qui doit dépasser la date de cette disparition, avec obligation de revenir au même moyen en cas de récidive.

Comment peuvent s'expliquer les précieux effets du régime lacté ?

Par ce fait, qu'il accroît la sécrétion urinaire, grâce à la lactose et aux sels du lait, tout en fournissant à la femme un aliment très suffisant, en même temps que non capable d'engendrer des produits toxiques.

Quels sont les adjuvants de ce régime, qui sont à prescrire ?

Ce sont : le séjour dans la chambre, et même au lit

en hiver, avec vêtements chauds et température de 18° à 20° ; les évacuations intestinales presque quotidiennes, par des laxatifs ; enfin, de grands lavages intestinaux à l'eau bouillie.

7° ÉCLAMPSIE GRAVIDIQUE

Quelle idée doit-on se faire de l'éclampsie gravidique ?

Celle d'un groupement symptomatique, caractérisé par des crises convulsives, avec abolition des facultés mentales et sensorielles, syndrome provoqué ici par une intoxication gravidique.

A quels moments de la fonction puerpérale peuvent éclater les accès d'éclampsie ?

Vers la fin de la grossesse, cas le plus fréquent ; pendant le travail, et cela moins souvent ; même à la suite de l'accouchement et alors rarement ; tandis qu'ils sont inouis dans les premiers mois de la gestation.

Dans quelle proportion s'observe l'éclampsie chez les femmes en état puerpéral ?

Dans celle d'un cas sur 200 puerpérales (Pinard).

Quelles sont les causes des accès éclamptiques ?

Ce sont, avant tout, une cause efficiente, puis des influences qui en favorisent l'action.

Parmi ces dernières, seulement prédisposantes, que faut-il surtout signaler ?

La primiparité, puisqu'on compte huit primipares sur dix éclamptiques, surtout lorsqu'il s'y joint une irritabilité des centres nerveux, déterminée par une grossesse pénible ou un travail douloureux.

Quelle est la cause efficiente de l'éclampsie ?

C'est l'intoxication des centres nerveux par des toxines gravidiques, non encore définies, dont l'état de grossesse a empêché la destruction par le foie ou l'élimination par les reins, l'intestin et la peau, poisons qui portent leurs effets sur l'encéphale et la moelle, en y provoquant une violente réaction.

Quelle est l'infection gravidique ordinairement concomitante de cette intoxication centrale ?

C'est la néphrite albumineuse, qui est en même temps un puissant obstacle à l'élimination des toxines.

L'éclampsie est-elle la manifestation nécessaire de cette intoxication cérébro-spinale ?

Non, témoin ces cas exceptionnels de coma mortel pendant la grossesse, sans crises de convulsions (Bar).

Quels sont les PRODROMES *des accès d'éclampsie ?*

Ce sont, à la suite de l'albuminurie déjà signalée, des troubles cardio-vasculaires, mêmes oculaires, dont l'apparition précède de peu la première attaque.

Quels sont ces troubles prodromiques ?

Ce sont : une *hypertension artérielle,* variant entre 18 et 28 ; une *céphalée,* ordinairement frontale, intense et tenace ; puis l'*amblyopie,* moins constante, pouvant aller jusqu'à la cécité.

Quels sont les prodromes, plus ou moins immédiats, qui, s'ajoutant aux précédents, dénonceront l'imminence des attaques ?

Ce sont : une *douleur épigastrique,* donnant la sensation d'une constriction (barre de Chaussier), quelquefois avec vomissements ; de la dyspnée, sans lésion ; l'inquiétude, l'agitation, ou au contraire, la somnolence, l'indifférence à tout.

En quoi consiste un ACCÈS *d'éclampsie ?*

En une succession de trois groupes distincts de phénomènes, qui sont : un prélude, très court, avec agitation, mouvements de latéralité de la tête et des yeux, déplacements de membres et déjà perte de connaissance ; une période d'extension et de raideur musculaires, dites *convulsions toniques,* d'une durée à peine de 15 ou 20 secondes, avec immobilité de la femme, dont le visage est devenu violacé, les yeux sont fermés et la respiration est suspendue ; une période enfin de mouvements saccadés et violents, dits *convulsions cloniques,* qui est d'ordinaire la seule constatée, à cause de sa durée relative et des troubles saisissants qui la caractérisent.

Qu'observe-t-on pendant cette dernière période d'agitation convulsive ?

Des contractions et des relâchements alternatifs de la plupart des muscles, surtout prononcés : à la face, qui devient grimaçante, aux paupières supérieures, qui se ferment pour se relever vivement aussitôt après, aux mâchoires qui opèrent une sorte de mastication automatique, pendant que la bouche rejette une écume sanglante, due à la morsure de la langue, et que la respiration devient stertoreuse, par contraction des muscles laryngés.

Quelle est la durée moyenne d'un accès d'éclampsie ?

Une à deux minutes, laps de temps dont la fin est annoncée par la décroissance des mouvements convulsifs et du trouble de la respiration.

Que laissent, après chacune d'elles, les crises, du côté du cerveau ?

Au début, une torpeur passagère ; ensuite un coma

qui se prolonge de plus en plus dans les intervalles des crises et qui finit par les remplir.

Comment se comporte l'utérus au milieu de ce désordre d'innervation ?

Souvent à la façon des autres muscles, lorsque le travail est commencé ; et alors on le voit se contracter énergiquement et expulser le fœtus avec une surprenante rapidité.

Un premier accès passé, à quoi faut-il s'attendre ?

A un ou plusieurs autres, tantôt espacés, légers et rapidement décroissants, d'autrefois plus rapprochés et d'intensité progressive, lorsque les centres nerveux sont fortement intoxiqués.

Quelle peut-être la durée de l'intervalle entre un accès et le suivant ?

Un temps très variable, qui sera, tantôt quelques minutes, tantôt plus que cela, même une heure et davantage.

Que pourrait-on prévoir comme nombre total d'accès ?

Rien, même de probable ; en se rappelant toutefois que l'éclampsie produit rarement moins de deux accès et qu'on en a compté plus de vingt, même jusqu'à près de cent.

Comment finit l'éclampsie puerpérale ?

Le plus souvent par la cessation des accès et la guérison, soit spontanée, soit due à une prompte et active médication ; mais trop fréquemment aussi par la mort de la femme, alors presque toujours, dans l'intervalle des accès, par l'intoxication des centres nerveux, rarement par asphyxie pendant l'attaque.

Que penser du PRONOSTIC *général de l'éclampsie ?*

Qu'il est des plus graves, puisqu'on voit succomber une éclamptique sur cinq et que la maladie tue environ un fœtus sur trois.

Quelles sont les conditions qui, dans chaque cas, influent le plus sur le pronostic ?

Ce sont : le degré d'intoxication éclamptique, jugé par la violence et le nombre des crises ; les effets déjà produits sur la vie des deux êtres ; enfin le genre de médication.

A quels signes se reconnaissent les tendances à la guérison ou à l'aggravation ?

Pour l'une, à l'éloignement des accès et à la durée décroissante du coma qui suit chacun d'eux ; pour l'autre, aux conditions opposées.

Quel est le signe thermique qui indique la gravité de l'éclampsie ?

C'est une chaleur fébrile progressive.

Le pronostic de l'éclampsie diffère-t-il suivant qu'elle éclate pendant la grossesse ou en plein travail ?

Sans doute, eu égard à l'assistance obstétricale, puisque, comme il va être dit, l'évacuation rapide de l'utérus, ici d'une efficacité incontestable, ne saurait être promptement obtenue avant le travail.

Les accès arrêtés, doit-on être entièrement rassuré sur le sort de la femme ?

Non, parce que l'éclampsie prédispose aux infections puerpérales, et qu'on a observé, à sa suite, bien que rarement, la persistance de la lésion rénale avec albuminurie, des complications pulmonaires et hépatiques presque inexplicables, même la manie, l'amnésie, la mutité et des troubles tenaces de la vision.

Comment établir le DIAGNOSTIC *de l'éclampsie ?*

En observant attentivement les phénomènes qui caractérisent les accès; en relevant ceux qui feront écarter toute supposition d'épilepsie ou d'hystérie, maladies également à crises convulsives; en recourant, enfin, à l'examen des urines, s'il n'a pas encore eu lieu.

En quoi les attaques d'épilepsie se distinguent-elles des crises éclamptiques ?

En ce qu'elles sont précédées d'une sensation intérieure, comme de vapeur, montant vers la tête; qu'elles débutent par un cri, ne sont pas suivies de coma profond et ne se répètent pas en série, particularités auxquelles s'ajoute l'absence d'albumine dans les urines.

Par quels caractères la crise d'hystérie diffère-t-elle de l'accès d'éclampsie ?

Par ceux-ci : elle est précédée d'une sensation d'angoisse et d'oppression ; elle s'accompagne de grands mouvements convulsifs, qui déplacent le corps et lui donnent des attitudes étranges ; il y a conservation des facultés intellectuelles, et les urines sont normales; elle se termine enfin, non par le coma, mais par des bâillements, des pandiculations, souvent des pleurs, parfois un délire passager.

Quelle est la première distinction que comporte le TRAITEMENT *de l'éclampsie ?*

C'est celle en traitement préventif et curatif, ce dernier médical et obstétrical.

Comment arrive-t-on à prévenir les accès d'éclampsie ?

En instituant le régime lacté, préconisé par Tarnier,

qui combat l'albuminurie et l'auto-intoxication, avec une telle efficacité qu'on a pu affirmer que la femme devenue éclamptique, en fin de grossesse, ou pendant comme après le travail, est celle dont les urines n'ont pas été examinées et qui, par suite, n'a pas été soumise au régime dont il s'agit.

Qu'ajouterait-on en cas d'imminence d'accès éclamptique ?

Les sédatifs directs du système nerveux, tels que deux ou trois grammes de chloral, répartis dans les 24 heures, soit en sirop, soit dans une infusion, ou un lavement avec 4 grammes du même médicament.

En quoi consiste le traitement curatif et médical des accès ?

En deux médications, l'une capable de soustraire rapidement une partie au moins des toxines répandues dans le sang, de décongestionner en même temps le cerveau et les poumons, l'autre destinée à atténuer directement l'excitation du système nerveux, au moment de la crise.

Quels sont les moyens de satisfaire à la première indication ?

Ce sont, aussitôt après l'accès : chez une femme vigoureuse, pléthorique, à pouls tendu, la *saignée,* portée à 400 grammes et plus, même jusqu'à près de 1000 grammes; à défaut, 8 à 12 sangsues derrière chaque oreille, moyen bien inférieur à la saignée massive, éliminatrice de toxines et puissamment décongestionnante ; puis, dès que la déglution est possible, les purgatifs énergiquement dérivatifs, tels que 5 centigrammes de Jalap et autant de calomel toutes les heures, ou 20 grammes d'eau-de-vie allemande par jour, ainsi que des lavements purgatifs, mieux encore d'abondantes irrigations rectales d'eau salée.

Comment agir directement et efficacement sur les convulsions ?

En recourant aux inhalations chloroformiques, pour obtenir la détente musculaire complète, cela dès que s'annonce l'accès et jusqu'à sa fin, sans se laisser arrêter par le nombre des anesthésies nécessaires, celles-ci étant remarquablement tolérées par les éclamptiques.

Quels sont les accidents dont il faut préserver la femme pendant l'accès ?

Ce sont : les chutes hors du lit ; puis les morsures de la langue, qu'on préviendra en introduisant, entre les mâchoires, un mouchoir plié en plusieurs doubles, et l'appuyant solidement par ses deux bouts sur l'arcade dentaire inférieure, dans le but d'immobiliser la langue sur le plancher buccal.

Quels sont les moyens chirurgicaux ici proposés, dans un but encore médical ?

Ce sont : une élimination de liquide céphalo-rachidien par *ponction lombaire*, qui atténuerait la congestion cérébro-méningée, mais sans y réussir dans bien des cas ; puis et surtout, la *décapsulation des reins*, particulièrement applicable à l'éclampsie du post-partum et en cas d'anurie persistante, réellement efficace contre ce trouble grave de la fonction urinaire, qui mérite, par suite, malgré une mortalité encore trop importante, d'être conservée dans la thérapeutique de l'intoxication éclamptique avec anurie.

Quel est le but essentiel du traitement obstétrical ?

C'est l'évacuation rapide de l'utérus, puisque l'expérience apprend que, pratiquée dans de bonnes conditions, elle arrête d'ordinaire les accès éclamptiques, avant qu'il ne soit trop tard.

L'éclampsie déclarée en pleine grossesse, doit-on tenter cette évacuation ?

Non, car, le col utérin étant encore fermé, ce ne serait que grâce à un accouchement forcé, avec divulsion du col, manuelle ou instrumentale, c'est à dire un acte violent et incitateur de convulsions ; ou bien par une extraction césarienne vaginale, intervention délicate et sérieuse, à cause de certains risques, tels que déchirures au delà des limites de l'incision, blessure de la vessie, etc.

En pareille circonstance, cette libération ne pourrait-elle pas être obtenue par la provocation de l'accouchement, à l'aide des moyens ordinaires ?

Non, à cause de la lenteur de l'action provocatrice, alors qu'il y a urgence d'aboutir ; intervention qui, au contraire, serait indiquée dans le cas où la femme, bien que non éclamptique, paraîtrait ne pouvoir échapper à cette redoutable complication, en raison d'une albuminurie intensive, ayant résisté au régime lacté, et de l'apparition de quelques prodromes caractéristiques, tels que l'hypertension artérielle, la céphalée, l'amblyopie.

Lorsque les convulsions éclatent pendant le travail, et que l'évacuation de l'utérus doit être le but obstétrical, comment hâter la dilatation, encore insuffisante, de l'orifice ?

En rompant les membranes ; au besoin, en élargissant l'orifice, par l'écartement de deux doigts ; en s'aidant, s'il le faut, du ballon de Champetier de Ribes.

Si, malgré l'agrandissement de l'orifice, le travail ne marche pas assez rapidement, que reste-t-il à faire ?

Une application de forceps ou la version, selon la présentation ; une extraction manuelle, lorsque le siège est au détroit ; si l'enfant est mort, et pour aller plus vite, un petit broiement suivi d'extraction.

Pourrait-on ici songer à la césarienne abdominale pendant la grossesse ?

Non, à moins qu'il y ait réunion de ces deux conditions : enfant vivant et mère dans un état désespéré ; cela en raison de la léthalité d'une telle opération chez toute éclamptique.

8° ŒDÈMES ET VARICES

Quelle est leur cause commune et ordinaire ?

C'est la compression des grosses veines abdominales et intra-pelviennes par le globe utérin, action mécanique dont l'effet est favorisé par l'hydroémie et l'atonie des parois vasculaires.

A quel moment, par suite, apparaîtront ces ŒDÈMES?

Lorsque la grossesse est entrée dans son dernier trimestre.

Où se montrent-ils ?

Aux membres inférieurs, particulièrement vers les malléoles ; quelquefois et en même temps au pourtour du bassin, rarement au-dessus, à moins d'anémie grave ou d'albuminurie à un degré avancé.

Où se rencontrent les VARICES *constatées pendant la grossesse, surtout chez les multipares ?*

Aux membres inférieurs, parfois à la vulve, souvent à l'anus (hémorroïdes), où elles peuvent être les seules dilatations veineuses observées.

A quelle époque de la grossesse surviennent ces varices ?

Pendant les trois derniers mois, comme les œdèmes ; parfois cependant et par exception vers le milieu de la grossesse, même dès les premiers mois, ce qui est encore plus rare, varices précoces, dont la formation ne saurait s'expliquer que par la double influence d'un affaiblissement de la paroi vasculaire et d'une hypertension de la colonne sanguine.

Que deviennent les varices gravidiques après l'accouchement ?

Elles disparaissent d'ordinaire, ou décroissent considérablement, ce qui dispense de tout projet de médication.

Toutefois quelles sont les précautions à conseiller en cas de varices importantes ?

Ce sont celles d'éviter la marche et la station debout prolongées, au besoin de porter un bas élastique ou d'enrouler une bande autour du membre, dans le but de soutenir les veines dilatées.

9° NÉVRALGIES GÉNITALES

Quelles sont les névralgies ainsi désignées ?

Ce sont des névralgies, de siège différent mais appartenant à la sphère génitale, que suscite le développement utérin et favorise l'état gravidique.

Où se rencontrent-elles le plus souvent ?

Dans l'épaisseur des parois abdominales, aux membres inférieurs, à la vulve et dans la paroi utérine.

Quelles sont les régions où se localise surtout la névralgie LOMBO-ABDOMINALE ?

Ce sont : la paroi antérieure de l'abdomen, le pli de l'aine (névralgie inguinale) et les lombes (névralgie lombaire).

A quelle époque de la grossesse apparaît d'ordinaire cette névralgie pariétale de l'abdomen ?

Pendant les trois derniers mois, période de compression exercée par l'utérus tout autour de lui et de tiraillement de ses attaches.

A quel signe reconnaît-on leur siège superficiel ?

A l'accroissement de douleur ressenti sur le point malade, quand on soulève la peau par un pli ou qu'on la frotte rudement.

Quelles sont les sensations douloureuses utérines qui peuvent êtres prises pour une névralgie pariétale ?

Ce sont des douleurs de contractions spontanées, précoces, non expulsives, s'accompagnant d'un durcissement du globe appréciable à la palpation, ou bien une vraie douleur de névralgie utérine, par suite à siège profond, dont il sera parlé ci-après.

Que peut-on opposer aux névralgies de l'enceinte abdominale, trop pénibles ?

Des frictions sèches, des narcotiques en injections hypodermiques sur les foyers de la douleur, au besoin quelques pointes de feu très superficielles.

Quelles sont les NÉVRALGIES DES MEMBRES INFÉRIEURS *observées pendant la grossesse ?*

Ce sont, les névralgies fémorale et sciatique, qui,

partant du bassin, prennent la direction des nerfs de ces noms.

Comment les atténuer ou en délivrer la femme, lorsqu'elles sont trop intenses ?

En employant les moyens médicaux que réclament les névralgies lombo-abdominales.

Ces névralgies peuvent-elles troubler l'état de grossesse ?

Non, parce qu'elles n'altèrent pas la santé de la femme et que d'ailleurs elles disparaissent spontanément.

Quelle est la névralgie vulvaire dont le nom indique le caractère distinctif ?

C'est le PRURIT DE LA VULVE, sensation de démangeaison incommode et tenace, sans éruption, mais parfois intense au point d'exercer une influence fâcheuse sur le sommeil et la nutrition.

Par quels moyens le combattre ?

Par des lotions avec l'eau bouillie très chaude, ou la liqueur de Van Swieten, ou encore une solution de chloral à 1 p. 100.

A quels signes reconnaître la NÉVRALGIE DE L'UTÉRUS, *quelquefois observée ?*

Tantôt, au seul fait d'une hyperesthésie, qui a rendu l'organe sensible au palper ; tantôt à une douleur qui survient par paroxysmes, s'accompagnant de véritables contractions, avec durcissement de paroi, mais ni dilatantes ni expulsives.

Est-elle à redouter pour la grossesse ?

Ordinairement non, malgré les resserrements du globe, ceux-ci n'étant pas extrêmes ni persistants.

Quels sont les moyens de la combattre ?

Ce sont les grands bains, les lavements laudanisés, les narcotiques généraux et locaux.

10° MALFORMATIONS ET TUMEURS UTÉRINES

Quelle est la malformation utérine qui intéresse particulièrement le développement gravidique de l'organe et devient une grave complication ?

C'est la division — rarement observée — plus ou moins complète, de cette cavité, due à la persistance. à un degré variable, des deux moitiés dont se compose l'utérus pendant la période embryonnaire.

Sous quelle forme peut-elle se présenter ?

Sous celle d'UTÉRUS BICORNE, c'est-à-dire avec simple vestige de séparation entre les deux angles supérieurs ; sous celle d'UTÉRUS CORDIFORME, lorsque la division, incomplète, donne lieu à deux saillies supérieures et symétriques, comme celles d'un cœur de carte à jouer ; enfin sous la forme d'UTÉRUS DOUBLE, nettement biloculaire, par persistance de l'état primitif de l'organe.

Quelles sont les suites fréquentes de ces malformations, pendant la grossesse ?

Ce sont : l'avortement ou l'accouchement prématuré, à cause de la difficulté du développement gravidique dans un utérus à fibres musculaires irrégulièrement distribuées ; presque toujours, si la grossesse se poursuit, une des présentations fœtales qui sont la conséquence d'une déformation du globe utérin, comme celle de l'épaule ou du siège.

Le travail achevé, y a-t-il encore à redouter quelque accident ?

Oui, celui d'un décollement incomplet du placenta par insuffisance de rétraction, avec hémorragie inévitable.

Quel est le genre de tumeur utérine dont les rapports avec l'œuf inclus sont les plus intéressants à connaître ?

C'est le FIBROME, qui, à divers degrés de développement, peut se rencontrer, dans la paroi de l'utérus gravide, parfois y être toléré s'il s'agit de petits noyaux fibromateux, d'autrefois provoquer l'avortement, être cause d'insertion vicieuse du placenta, enfin et sur tout de présentation défavorable, siège ou épaule, en raison de la gêne apportée à l'accommodation normale du fœtus ; cela en attendant, particulièrement s'il est segmentaire, de créer, pendant l'expulsion, un obstacle à la progression du fœtus, comme il sera expliqué dans la suite.

Doit-on beaucoup redouter un KYSTE DE L'OVAIRE *pour l'évolution de la grossesse ?*

Non, dans la plupart des cas, à moins que, par son volume, il ne vienne à exagérer les compressions abdominales et la dyspnée.

Que faut-il prévoir, par contre, au moment du travail ?

Que ce kyste, situé au niveau du segment inférieur, sera cause de grandes difficultés d'engagement.

11° PROLAPSUS ET RÉTROVERSION DE L'UTÉRUS

Sont-ce là les seuls déplacements utérins intéressant la grossesse ?

Non, mais ils sont les plus importants, ceux surtout qui peuvent nécessiter une intervention.

Quels sont les autres ?

Ce sont : les *déviations latérales,* sans influence sensible sur la grossesse, parmi lesquelles d'ailleurs la déviation à droite est un fait normal ; enfin *l'antéversion,* fréquente vers la fin de la grossesse, parfois poussée à l'extrême (ventre en besace), chez la multipare, par relâchement de la paroi abdominale.

Qu'appelle-t-on **prolapsus utérin** ?

On désigne ainsi l'abaissement, plus ou moins prononcé, de l'utérus.

A quelle cause l'attribuer, lorsqu'il apparaît pendant la grossesse ?

D'ordinaire à un certain prolapsus déjà existant, que le relâchement gravidique des moyens de fixité n'a pu qu'exagérer.

Qu'en résulte-t-il pour l'évolution de l'organe ?

Un simple retard d'ascension utérine, lorsque le prolapsus est modéré ; au contraire, en cas de chute profonde, un enclavement de l'utérus dans l'excavation, et, comme conséquence fatale, l'avortement, si, de bonne heure, rien n'a été fait pour favoriser le relèvement au niveau normal.

Lorsqu'une chute profonde est reconnue de bonne heure, que fera-t-on pour en conjurer le danger ?

On remontera l'utérus et on le soutiendra par de gros

tampons vaginaux ; et la femme sera tenue au repos, dans la position horizontale, jusqu'à ce que le développement abdominal de l'organe rende toute nouvelle chute impossible.

Qu'est-ce que la **rétroversion de l'utérus** ?

C'est le renversement, en arrière, de l'organe, dont le fond se porte dans la concavité du sacrum et le col s'élève derrière les pubis.

A quelle époque de la grossesse arrive-t-il de l'observer ?

Généralement dans le courant du deuxième mois, c'est-à-dire au moment où le corps utérin commence à augmenter de volume et de poids, et où ses ligaments ont déjà perdu de leur résistance.

Lorsque la déviation se borne à une rétroflexion, comment s'explique-t-elle ?

Par un ramollissement excessif de l'isthme qui sépare le col et le corps utérins.

Quelle est la distinction à faire entre les cas de rétroversion, d'après le mode de production ?

C'est celle, en *rétroversion lente,* déterminée par des adhérences postérieures du globe ou par une saillie extrême du promontoire, et en *rétroversion brusque,* due à la secousse d'une chute ou d'un effort violent, ce qui est le cas généralement observé.

Quel est le premier effet de voisinage d'une rétroversion ?

C'est la rétention d'urine, due à la pression, par bascule, du col sur le bas-fond de la vessie ; d'où ascension et saillie abdominale de celle-ci, qui peut, en hauteur, atteindre, même dépasser l'ombilic et simuler un utérus gravide très développé.

Que devient l'œuf dans un utérus ainsi renversé ?

Il est souvent expulsé, surtout lorsque la réduction de l'organe tarde à se faire, et particulièrement après une rétroversion brusque, toujours plus grave que le renversement lent.

Quels sont, au toucher, les signes de la rétroversion ?

Ce sont : la saillie du corps utérin dans la concavité du sacrum et la présence du col, souvent très haut, derrière les pubis, alors qu'on le cherche vainement à sa place ordinaire.

Quels sont ceux, moins importants, qui s'observent tout autour ?

Ce sont des douleurs d'irradiation aux aines, aux lombes, et la constipation, par refoulement de la cloison recto-vaginale.

Lorsqu'une rétroversion se produit à trois mois de grossesse, qu'en penser comme pronostic ?

Qu'il s'agit d'un grave accident, à cause du volume de l'utérus, dont le redressement devient alors difficile.

Que doit-on espérer lorsque la rétroversion est survenue de bonne heure pendant la grossesse ?

La réduction spontanée de l'organe, surtout quand elle est favorisée par les conditions indiquées ci-après.

En cas de persistance du renversement utérin, que faudrait-il redouter ?

L'enclavement du globe dans l'excavation, la compression des organes voisins et l'avortement ; parfois, avant tout cela, l'inflammation, même la gangrène de la vessie, probablement par compression de ses vaisseaux nourriciers.

Quelle est la conduite à suivre en cas de rétroversion ?

On doit tout d'abord tenir la vessie constamment vide, en pratiquant deux ou trois cathétérismes par jour, ce qui suffit d'ordinaire pour obtenir le redressement spontané de l'utérus. A défaut, on aurait recours à la réduction manuelle, manœuvre qui consiste à repousser le fond de l'organe par le vagin, de bas en haut, vers le côté, et, dont l'effet sera maintenu par le repos au lit jusqu'au sixième mois de la grossesse, ainsi que par un pessaire laissé en place, avec la précaution de maintenir vides la vessie et le rectum pendant la durée de cette période. En cas d'insuccès, il ne resterait plus qu'à pratiquer la réduction directe et abdominale, après laparotomie.

12° HYDRAMNIOS

Qu'est-ce que l'hydramnios ?

C'est l'anomalie ovulaire caractérisée par une surabondance de liquide amniotique, dont la quantité peut être portée à deux, trois litres et plus.

Quel en est l'effet mécanique ?

L'agrandissement cavitaire de l'utérus, hors de proportion avec l'âge de la grossesse.

A quelle cause doit-on l'attribuer ?

Presque toujours à une altération syphilitique du tissu placentaire ; par exception, à une transsudation, par trouble de circulation du cordon, due à une lésion du cœur ou du foie du fœtus (Bar).

Que dire de l'époque ordinaire de son apparition et de son mode de développement ?

Que l'hydramnios se montre vers le quatrième ou le cinquième mois et s'accroît d'ordinaire lentement, sans s'accompagner de malaise ; qu'il peut cependant, mais rarement, se développer rapidement, alors avec souffrances locales, même gêne alarmante de la respiration.

A quels signes reconnaît-on l'hydramnios non aigu ?

Au développement exagéré de l'utérus, dont le fond peut s'élever à plus de 40 centimètres au-dessus du pubis, au lieu de 32 ou 34 centimètres, qui est la hauteur normale ; à l'élargissement du segment inférieur ; enfin à la mobilité du fœtus et à l'obscurité de ses bruits cardiaques.

Que peut-on prévoir, pour le fœtus et la mère, en cas d'hydramnios ?

Rien d'important, s'il est modéré ; au contraire, des conséquences fâcheuses, si l'œuf et le globe sont fortement distendus ; ainsi : un accouchement prématuré ; une présentation vicieuse par trop d'espace cavitaire ; la procidence du cordon, même d'un membre pendant le travail ; enfin une inertie utérine, par distension excessive des fibres musculaires, soit pendant, soit après l'expulsion.

Quels sont les seuls moyens thérapeutiques capables de diminuer la transsudation amniotique ?

Ce sont le repos et le régime lacté.

En cas d'hydramnios aigu, grave par l'abondance du liquide et les troubles inquiétants, quelle est l'intervention qui s'impose ?

C'est la ponction des membranes dans le vide du

col, en se résignant à provoquer ainsi l'accouchement.

13° HYDRORRHÉE

Qu'est-ce que l'hydrorrhée ?

C'est l'écoulement, par les voies génitales, d'un liquide extra-ovulaire, d'apparence amniotique.

A quelle époque la grossesse peut-elle apparaître ?

Pendant les trois derniers mois.

Quelle est son origine ?

Une sécrétion de la caduque ou une transsudation amniotique, avec rétention du liquide entre l'œuf et la paroi utérine, dans des poches distinctes, qui s'évacueront successivement, en décollant les membranes.

A quels signes se reconnaît l'hydrorrhée ?

A un brusque et premier écoulement de liquide clair jaunâtre, en quantité pouvant aller, de une ou deux cuillerées à 200 grammes et plus, après lequel il y a arrêt; et tout semble terminé, lorsque, au bout d'un temps variable, le liquide réapparaît, pour disparaître encore, et ainsi de suite plusieurs fois, cela sans contractions utérines.

En quoi un écoulement accidentel de liquide amniotique diffère-t-il de l'hydrorrhée ?

En ce que la perte amniotique par rupture des membranes est d'emblée plus abondante ; qu'elle continue par petites ondées ; qu'elle ne tarde pas à amener des contractions ; et qu'un tel accident s'observe d'ordinaire très peu de temps avant le terme de la grossesse.

Que prescrire à une femme hydrorrhéique ?

Seulement le repos et quelques injections vaginales antiseptiques, puisqu'il ne s'agit ici que d'un accident extra-ovulaire.

14° MOLE

Quelle est l'altération ovulaire à laquelle il faut aujourd'hui réserver ce nom ?

C'est une dégénérescence kystique des villosités choriales, consistant en une masse de grains de dimensions inégales, analogue à une grappe de raisin, qui s'est substituée à une partie ou à la totalité de l'œuf.

Que dire de sa fréquence ?

Que pareille transformation est observée fort rarement.

Que devient l'embryon ?

Presque toujours il meurt de bonne heure, par suppression des échanges circulatoires; puis il se résorbe et disparaît (mole creuse); car ce n'est que par exception des plus rares (mole embryonnée) qu'un tel œuf a pu arriver à terme avec un fœtus vivant.

Quelle est l'issue ordinaire d'une grossesse molaire ?

C'est, après un développement rapide et exagéré du globe, l'expulsion de la masse, presque toujours en une seule fois, rarement en plusieurs temps, à la façon d'un avortement.

Quels sont les phénomènes observés au cours de cette évolution molaire ?

Ce sont ceux d'une grossesse normale — évidemment sans signes fœtaux — auxquels se mêlent des anomalies particulières, telles qu'un accroissement disproportionné de l'utérus, des hémorragies répétées, parfois accompagnées de pertes aqueuses, même d'expulsion de débris vésiculaires, ce qui est alors caractéristique.

Quelles sont toutefois les causes d'hémorragie auxquelles on pourra songer avant une mole ?

Ce sont : un placenta bas ou un fibrome, hypothèses que, en cas de lésion molaire, l'expulsion des fragments caractéristiques permettra d'écarter d'emblée.

Quelles seront les décisions à prendre en présence d'une grossesse molaire ?

Ce seront : d'abord l'abstention jusqu'au moment de l'expulsion naturelle, en se contentant de combattre les hémorragies par les injections chaudes ; puis, sans tarder si les forces sont menacées, la provocation de contractions expulsives, par l'introduction, dans le segment inférieur, d'un petit ballon de Champetier de Ribes, intervention qui devra être presque toujours suivie d'un curage digital de la cavité utérine.

15° PLACENTA PRŒVIA

Qu'appelle-t-on de ce nom ?

On désigne ainsi l'insertion du placenta, soit sur le segment inférieur, plus ou moins près du col, soit sur le col lui-même, d'où les dénominations de *placenta latéral, marginal et central.*

A-t-il été possible jusqu'ici d'assigner une cause à cette anomalie ?

Non ; et il y a même doute au sujet de la multiparité,

qui a été regardée pendant longtemps comme une prédisposition.

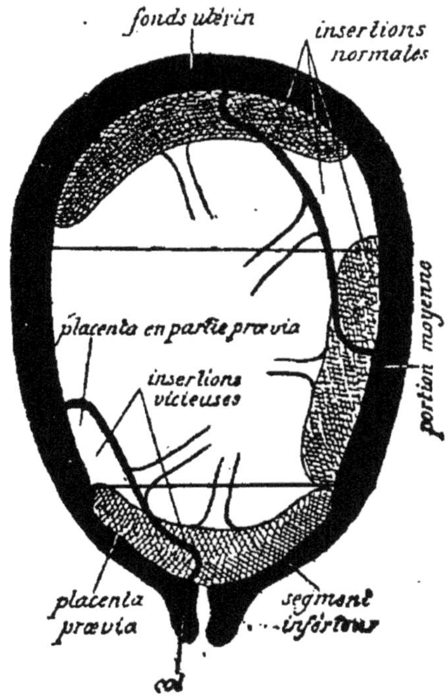

Fig. 14. — Insertions placentaires (B. et L.).

Quels sont les signes révélateurs de cette anomalie, pendant la grossesse?

Ce sont, au toucher : l'épaississement de la paroi du segment inférieur; de plus, la présence de cotylédons placentaires dans la cavité du col multipare, en cas d'insertion centre pour centre.

Quel est surtout le signe génital qui dénonce cette ectopie placentaire ?

C'est une hémorragie, ayant pour caractères spéciaux

de se produire presque exclusivement pendant les trois derniers mois, surtout les six dernières semaines de la grossesse, et de se montrer par intermittences.

Comment se font ces apparitions successives ?

Inopinément, par un premier écoulement sanguin, qui s'arrête après une durée de quelques heures, pour revenir et se suspendre encore, cela alternativement jusqu'à l'expulsion, sans que ces retours puissent être attribués à une cause appréciable, comme la station debout ou le mouvement.

L'hémorragie est-elle la conséquence fatale de toute insertion vicieuse ?

Non, contrairement à ce qu'on a cru longtemps, puisqu'on l'a vue, par exception assez rare, faire défaut, comme se montrer avant le dernier trimestre de la grossesse.

Quel est l'accident ovulaire ici fréquemment observé ?

C'est la rupture des membranes, due au tiraillement que leur fait éprouver la partie fœtale ; d'où perte amniotique et expulsion prématurée.

Que devient l'hémorragie aussitôt après cet écoulement amniotique ?

Elle s'arrête, parce que cette trouée à travers les membranes met fin à leur tiraillement et au décollement placentaire, fait d'observation mis en lumière par Pinard, qui se résume dans cette formule : « la femme qui perd de l'eau ne perd pas de sang. »

Quelles seront souvent les conséquences dystociques de la présence du placenta sur le segment inférieur ?

Ce seront : une présentation autre que le sommet,

et la procidence du cordon, dues, l'une et l'autre, à la déformation cavitaire de ce segment.

Comment s'expliquent ces hémorragies ?

Selon les uns, par l'élargissement, normalement tardif, du segment inférieur, sur lequel se trouve greffé le placenta, parvenu, lui, à son développement complet, d'où tiraillement et rupture des attaches utéro-placentaires, surtout sous l'influence des contractions indolores de la fin de la grossesse ; selon Schröder et Pinard, par le tiraillement qu'exerce, directement sur le placenta, la courte portion de membrane amniotique que la partie fœtale entraîne en bas, vers la fin de la grossesse, surtout chez les primipares.

D'où vient l'intermittence de la perte ?

De la manière, lente et progressive, dont se fait le décollement, ce qui favorise la formation de caillots oblitérateurs et permet aux vaisseaux de ne se rompre qu'après avoir subi une certaine élongation, pendant laquelle se suspend l'hémorragie.

Que doit se proposer l'accoucheur en présence d'une insertion anormale du placenta ?

Seulement le traitement de ses conséquences, sans songer à combattre l'anomalie elle-même, celle-ci ne se prêtant à aucune intervention.

En cas d'hémorragie importante que doit-on prescrire tout d'abord à la femme ?

Comme dans toute hémorragie utérine, la position horizontale et l'évacuation de la vessie ainsi que du rectum, puis les injections vaginales chaudes, dont la technique sera indiquée plus loin.

Si l'écoulement sanguin persiste avec abondance et le col se trouve suffisamment dilaté, à quelles interventions intra-utérines faut-il en arriver aujourd'hui ?

D'abord à la rupture large des membranes, qui hâtera la dilatation et pourra ainsi mettre fin à l'hémorragie ; au besoin, à l'introduction du gros ballon de Champetier de Ribes, qui, tout en élargissant la zone segmentaire, exercera une compression hémostatique sur le placenta, placé tout à côté.

Quelle est la difficulté que rencontre souvent cette perforation des membranes ?

C'est celle de les atteindre, à moins de porter les doigts fortement en haut et en avant, derrière les pubis.

Le ballon reconnu nécessaire, comment tirer le meilleur parti de ce moyen ?

En choisissant d'abord un gros modèle, et, après l'avoir placé au-dessus de l'orifice, en se tenant prêt, si la compression par le seul volume du ballon ne suffit pas, à tirer sur lui, dans le but d'augmenter par là l'hémostase mécanique.

A défaut de ballon quelle pourrait être la manœuvre à tenter ?

Celle de Braxton-Hicks, qui consiste, en cas de présentation pelvienne : à aller chercher un pied, à le saisir et à le tirer en bas, pour faire appuyer fortement le siège sur la masse placentaire et en même temps dilater l'orifice ; puis à maintenir cette pression jusqu'à preuve d'expulsion, procédé qui exigerait la version préalable — bi-polaire de préférence — en cas de présentation du sommet, ou la simple version podalique s'il s'agissait de l'épaule.

Lorsque le placenta est inséré sur le col, comment arriver aux membranes qu'il s'agit de rompre ?

En décollant la masse vasculaire; sans songer à la perforer ou à l'arracher, même avec l'intention d'extraire immédiatement le fœtus.

L'hémorragie étant menaçante pour la vie et le col encore fermé, quelle est la solution extrême parfois proposée ?

C'est l'extraction forcée du fœtus, à la suite d'une dilatation, bimanuelle et progressive, de l'orifice, ou mécanique par un dilatateur, manœuvres dangereuses qui exposent à de graves déchirures de la paroi utérine et de l'insertion vaginale, et à laquelle beaucoup d'accoucheurs préfèrent un hémostatique provisoire, en même temps que dilatateur indirect : le tamponnement vaginal, ancien procédé, décrit plus loin, qui provoquera, au bout de 8 à 10 heures, des contractions, suivies d'une dilatation de l'orifice, autorisant à retirer le tampon, pour laisser la place à un ballon de Champetier de Ribes ou permettre de pratiquer la manœuvre de Braxton-Hicks.

Lorsque, l'hémorragie étant abondante, la cavité utérine est devenue accessible par une suffisante dilatation, quel est le moyen d'en finir ?

C'est l'extraction, par le forceps ou la version suivant le cas, à laquelle devront succéder une délivrance artificielle puis une surveillance prolongée.

16° DÉCOLLEMENT TARDIF DU PLACENTA NON PRŒVIA

Quel est l'accident ainsi désigné ?

C'est le décollement plus ou moins étendu — assez

rarement observé — d'un placenta normalement inséré, pendant le dernier trimestre de la grossesse.

Quelles sont les causes capables de décoller un placenta non prævia, lorsque la grossesse est avancée ?

Ce sont : d'abord la plus importante de toutes, *l'albuminurie,* sans doute productrice d'ordinaire de ruptures vasculaires intra-placentaires et de petits épanchements sanguins cantonnés (foyers hémorragiques), dont il sera question ci-après, mais qui, par exception, peut déterminer de véritables décollements, tantôt limités et formant une cavité remplie de caillots, tantôt étendus jusqu'à atteindre le bord du placenta, donnant ainsi une issue au sang épanché ; de plus, une autre cause, très rare mais démontrée, qui est le *tiraillement par brièveté naturelle ou accidentelle du cordon ombilical,* lorsque, dans ce dernier cas, il est enroulé autour du corps fœtal ; enfin, encore plus rarement, contrairement à ce qu'on pourrait croire, un *ébranlement traumatique* de l'utérus, rendu plus difficile à la fin de la grossesse, à cause de la solidité des attaches placentaires.

Quelle est ici la cause d'erreur qui pourra faire méconnaître un décollement albuminurique étendu ?

C'est parfois un faible écoulement extérieur, malgré une abondante hémorragie rétro-placentaire, lorsque le sang, bien qu'ayant dépassé les limites de l'organe, a été retenu autour de l'œuf par des adhérences et s'y est ainsi accumulé en foyer ou en nappe.

Lorsqu'une hémorragie rétro-placentaire, sans insertion vicieuse, vient ainsi à se produire en pleine grossesse, que faut-il redouter pour les deux organismes ?

La mort du fœtus, sans dommage sensible pour la mère si le sang reste accumulé et contenu par des restes d'adhérences placentaires ; mais aussi l'épuisement des forces de la femme et parfois jusqu'à la mort, si, avec un décollement étendu, le sang a franchi les limites du tissu vasculaire et s'est abondamment répandu, soit autour de l'œuf seulement, soit jusqu'au dehors.

A quels signes pourra-t-on presque reconnaître une abondante hémorragie albuminurique, restée latente faute d'écoulement extérieur ?

A la durée ligneuse du globe (Pinard) ; à son volume disproportionné avec l'âge de la grossesse ; à l'impossibilité d'entendre les bruits du cœur fœtal, particularités révélatrices auxquelles s'ajoute la constatation de l'albumine dans les urines.

Lorsqu'une hémorragie, par décollement de placenta non prævia, devient menaçante, quel parti prendre ?

Celui d'une prompte évacuation de l'utérus, en rompant les membranes et pratiquant — bien à regret — l'accouchement forcé, de préférence l'extraction césarienne.

17° DÉGÉNÉRESCENCES DU PLACENTA

A quelles lésions réserve-t-on ce nom ?

A des altérations, plus ou moins importantes, du tissu placentaire, constatées à l'examen de l'organe après la délivrance, lésions typiques, dont les principales constituent les placentas albuminurique, syphilitique et les dégénérescences calcaire, kystique, fibro-graisseuse.

Quels sont les caractères du **placenta albuminurique** ?

Ce sont : un volume et un poids moindres qu'à l'état normal ; puis, à la coupe de l'organe, sur plusieurs points et dans l'épaisseur du tissu vasculaire, des foyers hémorragiques distincts, au nombre moyen

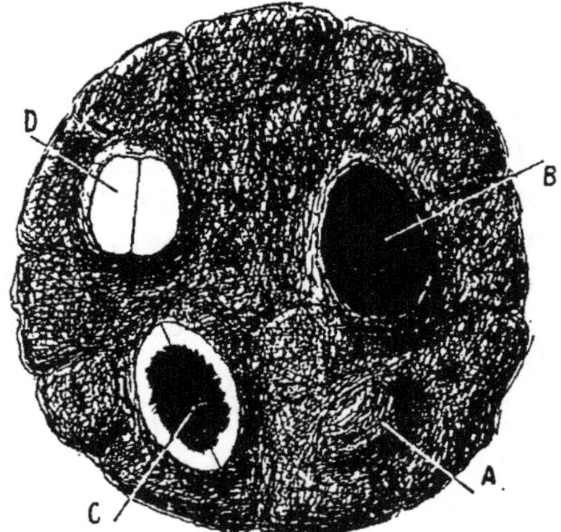

A, foyer non ouvert

B, foyer récent, ouvert

C, foyer moins récent, ouvert.

D, Foyer ancien, organisé.

Fig. 15. — Placenta albuminurique (B. et L.).

de cinq ou six, du volume d'une noisette à une noix, contenant du sang coagulé, plus ou moins foncé suivant l'ancienneté de l'épanchement, (placenta truffé de Pinard), lésions hémorragiques qui peuvent être remplacés par de petits noyaux blanchâtres du volume d'un pois, constituant les infarctus blancs.

Que se produira-t-il dans les deux organismes, à la suite de ces hémorragies interstitielles du placenta ?

Rien d'appréciable ordinairement pour la mère ;

au contraire, pour le fœtus, un trouble asphyxique par réduction du champ d'hématose, qui peut amener sa mort, à moins que les foyers ne soient, par exception, très petits où réduits à un ou deux, auxquels cas ils ne détermineront qu'un affaiblissement momentané des bruits cardiaques et des mouvements actifs.

Ces foyers albuminuriques ayant été constatés à la délivrance, quel est le devoir qui s'imposera à l'accoucheur, lors des grossesses à venir du même sujet ?

C'est celui de surveiller les urines de la femme, et la tension de son sang, qu'il faudra diminuer en cas d'excès, par de petites saignées, particulièrement aux époques menstruelles.

Quelles sont les particularités du **placenta syphilitique** ?

Ce sont : un volume visiblement plus considérable qu'à l'ordinaire, et un poids, qui, normalement de 500 grammes en moyenne, peut atteindre ici 700, 800 grammes, même davantage, véritable hypertrophie, analogue à celle de la rate et du foie observée chez les enfants nés syphilitiques; enfin des cotylédons friables et séparés par des sillons profonds.

A quoi servira quelquefois la constatation de cette hypertrophie placentaire, au moment de la délivrance ?

A donner la preuve d'une syphilis, paternelle ou maternelle, déjà soupçonnée ; même à la révéler, alors qu'elle était ignorée (Pinard).

Quest-ce qui caractérise la **dégénérescence calcaire du placenta** ?

C'est la présence, disséminées dans son tissu, surtout vers la face utérine, de petites granulations minérales, blanchâtres ou grisâtres, reconnaissables à la vue, mais surtout au toucher, formées de carbonates et phosphates de chaux ou de magnésie, sorte d'ossification, dont la cause est ignorée, mais qui n'a aucune influence sur la fonction de l'organe.

Qu'est-ce que la **dégénérescence kystique** ?

C'est celle qu'indique la présence, dans le placenta, de petites poches, les unes, les plus rares, avec contenu séreux, les autres hématiques, sous-amniotiques, avec liquide jaunâtre; conséquences éloignées d'épanchements sanguins, les unes et les autres à paroi nette et distincte et ne donnant lieu à aucune gêne notable de la circulation placentaire.

Qu'appelle-t-on **placenta fibro-graisseux** ?

On désigne ainsi celui dont les villosités sont envahies par la dégénérescence fibro-graisseuse, lésion mal connue, rare, issue peut-être d'hémorragies albuminuriques, en tout cas, des plus graves, à cause de l'importance capitale du tissu auquel elle se substitue.

18° MORT DU FŒTUS

Quelles en sont les causes les plus fréquentes pendant la grossesse ?

Ce sont : les lésions accidentelles et étendues du placenta ; ses graves dégénérescences ; la compression intra-ovulaire du cordon ; la plupart des causes infectieuses de l'avortement, surtout la syphilis ; enfin certaines malformations d'organes fœtaux.

Quels sont les signes révélateurs de la mort du fœtus ?

Ce sont : pendant les premiers mois de la grossesse,

la suppression rapide de ses manifestations caractéristiques, surtout des troubles digestifs, puis l'arrêt du développement utérin et le défaut de ramollissement du col ; plus tard, la cessation des mouvements actifs et des bruits du cœur, une sensation de lassitude générale et de pesanteur dans la zone pelvienne, l'affaissement des mamelles et de l'abdomen, dans lequel la palpation fait sentir un globe utérin sans rigidité, qui d'ailleurs, la femme étant couchée, se porte à droite ou à gauche, suivant la position latérale du tronc ; enfin, parfois une crépitation des os crâniens, qui se produit lorsque la main veut en déprimer les bords, ceux-ci se trouvant en contact par suite de la réduction atrophique du contenu de la cavité.

La grossesse ainsi arrêtée, comment se comportera l'utérus ?

Il expulsera l'œuf, d'ordinaire quinze jours après la mort du fœtus, rarement plus tôt ; quelquefois après plusieurs mois de rétention.

Que devient, dans ce dernier cas, le corps fœtal privé de vie et enfermé dans l'œuf ?

Il subit des effets d'immersion, différents suivant l'âge de la grossesse, mais sans décomposition ni putréfaction tant que l'enveloppe membraneuse est intacte.

Quels sont ces effets divers ?

Ce sont les suivants : au début, lorsque l'embryon est à peine formé, il se *dissout* dans le liquide amniotique et disparaît. A partir du troisième mois, il se conserve, parfois en se ratatinant comme un fruit dans l'eau de vie, plus souvent, surtout lorsque son développement est avancé, en subissant, au lieu de cette momification, une véritable *macération*.

A quels caractères se reconnaît cette macération chez le fœtus sorti des parties maternelles ?

A l'aspect rougeâtre de la peau, à l'œdème qui la soulève et au ramollissement des tissus sous-jacents, qui donnent, au toucher, la sensation de couches gélatineuses faciles à entamer.

Ces altérations des tissus fœtaux ont-elles quelque influence sur l'organisme maternel ?

Non, tant que l'œuf est intact, et il n'y pas lieu, par suite, de provoquer l'expulsion ; oui, au contraire, en cas de rupture des membranes ; et, alors, l'infection étant inévitable, il faudrait, sans retard, dilater l'orifice par un ballon de Champetier de Ribes, puis extraire le fœtus, avec précaution pour ne pas déchirer ses tissus ramollis et en faire des lambeaux.

19° GROSSESSE EXTRA-UTÉRINE

Qu'appelle-t-on de ce nom ?

On désigne ainsi la grossesse dans laquelle l'œuf, arrêté entre l'ovaire et l'utérus, s'est, par suite, développé en dehors de l'organe gestateur.

Dans quelle partie de ce trajet peut-on le trouver ?

Quelquefois au point de contact de l'ovaire et du pavillon de la trompe, où alors il se trouve en rapport avec les organes abdominaux et se greffe sur le péritoine ; bien plus souvent et presque toujours, dans le canal tubaire, plus ou moins près de l'utérus, même dans son passage à travers la paroi.

D'après cela combien doit-on distinguer d'espèces de grossesses extra-utérines ?

Deux principales, suivant leur siège : la *grossesse tubaire* et la *grossesse péritonéale,* auxquelles se rattachent quelques variétés sans intérêt pratique.

Ces cas de grossesse ectopique sont-ils fréquents ?

Oui, d'après ceux qui admettent une forte proportion d'ovules fécondés, arrêtés dans la trompe, dont la vie s'éteint sur place ; tandis que les grossesses extra-utérines paraissent très rares si on ne compte que les faits observés.

Quelles sont les causes de la grossesse extra-utérine ?

Ce sont : pour la grossesse tubaire, des oblitérations, des rétrécissements ou seulement des contractions persistantes du conduit ; pour la grossesse abdominale, parfois la chute de l'ovule hors du pavillon retenu par adhérence aux tissus voisins, mais presque toujours, la transformation de la tubaire en abdominale par rupture précoce du kyste fœtal formé par le conduit de la trompe.

Quels sont les phénomènes qui s'accomplissent autour de l'ovule, quel que soit son point de fixation ?

Tous ceux que rendent nécessaires, comme dans l'utérus, l'accroissement et le greffage de l'ovule. Ainsi : dans la trompe, le conduit se distend, ses parois s'épaississent, la muqueuse s'hypertrophie et se vascularise, surtout au niveau du placenta, remplissant ainsi le rôle de caduque : tandis que, au contact du péritoine, l'œuf fécondé s'entoure d'une couche plastique qui, comme l'enveloppe tubaire, se dilate progressivement et s'enrichit de vaisseaux, surtout au niveau du placenta.

Pendant ce temps que se produit-il dans l'utérus ?

Une sorte d'ébauche de son développement gravidique ; ainsi, un certain accroissement de son volume et de sa cavité, une plus grande activité de sa circulation et un ramollissement partiel du col, phénomènes auxquels peuvent s'ajouter quelques hémorragies d'apparence menstruelle.

Du côté de la muqueuse utérine que se passe-t-il ?

Un travail d'hypertrophie, suivi d'exfoliation du tissu muqueux, c'est-à-dire la formation d'une véritable caduque, dont les débris pourront être expulsés avec hémorragie et faire croire à un avortement.

Qu'observe-t-on chez une femme en état de grossesse extra-utérine ?

Deux groupes de symptômes : d'une part, la réunion des signes gastriques, mammaires et ovulaires de la grossesse utérine, qui feront croire à cette dernière jusqu'à la fin, lorsque, par exception, l'anomalie reste latente ; d'autre part, presque toujours des indices de grossesse anormale qui éveilleront l'attention.

Quelles sont ces particularités révélatrices ?

Ce sont : parfois des hémorragies utérines ; souvent des douleurs péri-utérines profondes, dues à la compression exercée par la tumeur ; mais surtout la présence du kyste fœtal, constaté par la palpation, lorsqu'il a acquis un certain développement, exploration qui fera sentir l'utérus, d'un petit volume, et, à côté, le kyste, d'un volume proportionné à l'âge de la grossesse, presque toujours immobilisé par ses adhérences péritonéales, et sur lequel les pressions manuelles ne provoquent aucun durcissement par contraction de paroi.

Comment se termine d'ordinaire la grossessse extra-utérine ?

Par la rupture du kyste, surtout lorsqu'il est tubaire, cela dans le courant des premiers mois, avec hémorragie interne, parfois modérée, mais suivie de péritonite, d'autres fois profuse, foudroyante et rapidement mortelle.

Comment se manifeste cette brusque inondation péritonéale ?

Par une douleur au bas-ventre, subite et violente, avec syncope et signes d'épuisement hémorragique, (pâleur, étouffement, fréquence et petitesse du pouls).

A quel singulier phénomène assiste-t-on à la fin, lorsque la grossesse extra-utérine a pu arriver à terme ou à peu près ?

A celui d'un *faux travail,* pendant quelques heures ou plusieurs jours, avec contractions utérines douloureuses et une légère hémorragie par décollement de fragments de caduque, suivi, au moment voulu, d'un commencement de lactation.

L'expulsion faisant défaut, que se produira-t-il fatalement ?

La mort du fœtus et la persistance de la saillie abdominale, due au kyste fœtal, dont le volume se réduira dans la suite, progressivement et lentement, ce qui n'empêchera pas la menstruation de se rétablir, ordinairement au bout de deux mois.

Qu'advient-il du corps du fœtus ?

Le plus souvent, il se ratatine et se dessèche, malgré l'immersion, jusqu'à se momifier (poupée de pain d'épice de Depaul) ; parfois les tissus s'infiltrent de sels calcaires et donnent lieu à une masse dure et pierreuse, dite *lithopédion,* dont le séjour dans l'abdomen peut être toléré indéfiniment. Enfin, il est arrivé que la putréfaction s'est emparée de la masse fœtale, par infiltration de produits septiques intestinaux, lorsque la paroi kystique est trop mince pour pouvoir empêcher cette pénétration.

Quelles seront les conséquences de cette décomposition ?

Des infections, telles que la septicémie ou la péritonite d'emblée, promptement mortelles ; dans certains cas, un vaste abcès, qui peut s'ouvrir dans le péritoine et devenir tout aussi désastreux, mais qui peut aussi s'évacuer dans le rectum ou le vagin, donnant ainsi de sérieuses chances de guérison.

Quels sont les éléments essentiels du diagnostic de la grossesse extra-utérine ?

Ce sont, comme il a été dit : les douleurs profondes, le suintement sanguin, mais surtout la présence, à côté de l'utérus, du kyste fœtal, dont la paroi ne durcit pas sous la pression de la main, signes auxquels s'ajoutent ceux qui attestent la réalité d'une grossesse.

Lorsque, en cas de grossesse ectopique, le terme a été dépassé, sans intervention, qu'observera-t-on de significatif, indiquant la présence d'un kyste fœtal ?

Deux phénomènes principaux, qui sont : un affaissement progressif de la tumeur abdominale, à côté de laquelle se constatera toujours l'utérus, et, au palper, une crépitation, par chevauchement des os de la tête fœtale.

Pourquoi les prévisions dans toute grossesse extra-utérine, sont-elles des plus graves ?

Parce que, en plus de la mort inévitable du fœtus, il y a danger de rupture du kyste, avec hémorragie ou péritonite, presque fatalement mortelles ; et, en cas de rétention, à cause des risques de décomposition et d'infection maternelle.

Qu'elle est aujourd'hui l'atténuation considérable portée à ce pronostic, en ce qui concerne la femme ?

C'est celle qui est due aux succès obtenus par la chirurgie abdominale.

Quelle paraît devoir être, de nos jours, la formule générale du traitement de la grossesse extra-utérine ?

C'est la suivante, donnée par Pinard : « Toute grossesse extra-utérine diagnostiquée commande l'intervention chirurgicale. »

Quelle sera cette intervention ?

Ce sera l'enlèvement du kyste fœtal, immédiatement lorsque le diagnostic est posé de bonne heure, puisque l'abstention exposerait la femme pendant trop longtemps au dangerde rupture de la poche. Lorsque l'anomalie est reconnue seulement dans les derniers mois de la grossesse, l'enfant étant vivant, ce sera l'extraction de celui-ci et encore l'ablation du kyste, mais seulement plus ou moins près du terme, à la condition d'être prêt et en mesure pour agir en cas de rupture.

Quelle est la méthode, moins radicale mais pratique, préconisée par Pinard, lorsque l'enfant est arrivé à une parfaite viabilité ?

C'est une extraction à travers l'incision du kyste, sans toucher au placenta, puis la marsupialisation de la poche, par suture des bords correspondants de chaque boutonnière, le délivre devant ensuite se détacher lui-même peu à peu à la faveur d'abondants lavages antiseptiques et le kyste disparaître par bourgeonnement intérieur.

Le fœtus mort, qu'y aurait-il à changer comme conduite opératoire ?

Seulement le moment de l'extraction, celle-ci n'étant plus urgente, puisqu'il n'y aura pas à redouter la rupture du kyste, cela dans le but de bénéficier de la réduction, assez rapide en pareil cas, des vaisseaux afférents à la poche et d'éviter ainsi une sérieuse hémorragie.

En cas de transformation du kyste en un abcès, quelle serait la décision à prendre ?

Celle d'une incision évacuatrice, suivie d'une désinfection et d'un drainage persistants.

Quelle est l'intervention imposée par la rupture soudaine du kyste ?

C'est l'extraction laparotomique de la poche fœtale, selon les règles qui dirigent ces sortes d'opérations.

20° AVORTEMENT

Qu'est-ce que l'avortement ?

C'est l'expulsion du fœtus et de ses annexes, pendant les six premiers mois de la grossesse.

Pourquoi l'expulsion au cours de cette période doit-elle être distinguée de celle qui peut survenir pendant les trois derniers mois ?

Parce qu'elle présente des particularités concernant

les causes, les phénomènes et l'évolution, surtout parce qu'elle fait arriver un fœtus non viable.

Le fœtus serait-il viable en réalité dès le début du septième mois ?

Non, l'observation montrant que sept mois au moins lui sont nécessaires pour une viabilité réelle, et non six mois seulement, qui n'est que l'âge conventionnel de la viabilité légale.

Que doit-on penser de la fréquence de l'avortement spontané ?

Qu'elle est plus grande qu'on ne serait porté à le croire, en raison des nombreuses expulsions embryonnaires, méconnues, du début de la grossesse.

A quelle époque de la grossesse s'observent surtout les avortements ?

Dans le cours des deuxième, troisième et quatrième mois, le plus souvent dans celui du troisième, et particulièrement pendant la période menstruelle.

Quelle est la division des CAUSES *d'avortement qui paraît devoir les grouper convenablement ?*

C'est celle en causes locales, qui peuvent être pelviennes, utérines, ovulaires, et causes générales, qui sont les grandes infections aiguës et chroniques de l'organisme maternel.

Que doit-on citer comme causes pelviennes et utérines ?

Celles-ci, bien que assez rares : les obstacles à l'ascension du globe par une tumeur de l'excavation, la rétroversion utérine, des adhérences péritonéales anciennes ; les malformations, fibromes et néoplasmes de l'utérus, qui s'opposent à l'agrandissement de sa cavité.

Quelles sont les causes qui siègent dans l'œuf lui-même ?

Ces causes, très puissantes et assez fréquentes, sont : l'insertion, seulement basse, du placenta, qui, de bonne heure, peut troubler le parallélisme des développements de l'organe vasculaire et de l'utérus ; les foyers albuminuriques déjà étudiés ; d'autres foyers hémorragiques formés à la surface de la caduque, qui constituent l'endométrite hémorragique ; les déchirures ou décollements traumatiques ; enfin et surtout la mort d'emblée du fœtus, due aux infections maternelles qui vont être indiquées.

Quelles sont les infections de la mère capables de déterminer l'avortement ?

Ce sont : les fièvres éruptives, la fièvre typhoïde, la pneumonie, surtout la syphilis, auxquelles il faut joindre les grandes débilitations de l'organisme.

Que doit-on ajouter à cette dernière liste, mais à titre de simples intoxications maternelles ?

L'intoxication par le sulfure de carbone, l'oxyde de carbone, l'alcool, même le tabac, lorsque l'absorption est persistante.

Que faut-il savoir de l'influence de la syphilis maternelle sur la grossesse ?

Que, si la mère a été infectée antérieurement à la grossesse, surtout peu avant, et non traitée, il y aura probabilité d'avortement (parfois d'expulsion tardive), même d'une série d'avortements ; que, si l'infection est survenue dans les premiers mois de la grossesse, la mort du fœtus et l'expulsion sont à peu près inévitables, tandis que si c'est vers la fin, l'œuf peut être épargné, sans que soient à l'abri toutefois les fœtus des grossesses ultérieures, si la mère est restée syphilitique.

Dans le cas fréquent d'avortement à répétition, quelle est d'ordinaire la particularité de leurs échéances ?

C'est le fait que ces expulsions arrivent de plus en plus tard, et peuvent devenir accouchements à terme avec enfants indemnes.

Qu'observe-t-on en ce qui concerne l'influence de la syphilis paternelle sur la grossesse ?

Que, parfois sans conséquence, elle est souvent très nocive, à défaut de traitement, par imprégnation ovulaire, concomitante de la fécondation ; d'où la syphilisation du fœtus, et, comme suite probable, sa mort et l'avortement.

Comment agissent sur l'œuf les diverses causes d'avortement ?

Pour la plupart, en provoquant d'emblée des contractions décollantes, puis expulsives ; parfois, comme à la suite d'une infection générale maternelle, surtout syphilitique, en atteignant d'abord le fœtus et déterminant sa mort.

Quels sont les ACTES ESSENTIELS *du travail abortif, et ceux, s'y rattachant, qui leur font suite ?*

Ce sont : des contractions utérines, d'abord peu ou pas douloureuses, puis vivement ressenties et peu différentes de celles de l'accouchement ; une hémorragie par contractions décollantes du placenta, avec écoulement aqueux, lorsque l'œuf s'est ouvert ; la dilatation de l'orifice, sans effacement, par évasement de haut en bas (toupie sans clou de Tarnier), jusqu'à un diamètre de 3 à 5 centimètres, ordinairement suffisant pour laisser passer l'embryon ; l'expulsion enfin de ce dernier, puis celle des annexes, le plus souvent séparées par un intervalle, double libération à laquelle succède une sorte de post-parfum, caractérisé par de courtes lochies non hémorragiques, une sécrétion lactée si la grossesse a dépassé trois mois, enfin une involution utérine, proportionnée au développement de l'organe et d'une durée maximum de trois ou quatre semaines.

Quelles sont, d'après ce qui précède, les particularités principales qui distinguent l'expulsion de l'avortement de celle de l'accouchement ?

Ce sont : d'abord le fait, très souvent observé, de l'expulsion plus ou moins tardive du placenta, lorsque l'œuf est arrivé à un certain développement ; puis et surtout, la concomitance de l'hémorragie, à peu près inséparable du travail abortif, parce que le décollement du placenta en est le premier acte.

Toutefois quel est l'avortement où l'hémorragie peut être faible, même presque nulle ?

C'est l'avortement syphilitique, parce que la mort du fœtus en est la cause et qu'elle remonte toujours à un certain temps.

Les avortements peuvent-ils présenter le caractère d'uniformité générale des accouchements ?

Non, parce qu'ils s'opèrent dans un utérus à divers degrés de développement et avec un contenu, successivement embryonnaire et fœtal, c'est-à-dire de volume croissant.

Quelles sont les CATÉGORIES D'AVORTEMENTS *qu'on peut établir sous ces rapports ?*

Ce sont les suivantes : avortement des deux premiers mois, des troisième et quatrième mois, des cinquième et sixième mois, bien que, dans chacune d'elles, se constate, par exception, tel phénomène parfois rencontré avant ou après.

Comment se passe l'avortement au cours des deux premiers mois ?

Pendant le premier, à la façon d'une menstruation abondante, douloureuse et retardée, avec expulsion d'un œuf à peu près impossible à reconnaître au milieu des caillots ; pendant le second mois, à la manière d'un effort douloureux, qui d'ordinaire chasse l'œuf, en bloc, déchiré ou non, mais assez développé pour qu'on puisse reconnaître le corps de l'embryon dans le sang répandu.

Comment s'opère l'avortement pendant les deuxième et troisième mois ?

Presque toujours en deux temps, séparés par un intervalle, qui peut être de plusieurs heures comme de plus d'un jour : le premier, qui consiste dans l'expulsion de l'embryon, après laquelle les contractions s'arrêtent et l'hémorragie s'atténue ; le second, véritable délivrance, qui s'annonce par le réveil du travail abortif, s'accompagne d'hémorragie, parfois abondante, et s'achève par l'expulsion du placenta.

Comment expliquer cette rétention du délivre ?

Par ce fait que le placenta, volumineux et surtout adhérent, ne s'est décollé qu'incomplètement, les contractions utérines n'ayant pas encore acquis leur énergie future ; et, de plus, parce que, une fois détaché entièrement, il ne trouve, dans la voie ouverte par l'embryon, qu'un passage insuffisant.

Comment se fait l'avortement pendant les cinquième et sixième mois ?

A peu près comme un accouchement, c'est-à-dire

avec contractions énergiques, effacement du col, dilatation de l'orifice, formation d'une poche des eaux, expulsion du fœtus, suivie de celle du délivre sans beaucoup de retard, véritable travail, mais encore accompagné d'hémorragie, après lequel commence l'involution utérine et apparaît un écoulement lochial de quelques jours.

Quelles sont les COMPLICATIONS *parfois observées au cours de l'avortement ?*

Ce sont : une hémorragie grave ; la rétention du placenta ; enfin la décomposition de la masse vasculaire, avec infection utérine susceptible de généralisation.

Quelle est la cause de l'abondance de l'hémorragie ?

C'est le décollement total du placenta, alors que l'œuf se trouve encore dans la cavité utérine ; ou ce même décollement, lorsque, l'œuf ayant été expulsé, le placenta, retenu, met obstacle à la rétraction de la paroi utérine, comme le faisait l'œuf entier dans le cas précédent.

A quels signes se reconnaîtra la gravité de l'hémorragie ?

A l'abondance de l'écoulement, à la fréquence du pouls (au-dessus de 100 pulsations) et aux autres signes généraux qui seront indiqués à propos des hémorragies de la délivrance.

A quel moment une rétention du délivre devient-elle un danger ?

Lorsqu'elle a persisté plus d'un ou deux jours, en raison de la décomposition très probable du tissu placentaire.

Quels sont les premiers effets de cette décomposition et de l'infection utérine qui en est la conséquence?

Ce sont: la fétidité des lochies ; la douleur du ventre ; surtout la fièvre, avec température au-dessus de 37°,5.

Toutefois quelle est l'heureuse, mais trop rare, exception qui peut s'observer en cas de rétention placentaire?

C'est une rétention sans putréfaction, lorsque le tissu vasculaire est resté adhérent sur une étendue suffisante pour pouvoir se nourrir par imbibition, phénomène qui d'ailleurs ne se produira jamais dans la rétention du placenta lors d'un accouchement à terme.

Quelles sont les multiples QUESTIONS DE DIAGNOSTIC *qui peuvent se présenter au cours de l'avortement?*

Ce sont les suivantes: y a-t-il avortement? Si oui, peut-il être arrêté, ou est-il, au contraire, inévitable? En cas d'expulsion, celle-ci a-t-elle été totale ou partielle? Quelle a été la cause de l'avortement?

Quels sont les signes essentiels qui dénotent un travail d'avortement?

Ce sont: chez une femme positivement enceinte, une hémorragie ayant précédé ou accompagnant des contractions douloureuses de l'utérus, puis une dilatation manifeste du col.

L'avortement constaté, quels sont les indices autorisant à penser qu'il peut être arrêté?

Ce sont : la lenteur de l'écoulement sanguin, malgré sa persistance et une certaine durée, tandis qu'une perte rapidement abondante ferait redouter un décollement étendu avec avortement fatal ; enfin l'intégrité de l'œuf, bien qu'on ait constaté un commencement de dilatation permettant d'arriver aux membranes.

Quels sont les signes faisant juger que l'avortement est devenu inévitable?

Ce sont : la rapide abondance de l'hémorragie; la rupture des membranes ; surtout l'engagement de l'embryon à travers le col dilaté ; enfin les signes de la mort du fœtus, lorsqu'ils peuvent être constatés.

L'embryon sorti, quels sont les signes permettant d'affirmer qu'il y a rétention du placenta?

Ce sont: l'absence du tissu placentaire au milieu des caillots et la persistance de l'hémorragie.

Quelles sont les preuves de l'expulsion totale?

Ce sont: naturellement la présence du placenta hors des parties maternelles, que rendrait certaine, au besoin, la constatation, sur la face saignante, du chevelu des villosités choriales, une fois dégagé des caillots par un filet d'eau chaude ; puis et surtout la cessation de l'hémorragie.

Que doit comprendre la THÉRAPEUTIQUE DE L'AVORTEMENT?

Deux traitements distincts: le préventif et le traitement direct; c'est-à-dire celui qui s'adresse à une cause déjà reconnue lors d'un avortement précédent, ou toute autre, soit soupçonnée soit redoutée, et celui qui vise le fait, probable ou certain, de l'avortement.

En cas de TRAITEMENT PRÉVENTIF *quelle est la cause à envisager, le plus souvent peut-être, dans la pratique?*

C'est la syphilis, chez le père et la mère, ou seulement chez l'un des deux, parfois d'une vérification difficile à travers des renseignements incomplets ou erronés.

Quel est le devoir de l'accoucheur en cas de syphilis avérée, et alors bien avant la grossesse ?

C'est : celui de combattre la maladie : en même temps chez les futurs procréateurs, s'ils sont atteints tous les deux, cela au moins pendant les six mois qui doivent précéder la fécondation ; chez l'un ou l'autre, s'il n'y en a qu'un d'infecté ; chez le père s'il l'est seul, alors avec cette précaution essentielle de soumettre la mère, bien qu'indemne, au même traitement, mais seulement à partir de la conception, et jusqu'à la fin de la grossesse (Pinard).

Quelle est la médication, simple et efficace, à prescrire dans les cas précédents ?

C'est celle instituée à la Clinique Baudelocque (Pinard), qui consiste à faire prendre, pendant toute la durée du traitement, à chacun des deux repas principaux, une cuillerée à soupe de la solution suivante :

Bi-iodure de mercure	0 gr. 10
Iodure de potassium.	10 —
Eau distillée de menthe. . . .	50 —
Eau distillée	250 —

cela sans interruption, à moins d'intolérance — peu probable — de l'estomac.

Lorsqu'il s'agit du TRAITEMENT DIRECT DE L'AVORTEMENT, *quelles sont ici les situations les plus capables de le déterminer ?*

Ce sont celles qu'on peut désigner ainsi : avortement douteux ; avortement commencé, mais pouvant être arrêté ; avortement inévitable, simple ou compliqué.

Comment se comporter lorsque l'avortement est douteux ?

Comme s'il était commencé, mais non fatal.

Dans ce cas, où on doit croire qu'il peut être enrayé, comment se conduire ?

Il faut sans retard chercher à supprimer les contractions décollantes, sans s'occuper d'abord directement de l'hémorragie, celle-ci n'ayant pu être encore assez abondante pour exiger une intervention spéciale.

Quelles sont alors les premières précautions à exiger de la femme ?

Ce sont : la position horizontale, avec siège élevé et tête basse ; l'évacuation de la vessie et du rectum.

Quel est le moyen recommandé depuis longtemps, dans le but d'arrêter les contractions abortives ?

C'est l'opium, employé : soit sous forme de lavements de 100 à 150 grammes, avec 15 à 20 gouttes de laudanum, donnés — après avoir vidé le rectum par un premier lavement simple — pour être gardés, et renouvelés deux à quatre fois dans les 24 heures, à intervalles réguliers ; soit sous forme d'injections hypodermiques de chlorhydrate de morphine, à la faible dose de 1/2 à 1 centigramme par injection, répétées deux ou trois fois par 24 heures.

Les contractions et l'hémorragie enrayées, comment favoriser la persistance de ces bonnes conditions ?

En exigeant de la femme un séjour au lit presque aussi long que celui des suites de couches et l'éloignement de toute cause d'agitation.

Que faut-il penser de la valeur thérapeutique de l'opium dans la circonstance ?

Que, si l'emploi de cet hypnotique a pu parfois paraître arrêter le travail abortif à son début, bien plus souvent, il n'a fait que retarder l'expulsion, la cause première de celle-ci n'ayant pas été supprimée par ce seul moyen thérapeutique.

Lorsqu'on peut croire l'avortement inévitable quelle est la conduite à suivre ?

Une conduite différente, suivant les circonstances qui vont être indiquées.

Si, l'avortement paraissant inévitable, l'hémorragie était modérée, faudrait-il intervenir pour hâter l'expulsion ?

Non, parce que, presque toujours, cette expulsion s'opère spontanément et qu'il est alors permis d'attendre.

Si cependant, dans ce même cas, l'œuf était engagé à travers le col, devrait-on chercher à le saisir pour en finir au plus tôt ?

Non, puisque le faible degré de l'hémorragie n'impose pas alors une extraction immédiate.

L'avortement étant considéré comme fatal en raison de l'abondance de l'hémorragie, quelle est l'intervention qui s'impose sans retard ?

C'est — après avoir essayé les injections vaginales chaudes, dont il sera parlé plus loin — la rupture des membranes, manœuvre simple et inoffensive, pour peu que l'œuf soit accessible, à laquelle on peut joindre l'introduction d'un petit ballon de Champetier de Ribes, moyens provocateurs de contractions rapidement dilatantes et expulsives.

Quel est le moyen, non sans valeur, que préconisaient, en pareil cas, Tarnier et Budin ?

C'est le tamponnement du vagin, à la fois mécaniquement hémostatique et excitant de contractions, mais, auquel on peut reprocher d'empêcher le toucher, par suite la constatation des progrès de l'expulsion, même d'exposer à l'infection, procédé dont la technique sera exposée à propos des hémorragies de la grossesse.

Le tampon vaginal appliqué, combien de temps devrait-on le laisser en place ?

Cinq ou six heures seulement d'après Tarnier, jusqu'à l'arrivée des contractions d'après d'autres accoucheurs ; en tous cas, le moins possible, en se réservant de le renouveler aussi souvent que l'hémorragie, arrêtée, viendra à se reproduire.

L'embryon sorti, faut-il, s'il n'y a pas d'hémorragie importante, se hâter d'extraire le placenta ?

Non, parce qu'il peut ne pas beaucoup tarder à être expulsé.

Toutefois, jusqu'à quel moment est-il permis d'attendre, bien qu'il n'y ait pas de signes de décomposition du tissu placentaire ?

Jusqu'à un, ou deux, au plus trois jours, après lesquels on devra, comme s'il s'agissait d'un curage manuel, dilater le col et introduire un ou deux doigts dans la cavité utérine, pour achever de détacher le placenta et l'amener en totalité.

Si, le placenta étant encore dans l'utérus, l'hémorragie était devenue grave, comment se conduirait-on ?

Après avoir essayé de simples irrigations vaginales chaudes, complétées, au besoin, par une ou deux injections intra-utérines chaudes et antiseptiques, on en viendrait, si le sang continue à couler, à l'évacuation manuelle de l'utérus comme précédemment.

En cas de rétention persistante, avec signes de décom-

position placentaire, quelle est l'intervention qui s'impose immédiatement ?

C'est l'évacuation et le nettoyage rigoureux de l'utérus, par le curage digital ou instrumental.

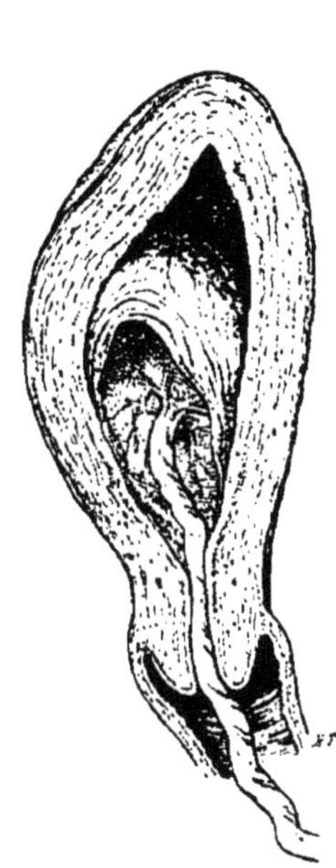

Fig. 16. — Rétention du placenta.

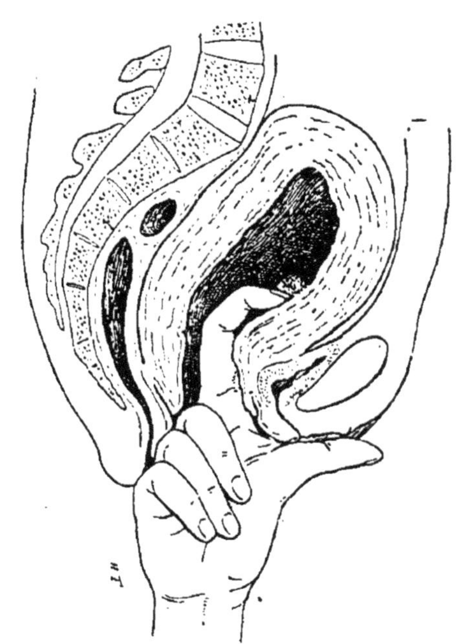

Fig. 17. — Curage digital. A l'aide de l'ongle on détache un cotylédon resté adhérent.

(*Revue gynécologique.*)

En quoi consiste le curage digital ?

Tout d'abord — la femme étant endormie — dans l'introduction de un ou deux doigts dans la cavité utérine, à travers le col, dilaté, au besoin, par les bougies de Hégar ou, si possible, le petit ballon de Champetier de Ribes, pendant que l'autre main, appliquée sur l'hypogastre, fixe, même abaisse, l'utérus ; puis, dans le grattage des parois avec les ongles, et l'extraction des débris placentaires, qui sera suivie d'une injection intra-utérine avec une canule à double courant, même d'un écouvillonnage de la cavité avec un peu de gaze enroulée autour des mors d'une pince à pansement et trempée dans de la teinture d'iode, en protégeant le vagin par une irrigation; intervention qu'il sera bon de compléter par un drainage de la cavité, à l'aide d'une mèche de gaze iodoformée, laissée en place pendant vingt-quatre heures.

Quels sont les temps du curettage instrumental ?

Ce sont : l'attraction du col à la vulve, puis le raclage prudent des parois, avec une curette métallique large et peu coupante (sans attendre le cri utérin), suivi d'un sérieux écouvillonnage, tout cela sous chloroforme.

Quel est, de ces deux modes d'extraction, le préférable ?

C'est le curage digital, qui ne fait craindre ni la perforation utérine ni l'abandon de fragments, comme y expose le curettage instrumental, plus ou moins aveugle.

Qu'observe-t-on généralement après une évacuation complète de la cavité utérine ?

La disparition rapide des effets locaux et généraux de la décomposition placentaire.

Lorsqu'un avortement s'est achevé sans complications, quelles sont celles qui pourraient parfois venir en troubler les suites ?

Ce sont toutes les infections puerpérales, lorsqu'il y a eu défaut ou insuffisance de précautions antiseptiques ; particulièrement ici, les lésions métritiques et péri-utérines.

21° HÉMORRAGIES DE LA GROSSESSE

Quelles sont, en résumé, les principales espèces d'hémorragies observées pendant la grossesse et étudiées précédemment ?

Ce sont les trois suivantes : l'hémorragie par décollement placentaire de l'avortement ; celle résultant plus tard d'un décollement albuminurique, ou — mais très rarement — traumatique, par secousse physique, tiraillement d'un cordon trop court ; enfin l'hémorragie par insertion anormale du placenta.

Que faudrait-il leur ajouter à la rigueur comme hémorragie de grossesse, mais presque toujours foudroyante ?

Celle que produit, soudainement, la rupture du kyste d'une grossesse tubaire.

Le cas précédent et celui, fort rare, d'un vaste décollement albuminurique mis à part, quelle est la plus redoutable des hémorragies placentaires de la grossesse ?

C'est l'hémorragie due à l'insertion vicieuse, parce que sa cause est au-dessus de toute ressource thérapeutique, qu'elle devient abondante par ses retours, qu'elle persiste pendant la plus grande partie du travail et qu'elle peut rendre nécessaires certaines interventions sérieuses et délicates.

Que doit-on appeler hémorragie grave ?

On doit désigner ainsi et considérer comme telle : une hémorragie, soit rapidement abondante, soit modérée, mais persistante ; ou une hémorragie — bien que non excessive — qui est mal tolérée (accélération du pouls, sentiment de défaillance, pâleur...) ; ou une hémorragie interne, parce qu'elle est presque toujours reconnue trop tard, lorsqu'elle a compromis la vie de la femme ; et, en général, toute hémorragie placentaire importante à laquelle on ne peut opposer l'évacuation de l'utérus, seul moyen, lorsqu'il est applicable, d'amener une rétraction hémostatique de l'organe.

Quel est celui des deux êtres qu'une hémorragie grave menace le plus tôt ?

C'est certainement le fœtus, même en cas de seul décollement placentaire (qui ne fait perdre que du sang maternel), parce que l'hématose fœtale s'en trouve restreinte ou empêchée ; à plus forte raison quand il s'agit d'une déchirure du tissu placentaire, soit de toute l'épaisseur, soit limitée, qui est une lésion intéressant alors uniquement le placenta fœtal.

Quelles sont les précautions essentielles à exiger de la femme avant tout traitement hémostatique ?

Ce sont : le repos au lit dans la position horizontale, puis l'évacuation de la vessie et du rectum.

Quelle est le premier moyen d'hémostase à employer dans presque tous les cas ?

C'est l'*irrigation vaginale chaude*, avec l'eau bouillie à 48, même 50 degrés, vérifiés au thermomètre.

Comment une ou plusieurs de ces irrigations chaudes seront-elles hémostatiques ?

En déterminant un resserrement persistant des vaisseaux divisés, action à laquelle peut toutefois s'ajouter fâcheusement la provocation de contractions utérines, capables d'augmenter l'étendue du décollement placentaire, et, dans certains cas, de favoriser l'hémorragie.

A quelles conditions ces irrigations seront-elles efficaces ?

A celles d'observer la température voulue, de les prolonger, chaque fois, jusqu'à disparition presque totale du sang dans le liquide de retour, enfin de les répéter aussi souvent que le demandera la reproduction de l'hémorragie.

Quelles sont les précautions à prendre dans la pratique de ces injections ?

Ce sont celles d'aseptiser la canule, le tube et le réservoir, et de n'élever ce dernier qu'à 50 centimètres au-dessus du siège, pour éviter un effet de douche.

Quel est le moyen mécanique, longtemps opposé aux hemorragies utérines de la grossesse, aujourd'hui d'une application devenue moins fréquente ?

C'est le *tamponnement du vagin*, qu'on pratique de la manière suivante : la femme étant placée, le siège sur le bord du lit, les membres inférieurs écartés et soutenus, on commence par laver le col et le vagin, à l'aide d'une irrigation antiseptique chaude ; ensuite, à travers le spéculum, on accumule, avec une pince, d'abord sur le museau de tanche et dans les culs-de-sac qui l'entourent, puis, en retirant l'instrument, tout le long du conduit vaginal, une série de plis en couches serrées, fournies par trois ou quatre bandes de gaze iodoformée à 1/20, de 5 mètres de long sur 15 centimètres de largeur, colonne résistante qu'on maintient par un bandage vulvaire en T.

Quels seront les effets de cette barrière vaginale ?

Ce seront : d'abord et nécessairement, la formation d'un caillot, entre l'œuf et la paroi, jusqu'à contact avec les vaisseaux divisés par le décollement ; puis la la provocation de contractions utérines.

Quels sont surtout les hémostatiques sur lesquels on doit compter pour en finir avec une hémorragie en temps de grossesse ?

Ce sont ceux qui ont été signalés et étudiés à propos de l'avortement, du placenta prævia et de l'hémorragie albuminurique, tels que la rupture des membranes, l'introduction d'un ballon de Champetier de Ribes et l'évacuation de l'utérus.

En ce qui concerne l'influence des contractions utérines sur l'hémorragie, quelle est la différence à noter dès à présent entre l'état de grossesse et le post-partum ?

C'est ce fait, que les contractions de l'utérus occupé par l'œuf sont décollantes pour le placenta et productrices d'hémorragie, ce resserrement ne pouvant aller jusqu'à fermer les vaisseaux divisés ; tandis qu'après l'évacuation de l'organe, elles exerceront sans obstacle toute leur action oblitérante.

DEUXIÈME PARTIE

ACCOUCHEMENT

GRANDES DIVISIONS

ACCOUCHEMENT NORMAL

SITUATION DE LA FEMME IMMÉDIATEMENT AVANT L'ACCOUCHEMENT.

SITUATION DU FŒTUS IMMÉDIATEMENT AVANT L'ACCOUCHEMENT.

PRÉSENTATIONS ET POSITIONS

TRAVAIL : SUCCESSION DE SES PHÉNOMÈNES ; SA DURÉE.

MOUVEMENTS DU FŒTUS DANS LES DIVERSES PRÉSENTATIONS

DIAGNOSTIC ET PRONOSTIC DES DIVERSES PRÉSENTATIONS ET POSITIONS.

ASSISTANCE PENDANT LE TRAVAIL.

DÉLIVRANCE : SES PHÉNOMÈNES; CONDUITE A SUIVRE PENDANT LA DÉLIVRANCE.

ACCOUCHEMENT GÉMELLAIRE

ACCOUCHEMENT PRÉMATURÉ

ÉTAT DE LA FEMME IMMÉDIATEMENT APRÈS L'ACCOUCHEMENT

ÉTAT DE L'ENFANT AUSSITOT APRÈS L'ACCOUCHEMENT

ANOMALIES DYSTOCIQUES

CHAPITRE PREMIER

ACCOUCHEMENT NORMAL

Qu'est-ce que l'accouchement normal ?

C'est l'expulsion physiologique du fœtus et de ses annexes, au terme ou presque au terme de la grossesse.

Le nom d'accouchement doit-il être exclusivement réservé à l'expulsion de fin de grossesse ?

Non, une expulsion prématurée, c'est-à-dire assez avant terme mais après le septième mois, étant encore un accouchement, parce qu'elle diffère peu de la normale et qu'elle fait naître un enfant viable.

L'accouchement qui met fin à la grossesse gémellaire, doit-il être considéré comme un accouchement normal ?

Oui, et être étudié à la suite de ce dernier, comme le sera le précédent, puisque malgré certaines particularités, il n'est pas généralement dystocique.

Quelles sont les courtes périodes qu'il convient de rattacher à l'accouchement ?

Ce sont : celle qui le précède immédiatement, surtout marquée, chez la mère, par les phénomènes avant-coureurs de la parturition, et caractérisée, chez le fœtus, par un certain nombre de conditions définitives, concernant surtout celle de ses parties qui s'offre au détroit, dont la constatation, à la veille du travail, éclairera singulièrement le mécanisme de l'expulsion ; enfin la période qui suit l'accouchement, court prélude du post-partum, pour la femme et l'enfant, où il y aura matière à observation, à surveillance et soins spéciaux.

Quels sont les actes d'expulsion dont se compose essentiellement l'accouchement ?

Ce sont : d'abord celui, dit **travail**, qui aboutit à la libération du corps fœtal ; ensuite, celui, dit **délivrance**, qui débarrasse les cavité génitales des restes de l'œuf, double fonction qui comporte un certain nombre de phénomènes évidents, et successifs pour la plupart, puis des notions spéciales de pratique obstétricale.

Après l'accouchement physiologique que faudra-t-il passer en revue ?

Les anomalies dystociques, c'est-à-dire les causes, préexistantes ou accidentelles, qui peuvent troubler ou empêcher la parturition, les signes auxquels on les reconnaît et les interventions qu'elles réclament dans bien des cas.

1° SITUATION DE LA FEMME IMMÉDIATEMENT AVANT L'ACCOUCHEMENT

Que faut-il entendre par là ?

Une réunion de conditions passagères, générales et locales, mais surtout l'état génital de la femme au terme de l'évolution gravidique, véritable terrain physiologique, sur lequel va s'opérer le travail et où se rencontrent, avant l'accouchement, des phénomènes déjà signalés, dont plusieurs en sont les signes précurseurs.

Qu'y a t-il de plus important à noter en ce qui concerne l'utérus ?

Sa puissante organisation musculaire, par suite avec accroissement de sa contractilité, de sa rétractilité, de son excitabilité et de son pouvoir réflexe ; puis le ramollissement et l'élargissement cavitaire du col, sinon de ses orifices ; enfin la descente du globe, avec engagement de la tête coiffée du segment inférieur.

Quelles sont les conditions, relatives au petit bassin, qu'il importe de se rappeler ?

Ce sont : l'exiguité générale de ce conduit, les différences de forme et de dimension de sa cavité suivant les niveaux, les inégalités de hauteur des parois, enfin la courbe à concavité antérieure de l'axe de l'excavation, particularités déjà étudiées en détail.

Qu'y a-t-il à prévoir du côté des parties molles périnéo-vulvaires ?

Que si elles opposeront une résistance à la distension mécanique, elles la subiront toutefois, à un degré considérable et presque suffisant, si cette extension peut s'opérer progressivement.

Quels sont les signes précurseurs du travail, fournis par l'utérus et sa zone d'influence ?

Ce sont : une liberté plus grande de respiration et de digestion, mais en même temps une sensation de pesanteur dans le bassin ; des besoins fréquents d'uriner et d'aller à la garde-robe, de l'impatience dans les membres inférieurs, tout cela dû à l'engagement précoce de la tête coiffée par le segment inférieur ; le caractère glaireux des sécrétions qui s'échappent de la vulve ; enfin des sensations locales douloureuses prémonitoires, à caractères spéciaux.

Quelles sont ces sensations ?

Ce sont : tantôt des douleurs utérines légères, courtes, appelées mouches, parce qu'elles sont comparées à des piqûres superficielles ; tantôt de véritables douleurs d'accouchement, intermittentes, avec durcissement du globe, survenant parfois le soir, pour disparaître le matin ou à un autre moment et se reproduire ainsi plusieurs fois, presque à la même heure ; enfin, au toucher, souvent un début d'effacement du col, en attendant sa disparition sous l'action des premières contractions du travail.

2° SITUATION DU FŒTUS IMMÉDIATEMENT AVANT L'ACCOUCHEMENT

Pendant cette courte période que faut-il surtout noter chez le fœtus, comme intéressant particulièrement l'expulsion ?

Deux sortes de conditions : le volume et la forme de certaines régions du corps fœtal, déterminés par les diamètres céphaliques, bi-acromial et pelviens, déjà indiqués ; de plus, les rapports que, avant l'expulsion, quelques-unes de ses parties affectent avec le détroit supérieur, ce qui reste à étudier sous les noms de présentation et de position.

Qu'appelle-t-on **présentation** *en obstétrique ?*

On désigne ainsi la partie du corps fœtal qui s'est

fixée au détroit supérieur et qui, par suite, tend à s'engager la première dans l'excavation.

Quel est le complément nécessaire de cette notion ?

C'est la connaissance de la position, c'est-à-dire l'orientation des différents points du pourtour, ou d'un point déterminé, de cette même partie fœtale, dont il sera question plus loin.

Quelles sont les régions fœtales qui, vers la fin de la grossesse, peuvent se rencontrer à l'entrée du bassin ?

Ce sont : ordinairement la tête ; parfois l'extrémité pelvienne ; par exception, l'un ou l'autre côté du tronc.

Pourquoi ne trouve-t-on, au détroit, ni le dos ni la région sternale ?

Parce que ces deux plans sont trop étendus en largeur pour pouvoir reposer à plat sur le segment inférieur, lui-même un peu repoussé en avant par la saillie de la colonne lombaire.

La tête se trouvant au détroit supérieur, comment y est-elle placée ?

Presque toujours en état de flexion, comme le comporte le pelotonnement du fœtus ; par exception assez rare, dans l'état de déflexion, et alors avec la face en bas au lieu du sommet.

Lorsque l'extrémité pelvienne se présente, quelles sont les régions en rapport avec le détroit ?

Ce sont : d'ordinaire le siège et les deux pieds, qui, ainsi accolés, constituent le *mode complet*, le fœtus était alors assis à la turque.

Qu'observe-t-on peut-être plus souvent ?

Le *mode des fesses*, dans lequel les membres inférieurs sont relevés au devant du tronc et les pieds arrivent presque jusqu'à la tête.

Quelle est la condition commune aux présentations du siège et de l'épaule ?

C'est celle de posséder des parties annexes et mobiles, capables, par suite, de pénétrer tout d'abord dans l'excavation.

Quelle est la procidence particulière à l'extrémité pelvienne ?

C'est celle des pieds, par défléchissement total des membres inférieurs (*mode des pieds*), ou celle, très rare, des genoux par descente des cuisses seulement (*mode des genoux*), déflexions produites, l'une et l'autre, par la poussée des contractions.

Quelle est la procidence spéciale à la présentation du tronc ?

C'est celle du membre supérieur correspondant, soit par abaissement partiel, lorsque le coude seul arrive au détroit (*mode cubital*), soit par abaissement total du membre et apparition de la main (*mode brachial*).

Pourquoi ne pas faire des modes pelviens autant de présentations ?

Parce que ces modes ne changent pas essentiellement la forme et le volume de l'extrémité pelvienne, qui règlent le mécanisme de son expulsion.

Par suite, combien de présentations essentielles doit-on admettre ?

Cinq présentations, ainsi désignées :

Présentation du sommet.

Présentation de la face.

Présentation de l'extrémité pelvienne.
Présentation de l'épaule droite.
Présentation de l'épaule gauche.

Bien que les présentations de la face et de l'extrémité pelvienne donnent lieu à des expulsions spontanées, quel est le caractère que certains accoucheurs leur ont reconnu, mais sans raison suffisante ?

C'est celui de présentations anormales, parce qu'elles sont dues à des conditions fœtales ou périfœtales irrégulières, et que, au surplus, elles donnent lieu parfois à des accouchements dangereux, sans être pour cela essentiellement dystociques.

Que penser d'une présentation frontale, admise par certains auteurs au nombre des présentations normales ?

Que presque toujours elle n'est due qu'à un arrêt momentané ou au simple retard de la déflexion destinée à amener la face au détroit, ce mouvement finissant par se compléter; que d'ailleurs, s'il y a persistance de l'anomalie, le cas devient dystocique et doit être étudié comme tel, à cause des difficultés de l'expulsion et des risques d'enclavement de la tête, sous le nom de présentation frontale persistante.

Quelle est la plus fréquente de toutes les présentations ?

C'est de beaucoup celle du sommet, puisqu'on l'observe 97 à 98 fois sur 100 accouchements.

Après le sommet, quelle est la présentation qu'on rencontre le plus souvent ?

C'est la présentation pelvienne, observée une fois environ sur 60 accouchements, et alors tantôt complète tantôt décomplétée par le mode des fesses, rarement par celui des pieds ou des genoux.

Quelles sont les présentations qui viennent après, par ordre de fréquence ?

Ce sont : la présentation du tronc (1 fois sur 200 accouchements) ; puis la face, constatée le plus rarement (1 fois sur 250 accouchements).

Qu'appelle-t-on **position** *en obstétrique ?*

On désigne ainsi les rapports qu'affectent, avec les points de pourtour du canal pelvien, spécialement à son entrée, les divers points circonférentiels de la partie fœtale ou un point choisi, dit point de repère.

Quels sont les points de repère convenus pour les diverses présentations ?

Ce sont : l'occiput, pour le sommet, plus exactement son angle supérieur ; le menton, pour la face ; le sacrum, pour l'extrémité pelvienne ; enfin l'acromion, pour l'épaule.

Tous les points de chacune des moitiés du bassin pourront-ils être touchés par les repères fœtaux ?

Non, parce que la partie fœtale, dont les diamètres sont inégaux, place naturellement, en pénétrant dans le bassin, sa plus grande épaisseur dans la direction du plus étendu des diamètres du détroit, ce qui met son repère en contact avec certains points seulement de l'enceinte osseuse, d'où le nombre limité des positions.

Quels sont, par suite, les seuls points du détroit que, au début de l'engagement, pourront toucher les repères du sommet, de la face et de l'extrémité pelvienne ?

Ce sont : les extrémités des diamètres obliques, c'est-à-dire les éminences iléo-pectinées en avant, et les symphyses sacro-iliaques en arrière; d'où quatre positions pour chacune de ces présentations.

Avant l'engagement, ces repères sont-ils ainsi orientés?

Non: et alors, le corps fœtal étant libre de s'accommoder à l'espace cavitaire, on voit le dos, par suite le repère correspondant s'il s'agit du sommet ou du siège, regarder directement le côté droit ou gauche de la femme, le plan dorsal se logeant plus facilement dans une des moitiés de l'abdomen et contre sa paroi latérale, que diagonalement; d'où résulte une sorte de position transversale, abdominale, à laquelle, pour les motifs indiqués, succèdera la position oblique, pelvienne, favorisée d'ailleurs par la saillie du promontoire.

Dans quel cas la tête fœtale s'engagera-t-elle au détroit en y gardant la position transversale?

Dans celui d'un aplatissement antéro-postérieur du bassin.

Quelles sont les positions qu'on ne rencontre jamais au détroit supérieur?

Ce sont les positions directes, dans lesquelles l'occiput serait placé en avant ou en arrière, dites *occipito-pubiennes* et *occipito-sacrées,* à cause de l'insuffisance d'étendue de l'espace promonto-pubien.

En ce qui concerne les présentations de l'épaule, quels sont les points du détroit que touchera l'acromion?

Ce sont ici deux points seulement : l'une ou l'autre extrémité du diamètre transverse; d'où deux positions pour chaque épaule, et alors de véritables positions transversales.

En résumé, combien observe-t-on de positions pour chaque présentation, dans un bassin normal?

Pour le sommet, la face et l'extrémité pelvienne, quatre positions, dont deux antérieures et deux postérieures ; pour les épaules, deux seulement, une à gauche, l'autre à droite.

Les positions une fois déterminées, comment les désigner exactement?

Pour la tête et le siège, en indiquant successivement le nom du repère fœtal, celui du côté du bassin qu'il occupe, puis le point antérieur ou postérieur, dans chaque moitié du détroit, contre lequel il est appliqué; pour les épaules, en ajoutant au nom du repère (acromial), celui du côté du bassin où il se trouve, et en terminant par la désignation de l'épaule.

Ces positions diverses sont-elles susceptibles de classement par ordre numérique, pour chaque présentation?

Oui, d'après leur degré de fréquence, ce qui permet d'établir les tableaux suivants :

PRÉSENTATION DU SOMMET

1re position : occipito-iliaque gauche antérieure (de beaucoup la plus fréquente);

2e position : occipito-iliaque droite postérieure (quelquefois constatée) ;

3e position : occipito-iliaque gauche postérieure (rare) ;

4e position : occipito-iliaque droite antérieure (presque inobservée).

PRÉSENTATION DE LA FACE

1re mento-iliaque droite postérieure;
2e mento-iliaque gauche antérieure;
3e mento-iliaque gauche postérieure (très rare).
4e mento-iliaque droite antérieure (très rare).

PRÉSENTATION DE L'EXTRÉMITÉ PELVIENNE

1re sacro-iliaque gauche antérieure;
2e sacro-iliaque droite postérieure;
3e sacro-iliaque droite antérieure;
4e sacro-iliaque gauche postérieure.

PRÉSENTATION DE L'ÉPAULE DROITE

1re acromio-iliaque gauche (dos en avant);
2e acromio-iliaque droite (dos en arrière).

PRÉSENTATION DE L'ÉPAULE GAUCHE

1re acromio-iliaque droite (dos en avant);
2e acromio-iliaque gauche (dos en arrière).

Pourquoi, dans les présentations de l'épaule, le fœtus se place-t-il le plus souvent dos en avant?

Parce que son dos s'adapte mieux à la paroi antérieure de l'utérus qu'à sa paroi postérieure, elle plus ou moins repoussée en avant par la saillie de la colonne vertébrale.

La présentation et la place du point de repère étant déterminées, sera-t-il difficile d'en déduire l'orientation de toutes les autres régions du fœtus?

Non, pour peu qu'on se les représente d'après ces conditions, si, au besoin, on se met soi-même, par la pensée, à la place du fœtus.

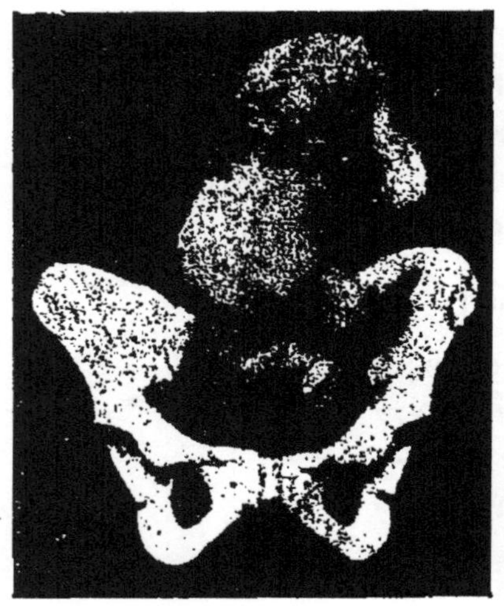

Fig. 16. — Sommet (O. I. D. A.).
(S. et L.).

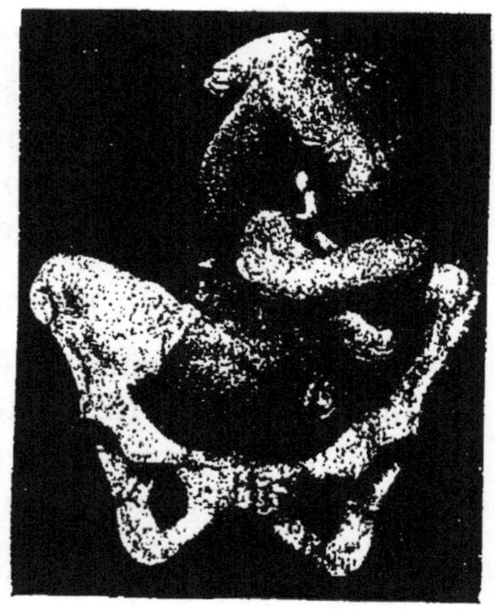

Fig. 17. — Sommet (O. I. G. P.).
(S. et L.).

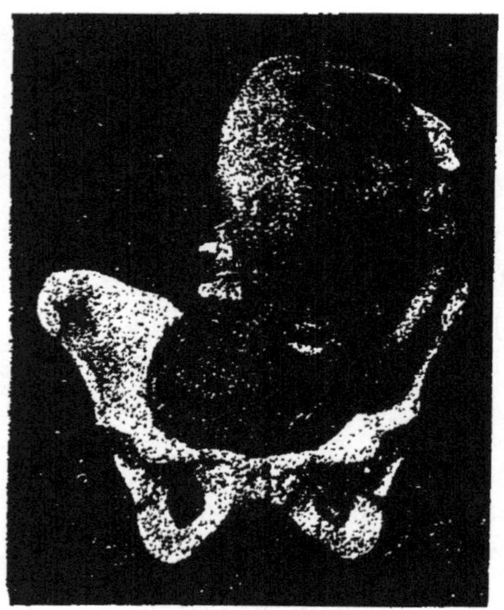

Fig. 18. — Face (M. I. G. P.).
(S. et L.).

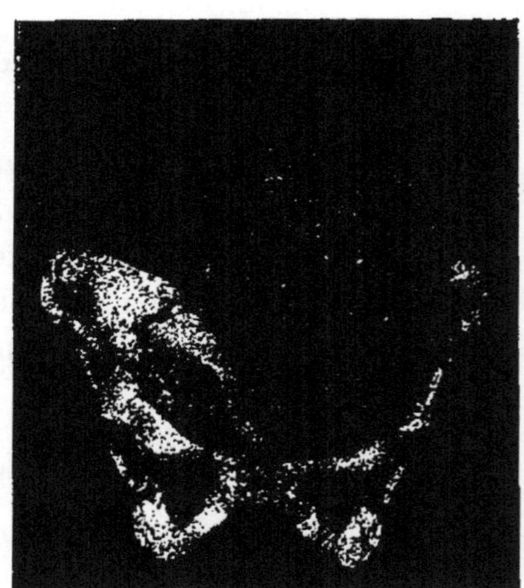

Fig. 19. — Extrémité pelvienne
(S. I. G. A.). S. et L.).

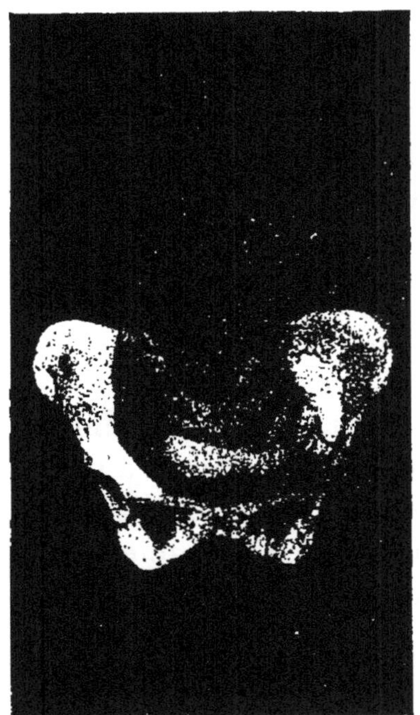

Fig. 20. — Extrémité pelvienne (S. I. D. P.) (S. et L.).

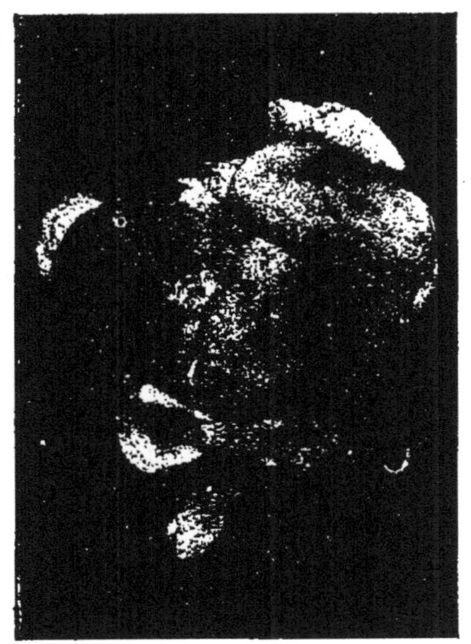

Fig. 21. — Épaule gauche ; (1re position ; bras procident). (S. et L.).

Lorsque, par exemple, le sommet s'offre au détroit que peut-on affirmer relativement à l'orientation du reste du corps fœtal ?

Que le front est à l'opposé du point pelvien touché par l'occiput, et que la place des plans sternal et dorsal, comme celle du siège,... se déduiront facilement de ces deux premières constatations.

Quelles sont, en général, les **causes des présentations?**

Ce sont des conditions utérines, relatives à la forme cavitaire, auxquelles le corps fœtal s'adapte passivement.

Pourquoi le fœtus se présente-t-il presque toujours par le sommet ?

Parce que l'extrémité pelvienne, la plus volumineuse des deux, se porte, par accommodation naturelle dans le fond de l'utérus, plus spacieux que le segment inférieur.

La tête étant au détroit, quelle est la cause qui, pendant le travail, préparera l'arrivée de la face ?

C'est l'insuffisance de la flexion normale de l'extrémité céphalique, que transformera en extension une forte poussée utérine, lorsque la partie fœtale n'a pu de bonne heure se fixer au détroit, en raison d'un rétrécissement du bassin, d'une insertion vicieuse du placenta, où d'une simple obliquité de l'utérus.

A quelles causes attribuer la présentation de l'extrémité pelvienne ?

A celles qui mettent obstacle à l'arrivée et à la fixation de la tête dans le segment inférieur, comme l'insertion basse du placenta, une tumeur fibromateuse ; parfois à la seule réduction de volume de la partie fœtale, résultant du relèvement des membres inférieurs, condition qui lui permet de se loger dans le bas de l'organe ; enfin à un agrandissement anormal de la cavité utérine, par laxité des parois chez les multipares ou par l'hydramnios, qui supprime l'accommodation normale d'où dérive la présentation du sommet.

Quelle est souvent la cause déterminante d'une présentation pelvienne décomplétée par la chute totale des membres inférieurs ?

C'est un fort courant de liquide amniotique, par rupture de la poche des eaux avant l'engagement de la partie fœtale tout entière.

Comment expliquer les présentations des épaules ?

Par une prédominance des dimensions transversales de la cavité utérine sur les verticales, élargissement qui reconnaît deux causes principales : soit une malformation préexistante, soit une insuffisance de tonicité des parois utérines, comme chez les grandes multipares, ce qui justifie le petit nombre de présentations de l'épaule observées lors des premiers accouchements.

3° TRAVAIL

PHÉNOMÈNES, MARCHE, DURÉE

Quels sont les phénomènes qui caractérisent le travail ?

Ce sont : les CONTRACTIONS UTÉRINES, cause déterminante, plus ou moins directe, de tous les autres ; la DILATATION DE L'ORIFICE ; la FORMATION ET LA RUPTURE DE LA POCHE DES EAUX ; les MOUVEMENTS PASSIFS DU CORPS FŒTAL et l'ÉLARGISSEMENT PÉRINÉO-VULVAIRE.

Quelle est la division du travail à laquelle ces phénomènes donnent lieu ?

C'est celle en **période de dilatation** et **période d'expulsion**.

Comment les phénomènes du travail sont-ils répartis dans ces deux périodes ?

De la manière ci-après indiquée, qui, avant l'étude des détails, fera connaître déjà les **grands traits** et la **marche du travail**.

Quels sont, parmi ces phénomènes, les premiers constatés ?

Ce sont des contractions, douloureuses, intermittentes, ressenties surtout aux reins, mais d'abord faibles et espacées, qui déterminent ou complètent l'effacement du col.

Qu'observe-t-on ensuite ?

Des contractions dilatantes, de plus en plus douloureuses, souvent accompagnées d'agitation ; et, en même temps, les deux phénomènes consécutifs, caractéristiques de la période, qui sont la dilatation progressive de l'orifice utérin, et la formation de la poche des eaux.

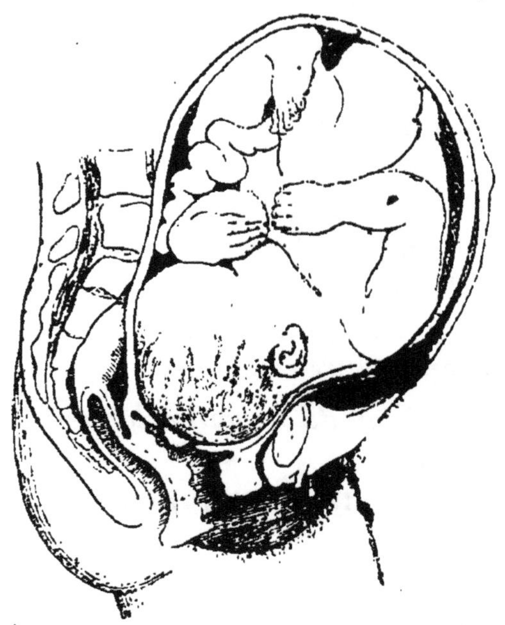

Fig 22. — Période de dilatation.

A quel moment cette période de dilatation est-elle achevée ?

Lorsque l'orifice utérin est près d'avoir acquis les

dimensions que nécessite le passage de la partie fœtale, élargissement suivi d'ordinaire de la rupture de la poche et d'un premier et subit écoulement de liquide amniotique.

Quels sont ensuite les principaux phénomènes qui se succèdent pendant la période d'expulsion ?

Ce sont, après un repos de courte durée : le réveil des contractions, qui se rapprochent de plus en plus et s'accompagnent de contractions, plus instinctives que volontaires, des muscles abdominaux ; en même temps, la progression de la partie fœtale et du reste du corps, à travers l'orifice utérin, l'excavation, puis le détroit inférieur, au niveau duquel se rencontrera un dernier obstacle, le plancher périnéal, dont la distension et le refoulement iront jusqu'à le transformer en un conduit momentané, dit bassin mou, complété, à la fin, par l'élargissement du cercle vulvaire.

Si les tissus mous se prêtent ici à une énorme distension, grâce à leur extensibilité et au ramollissement gravidique, quelles sont, du côté du corps fœtal, les conditions qui contribueront essentiellement à sa progression ?

Ce sont les mouvements passifs et successifs d'accommodation que lui feront subir la forme et les dimensions des espaces cavitaires, sous la poussée des contractions.

Quelle est la **durée du travail** ?

C'est un temps, nécessairement variable, qui dépend surtout de l'état de primiparité ou de multiparité, du volume du fœtus, de la présentation et de la position, enfin de l'âge de la parturiente.

Quelle est-elle, en moyenne, chez les primipares et les multipares ?

Treize à quatorze heures pour les unes : sept à huit heures seulement pour ces dernières.

A quelle cause attribuer la lenteur ordinaire du travail des primipares ?

A la résistance, non encore vaincue, de l'orifice interne, du périnée et de l'anneau vulvaire.

Quel est l'effet produit sur la durée du travail par certaines présentations et positions ?

C'est une prolongation, par ralentissement de marche, due à des difficultés d'engagement ou de rotation de la partie fœtale, comme il sera dit plus loin.

Qu'observe-t-on dans cette même marche du travail quand la femme est d'un âge avancé ?

Encore un ralentissement, particulièrement constaté chez les primipares âgées, en raison surtout d'une moindre souplesse des couches périnéales.

Dans cette durée totale du travail, quelle est la part de chaque période ?

C'est une part très inégale, car la dilatation demande à peu près trois fois plus de temps que l'expulsion, différence encore plus marquée chez les multipares, qui, la dilatation achevée, expulsent souvent le fœtus avec une surprenante rapidité.

Quelle est surtout la cause de cette prédominance de la période de dilatation ?

C'est la résistance de l'orifice utérin, qui, même chez les multipares, est plus grande que celle du plancher périnéal.

Qu'appelle-t-on **contractions utérines**, *en accouchement?*

On désigne ainsi les resserrements intermittents, douloureux et involontaires de l'utérus, qui préparent et déterminent l'expulsion de l'œuf.

Est-ce à dire qu'elles se produisent dans l'organe tout entier?

Non, le segment inférieur, en raison de la nature peu musculaire de sa paroi, n'étant guère capable que d'une simple, mais très utile, rétraction.

Quelle est leur cause provocatrice en cours de travail?

C'est la pression exercée par l'œuf sur le segment inférieur et l'orifice.

Quel est le resserrement qui s'ajoute aux contractions?

C'est la rétraction physiologique de la paroi utérine, peu ou pas expulsive, qui, dès le début de la grossesse, a tenu cette paroi appliquée sur l'œuf, sans gêner son développement, qui, pendant le travail, incitée par les contractions, exerce une pression sur le contenu de l'organe, qui, enfin, immédiatement après la délivrance, commencera et continuera à réduire le volume du globe, après y avoir opéré une puissante hémostasie.

Comment la contraction s'empare-t-elle de l'organe?

Par envahissement progressif du fond jusqu'à l'anneau de Bandl, marche que suit aussi la douleur.

Quelle est sa durée ordinaire?

Une demi-minute à une minute et demie, les contractions les plus courtes étant celles du commencement et de la fin.

Quelle est la durée de l'intervalle qui sépare les contractions?

D'abord dix à quinze minutes, même davantage, intervalle qui va en diminuant jusque vers la fin, où alors l'utérus se contracte presque sans repos.

Quels sont les effets utérins les plus évidents de la contraction?

Ce sont : le durcissement du globe, en même temps que sa propulsion en avant et l'aplatissement des côtés de l'abdomen.

Que se produit-il en même temps dans le réseau vasculaire de la paroi utérine?

Un ralentissement du cours du sang, dû au resserrement énergique des fibres musculaires, par suite un amoindrissement des apports nutritifs dans la couche maternelle du placenta, phénomène heureusement passager comme sa cause elle-même, et qui, sans conséquence appréciable pour le fœtus pendant la dilatation, serait aussi sans danger pendant l'expulsion — sauf à la fin, où les contractions se succèdent presque sans interruption — s'il ne s'y ajoutait le resserrement continu et progressif de la rétraction, redoutable pour la circulation utéro-placentaire.

La contraction et la douleur apparaissent-elles et finissent-elles en même temps?

Non, la douleur n'arrivant que quelques secondes après la contraction et s'arrêtant un peu avant celle-ci.

L'intensité de la douleur est-elle proportionnée à celle de la contraction?

Oui généralement, sans qu'il soit rare de voir des contractions peu douloureuses, comme de faibles resserrements très vivement ressentis, chez les femmes à système nerveux irritable.

Qu'y a-t-il à relever comme intensité et tolérance de la douleur suivant le moment du travail ?

Que la douleur est vive pendant la période de dilatation et s'accompagne, à un certain moment, d'un malaise profond qui en prolonge l'impression ; que, tout aussi pénible pendant l'expulsion, elle est plus nette, et mieux supportée, surtout parce qu'il s'y joint, pour la femme, la satisfaction d'aider la poussée utérine par des efforts abdominaux ; enfin, que cette même douleur devient, au dernier moment, d'une violence extrême, qui lui fait donner le nom de *concassante.*

Si le durcissement du globe et la douleur caractéristique dénotent d'ordinaire la contraction de travail, quels sont cependant les seuls signes qui enlèveront ici tous les doutes ?

Ce sont les effets sur le col des resserrements de l'organe, c'est-à-dire la dilatation progressive de l'orifice utérin et la tension de ses bords au moment de la contraction.

Pourquoi ces constatations par le toucher sont-elles un contrôle nécessaire ?

Parce qu'on observe fréquemment, pendant les derniers mois de la grossesse, de véritables contractions sans travail, qui, lorsqu'elles sont, par exception, accompagnées de sensations de nature névralgique, simulent les contractions douloureuses de la parturition.

En quoi consiste la **dilatation de l'orifice utérin** ?

En un agrandissement progressif et lent de cet orifice, phénomène qui caractérise la première partie du travail.

Quelle est la modification du col qui doit précéder la dilatation et qui reste presque toujours à produire au début de l'accouchement ?

C'est l'effacement, qui s'opère sous l'influence des premières contractions.

En quoi consiste cet effacement ?

En un élargissement, en entonnoir, de la cavité du col, évasement qui prolonge en quelque sorte, en bas, le segment inférieur, et à la suite duquel le col n'est plus représenté que par l'orifice externe, fermé chez la primipare, ouvert, au contraire, chez la multipare.

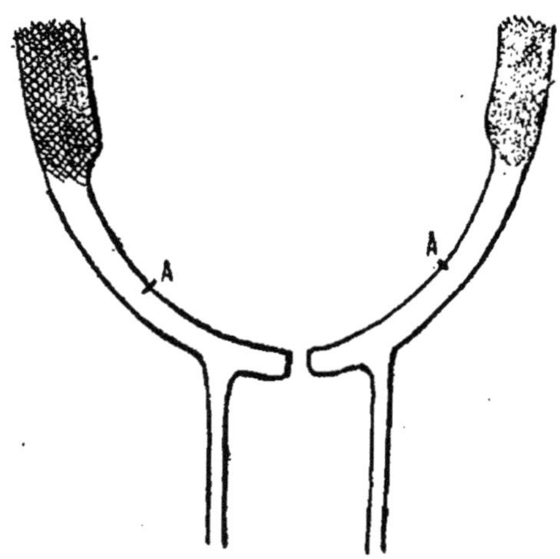

Fig. 23. — Effacement du col (B. et L.).

A quelle cause est due la dilatation de l'orifice ?

A la pression exercée, sur l'orifice et le segment inférieur, d'abord par la poche des eaux, puis par la partie fœtale, pression qui, en même temps, incite les contractions.

Quelle est la plus efficace de ces deux pressions?

C'est, contrairement à ce qu'on pourrait croire, celle de la poche, qui joue ici le rôle de dilatateur élastique, avec des alternatives de tension pendant les contractions et de détente dans leur intervalle.

A quel moment commence et comment progresse cette dilatation?

Elle débute aussitôt après l'effacement du col, alors que, chez la primipare, l'orifice ne donne encore que la sensation au doigt d'une dépression lenticulaire, et elle ne progresse d'abord que très lentement; au point de mettre d'ordinaire plus de temps pour donner à l'orifice la largeur d'une pièce de cinq francs que pour ensuite compléter son élargissement.

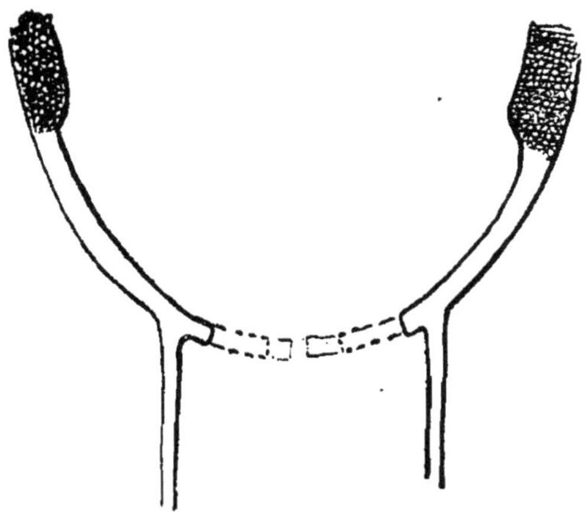

Fig. 24. — Dilatation progressive de l'orifice (B. et L.).

Quels sont, en cours de dilatation, les effets, sur l'orifice utérin, de la contraction et du repos qui la suit?

Ce sont : pendant la contraction, une tension et un

resserrement de ses bords, puis leur relâchement aussitôt après.

Quelle est la forme de l'orifice dilaté ?

C'est en général celle d'un cercle, quelquefois celle d'un ovale lorsque la pression dilatante n'est pas répartie également sur tout le pourtour.

A quel moment peut-on considérer la dilatation comme à peu près achevée ?

Lorsque l'orifice a atteint les dimensions d'une paume de main, et que ses bords, par suite, sont arrivés presque à toucher les parois de l'excavation.

Quel est le phénomène glandulaire qui accompagne l'effacement et la dilatation du col ?

C'est une hypersécrétion de mucosités, dites *glaires utérines,* due à la distension excitante de la muqueuse cervicale.

Sous quel aspect se montrent-elles à la vulve ?

Sous celui de flocons gélatiniformes, attachés aux grandes lèvres, incolores, parfois striés de sang, à cause du décollement de parties voisines de l'enveloppe membraneuse, ou de déchirures de la muqueuse distendue.

Lorsque la pression inférieure de l'œuf fait presque défaut, comme dans les rétrécissements du bassin ou la présentation de l'épaule, quel sera l'effet, sur l'orifice, des seules contractions ?

Ce sera, non plus une dilatation progressive, mais seulement une dilatabilité, c'est-à-dire un accroissement d'extensibilité, qui permettra la pénétration de la main ou d'un instrument, en cas d'intervention.

A quel signe se reconnaîtra cette dilatabilité ?

Précisément à la facilité avec laquelle on peut écarter

avec les doigts les bords d'un tel orifice, jusqu'à les appliquer contre les parois pelviennes.

Où trouve-t-on d'ordinaire l'orifice, au début du travail, surtout chez les primipares ?

En arrière; d'où il se porte vers le centre de l'excavation, au fur et à mesure des progrès de la dilatation.

Chez beaucoup de primipares, la tête étant au détroit, lorsque, encore en période de dilatation, le doigt va chercher l'orifice, que rencontre-t-il ?

Le sommet coiffé de la portion antérieure du segment inférieur, dans laquelle il s'est enfoncé, saillie sphérique où ne se constate pas trace d'orifice.

Comment arrive-t-on alors à toucher l'orifice utérin ?

En portant le doigt très en arrière et assez haut, niveau où l'a fait remonter la distension de la poche segmentaire et où il donnera la sensation d'une petite fossette, à peine perceptible, regardant le sacrum.

A quelle erreur est-on alors exposé ?

A celle de croire que la tête a franchi l'orifice, que l'expulsion est avancée, même sur le point de s'achever.

Comment éviter d'y tomber ?

En songeant à la fréquence, chez une primipare, de l'engagement d'une tête coiffée, et d'une forte rétro-déviation d'un orifice peu ou pas dilaté ; puis en poussant l'exploration jusqu'au-devant du sacrum, avec la conviction d'y trouver la fossette cherchée.

Qu'est-ce que la **poche des eaux** ?

C'est la hernie de l'enveloppe membraneuse de l'œuf à travers l'orifice utérin dilaté.

Des trois feuillets de cette enveloppe, quel est toutefois celui qui ne contribue guère à former cette poche ?

C'est la caduque, trop adhérente à la paroi utérine pour pouvoir glisser, dans le vide de l'orifice, avec le chorion et l'amnios.

A quelle cause attribuer cette saillie des membranes ?

A la poussée du liquide amniotique, comprimé par le corps utérin, vers le segment inférieur, sa partie la moins résistante, poussée qui, après avoir produit un premier degré de dilatation, fait pénétrer dans l'orifice la portion correspondante de l'enveloppe membraneuse, puis l'y engage de plus en plus à mesure qu'augmente le vide sous-jacent.

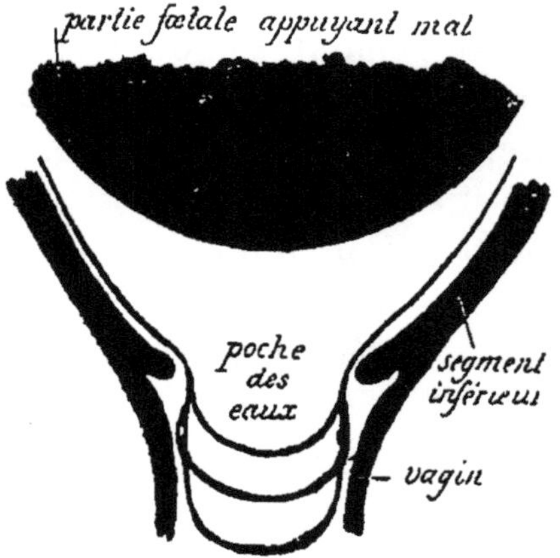

Fig. 25. — Saillies anormales de la poche des eaux (B. et L.).

Une fois la poche commencée, que devient-elle quant à sa forme et à son volume ?

Elle varie, sous ces rapports, suivant le degré d'engagement de la partie fœtale. Ainsi, petite et souvent insensible dans la présentation du sommet, qui laisse passer peu de liquide, elle devient saillante, jusqu'à s'allonger en forme de boudin, lorsque le fœtus s'engage tardivement, comme dans les présentations de la face ou de l'extrémité pelvienne, surtout lorsque cet engagement est rendu impossible à cause d'une présentation de l'épaule ou d'un rétrécissement du bassin.

Comment se comporte la poche pendant la contraction et immédiatement après ?

Elle se tend en forme de saillie dure, quoique élastique, au moment du resserrement utérin, pour devenir après et rester molle, fluctuante, jusqu'au retour de la douleur.

Quand se fait d'ordinaire la rupture de la poche des eaux ?

Lorsque la dilatation est arrivée à être complète et que le liquide pèse ainsi sur une large portion non soutenue de l'enveloppe membraneuse.

Qu'observe-t-on à ce moment-là ?

La sortie d'un flot de liquide, après laquelle les contractions et l'écoulement se suspendent pendant une ou deux minutes, en même temps que se rétrécit passagèrement l'orifice utérin.

Comment se fait ensuite cet écoulement jusqu'à la fin de la dilatation ?

Au début de chaque contraction, par une expulsion de liquide, dû à la pression de la paroi utérine, avant que la partie fœtale ne soit venue occuper et fermer le passage ; puis, au déclin et pendant le repos de l'utérus, par un suintement presque insensible, lorsque le segment inférieur a pu, grâce à sa seule rétraction, s'appliquer exactement sur la partie fœtale, comme cela se voit pour le sommet.

Dans quelles circonstances exceptionnelles l'écoulement sera-t-il continu ?

Lorsqu'il y a rétrécissement du bassin au détroit supérieur, ou présentation à engagement, soit tardif soit impossible.

Faudrait-il s'inquiéter d'une rupture prématurée de la poche des eaux, dans le cas ordinaire de présentation du sommet ?

Non, parce que la partie fœtale remplit le segment inférieur et qu'elle ne laissera passer qu'une faible quantité de liquide, bien qu'il puisse résulter de cette suppression de la poche plus de lenteur de dilatation orificielle.

Quelles seraient les conséquences d'une rupture prématurée, si la partie fœtale se trouvait encore élevée, ou si elle n'était pas susceptible d'engagement ?

Ce seraient : un rapide et abondant écoulement de liquide amniotique ; par suite, une rétraction utérine précoce, qui réduirait de bonne heure la liberté des communications utéro-placentaires, sans compter le risque d'une procidence et d'une compression du cordon.

Qu'arrive-t-il si la poche résiste aux efforts utérins et si la rupture n'arrive pas au moment voulu ?

D'abord un ralentissement des contractions, par distension utérine ; puis, si la partie fœtale pousse la poche devant elle, un tiraillement, capable de décoller les bords du placenta et de produire de l'hémorragie.

Quelle est la teinte anormale que peut présenter le liquide amniotique après la rupture ?

C'est une couleur jaune-verdâtre, plus ou moins foncée, due à la présence du méconium, circonstance de fâcheux augure pour la vie du fœtus, excepté dans le cas de présentation pelvienne.

A quel signe reconnaît-on la poche des eaux ?

A la présence, déjà signalée, dans le vide du col, d'une surface membraneuse lisse, qui se tend et se soulève pendant la contraction, puis devient flasque et molle aussitôt après.

Quels sont ceux qui dénotent la rupture ?

Ce sont : la sensation éprouvée par la femme, et, au toucher, par l'accoucheur, d'un flot de liquide, suivi d'un suintement, qui, à partir de ce moment, deviendra passagèrement plus abondant à l'arrivée de chaque contraction; puis et surtout, la présence de la partie fœtale dans le vide de l'orifice, avec ses caractères particuliers nettement reconnus.

Sous ce dernier rapport, quelle est l'erreur quelquefois commise ?

C'est celle qui consiste à prendre le cuir chevelu de la tête fœtale mise à découvert, pour une poche non encore rompue.

A quels signes reconnaître qu'on touche le cuir chevelu ?

D'abord à la présence des cheveux, qui souvent peuvent être nettement sentis ; mais surtout, aux plis que forme la peau au moment de la contraction, alors qu'une poche amniotique ne deviendrait que plus lisse et tendue.

Quelle est la perte aqueuse, non amniotique, qui,

coïncidant avec le début du travail, pourrait faire croire à une rupture prématurée des membranes ?

C'est celle d'une hydrorrhée, dont les écoulements successifs, après avoir commencé vers la fin de la grossesse, se seraient prolongés jusqu'au travail.

Comment s'éclairer alors ?

En se rappelant que les évacuations hydrorréiques se produisent en série; puis en pratiquant le toucher, qui écartera la supposition d'une déchirure de l'enveloppe ovulaire, s'il fait constater la présence de la poche des eaux.

Qu'appelle-t-on **mouvements fœtaux de l'expulsion** ?

On désigne ainsi, soit les déplacements, soit les changements d'orientation, que subit passivement le fœtus au cours de sa progression à travers le conduit pelvi-périnéal.

A quelle cause doit-on les rapporter ?

Essentiellement aux contractions expulsives, mouvements dont quelques-uns ne seront qu'une accommodation nécessaire des épaisseurs fœtales à la forme cavitaire du canal pelvien.

Faut-il s'attendre à des mouvements particuliers et très différents, suivant la présentation ?

Non, car quelle que soit la partie fœtale, si elle est susceptible d'expulsion, le corps du fœtus offrira au bassin, toujours et successivement, deux portions, dont chacune se composera d'épaisseurs, grandes et petites, avec leurs diamètres se coupant en croix, lesquelles subiront les mêmes mouvements d'accommodation et dans le même ordre.

Quelle est la vérité, d'un caractère général, qui résulte de cette constatation ?

C'est que l'expulsion fœtale s'exécute, dans tous les cas, conformément à un même mécanisme et à une véritable loi, dont la démonstration a été faite par Pajot et Tarnier.

Quels sont les mouvements successifs que comporte ce mécanisme ?

Ce sont les suivants, au nombre de six : l'amoindrissement de la première portion du fœtus ; son engagement; sa rotation; son expulsion; la rotation de la deuxième portion du fœtus ; son expulsion.

Pourquoi l'expulsion de la totalité du corps fœtal exige-t-elle deux rotations ?

Parce que les grands diamètres de chacune des deux parties de ce corps se coupent à angle droit, et que, par suite, après rotation de la première, celle de la deuxième devra s'effectuer pour permettre le dégagement.

*Qu'est-ce que l'*AMOINDRISSEMENT ?

C'est le mouvement par lequel la première portion du fœtus, comprimée sur son pourtour, diminue de volume à ce niveau et arrive ainsi à pouvoir pénétrer dans le bassin.

*Qu'est-ce que l'*ENGAGEMENT ?

C'est le mouvement par lequel cette première portion (partie fœtale) franchit le détroit supérieur et descend dans l'excavation jusqu'au plancher périnéal.

Qu'est-ce que la ROTATION DE LA PREMIÈRE PORTION DU FŒTUS ?

C'est le mouvement par lequel, tournant sur elle-même, cette portion place son grand diamètre dans le sens du plus grand diamètre du détroit inférieur.

*En quoi consiste l'*EXPULSION DE LA PREMIÈRE PORTION DU CORPS FŒTAL ?

En une progression de cette portion, tête ou siège, qui se compose elle-même de trois ordres de mouvements successifs : le premier consistant dans l'arrivée et la fixation sous l'arcade, après rotation, du pôle antérieur de la partie fœtale ; le second dans la bascule et le glissement du pôle postérieur sur le plan périnéal, avec le point sous-pubien comme centre du mouvement ; le troisième dans la sortie directe de cette première portion du corps fœtal.

Dans quelle direction se trouve le grand diamètre de la deuxième portion, lorsqu'elle est ainsi venue remplacer la première dans l'excavation ?

Dans le sens transversal, que lui a communiqué, au moins en grande partie, la rotation précédente, et qui ne saurait, sans une rotation semblable, permettre le dégagement de ce reste du corps fœtal.

Qu'est-ce que la ROTATION DE LA SECONDE PORTION DU FŒTUS ?

C'est le mouvement par lequel cette portion, tournant sur elle-même, place, comme précédemment l'a fait la première, son grand diamètre dans la direction du diamètre coccy-pubien, d'où résulte, au dehors, une rotation de la partie fœtale.

*En quoi consiste l'*EXPULSION DE CETTE SECONDE PORTION ?

En un dégagement analogue à celui de la première, après lequel l'expulsion est achevée.

*A quelle modification de tissu est dû l'***élargissement périnéo-vulvaire***?*

A une distension, dans tous les sens, des couches périnéales et du cercle vulvaire, que leur fait subir la pression du corps fœtal.

A quelle transformation passagère se prêtera cette distension à la fin de l'expulsion ?

A un prolongement du conduit pelvien, dit *bassin mou,* signalé et mis en évidence par Farabeuf, Tarnier et Pinard.

Quel est l'élargissement de conduit qui a précédé la dilatation périnéo-vulvaire ?

C'est celui du vagin, qui va jusqu'à en appliquer la paroi contre celles de l'excavation.

Comment se forme le bassin mou ?

De la manière suivante : la partie fœtale, poussée par les contractions, franchit le détroit inférieur, en déprimant d'abord le périnée par distension de ses couches. Elle le creuse ensuite en gouttière, puis l'entraîne en avant et en haut, en l'allongeant, presque jusqu'à doubler son étendue antéro-postérieure, d'où la formation d'un conduit faisant suite au canal pelvien, le *bassin mou,* dont la paroi supérieure, très courte, est représentée par le vestibule et la commissure vulvaire antérieure, et dont la paroi postérieure, très étendue, est constituée par la gouttière périnéale énormément allongée et devenue prœpubienne.

Comment la partie fœtale franchira-t-elle ensuite le cercle vulvaire ?

En l'agrandissant progressivement, grâce aux poussées utérines, qui d'abord entr'ouvrent la fente, la laissant se fermer pendant le repos, qui ensuite, en maintiendront les bords de plus en plus écartés, jusqu'au moment où le passage sera suffisant pour permettre un brusque dégagement.

Que deviennent ces passages si élargis, l'accouchement terminé ?

Ils se réduisent immédiatement par le retrait du périnée, dont les couches, ainsi que les tissus vulvaires, reviennent rapidement à leurs dimensions presque normales.

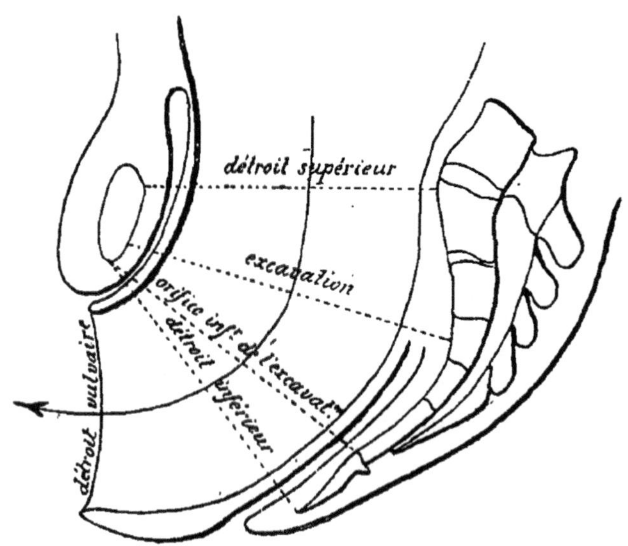

Fig. 26. — Conduit pelvi-génital à la fin de l'expulsion (B. et L.).

MOUVEMENTS FŒTAUX DE L'EXPULSION PAR LE SOMMET

Quels sont les six mouvements dont il s'agit ?

Ce sont successivement : la flexion ; l'engagement ;

la rotation ; l'extension ; la rotation interne du tronc et externe de la tête ; enfin le dégagement du tronc.

Qu'est-ce que la FLEXION ?

C'est le mouvement par lequel la tête fœtale, poussée contre le détroit, complète sa flexion naturelle et va jusqu'à appliquer le menton sur le plan sternal.

Comment la flexion amoindrit-elle la partie fœtale dans le sens de sa plus grande épaisseur ?

En mettant, à la place de la circonférence occipito-frontale, pourtour initial de la présentation, la circonférence qui passe par le diamètre sous-occipito-bregmatique, très favorable à l'engagement, étant plus réduite que la précédente.

Toutefois cette circonférence sous-occipito-bregmatique se place-t-elle exactement dans le plan de ce détroit ?

Non, sa portion postérieure descend un peu vers le sacrum, et la suture sagittale, par suite, regarde sensiblement le pubis, ce qu'on indique en disant que la tête s'incline sur son pariétal postérieur.

*Qu'est-ce que l'*ENGAGEMENT ?

C'est le mouvement par lequel la tête descend dans l'excavation, jusqu'à la rencontre du détroit inférieur et de la barrière périnéale.

La tête a-t-elle attendu ce mouvement pour entrer dans le bassin ?

Non, puisque déjà, vers le septième mois, chez les primipares surtout, le sommet franchit le détroit supérieur coiffé du segment utérin.

Comment descendent les bosses pariétales pendant cet engagement ?

Elles plongent successivement : la postérieure

d'abord, comme il a été dit, pour se loger dans la concavité du sacrum ; l'antérieure ensuite en glissant le long du pubis, mouvements alternatifs — comparés par Farabeuf à ceux d'un battant de cloche — qui font descendre la tête, sans changer son orientation.

A la fin de l'engagement, où se trouvent les épaules ?

Au détroit supérieur, prêtes à entrer dans l'excavation lorsque s'effectuera le dégagement de la tête.

Qu'est-ce que la ROTATION ?

C'est le mouvement de la tête, tournant sur elle-même, qui amène d'ordinaire l'occiput sous la symphyse, quel que soit son point de départ.

Quel est le précieux résultat de cette rotation ?

C'est la mise en rapport du grand diamètre de la partie fœtale avec le futur grand diamètre du détroit inférieur.

Quelle est la cause de ce remarquable mouvement ?

Cette cause — la même pour tous les mouvements similaires de l'expulsion, quelles que soient les présentations et leurs positions initiales — est ici l'accommodation de la tête, poussée par les contractions, à la forme du plancher du bassin, qu'elle a déterminée elle-même par la seule pression expulsive.

Quelle est cette forme accidentelle ?

C'est une sorte de fente, allant du coccyx au pubis, avec plans latéraux plus résistants et élevés que cette ligne médiane.

Dans le cas de position occipito-postérieure, que prévoir en ce qui concerne la rotation ?

Qu'elle se fera lentement, surtout chez les primipares, la tête se trouvant d'ordinaire incomplètement

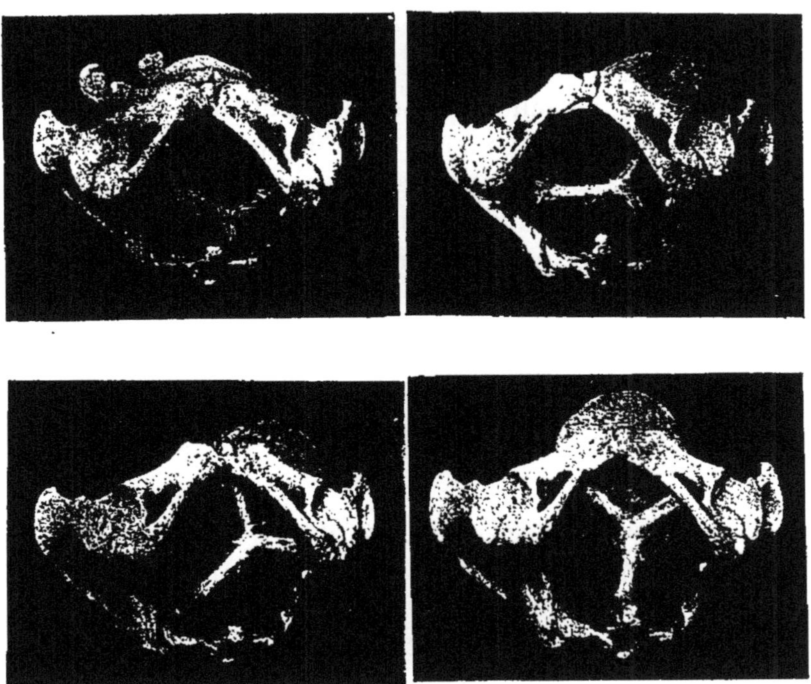

Fig. 27, 28, 29, 30. — Sommet en position postérieure : rotation progressive (S. et L.).

fléchie, surtout si les contractions viennent à s'affaiblir, par suite de la durée de l'engagement.

Quels sont alors les risques à courir ?

Ce sont ceux de voir cette rotation, soit manquer, soit rester incomplète, avec tête placée plus ou moins transversalement, soit même se faire à l'opposé, vers le sacrum.

Faut-il, en réalité, redouter beaucoup ces anomalies ?

Non, parce que, en cas d'arrêt du mouvement dont il s'agit, il y a presque toujours à compter sur une reprise qui l'achèvera, et que, si la rotation vient à se faire à rebours, en arrière, le dégagement se produira quand même sous le sacrum, celui-ci jouant le rôle de pubis, à moins que sa lenteur, ici presque inévitable, n'oblige à recourir au forceps.

*En quoi consiste l'*EXTENSION ?

En une déflexion de la tête, qui, aidée d'un certain glissement, permettra à la partie fœtale de franchir le détroit inférieur et les obstacles périnéo-vulvaires.

Comment s'opère ce dégagement total ?

De la manière suivante : la tête, dont la saillie occipitale est arrivée, par rotation, dans le vide de l'arcade, poussée par les contractions, s'engage d'abord dans le détroit inférieur par simple descente ; elle le franchit ensuite par déflexion, en repoussant le coccyx en arrière ; puis, pendant que la nuque reste sous l'arcade, elle traverse le bassin mou, en s'élevant au-devant des pubis et faisant apparaître à la fourchette vulvaire, successivement, les bosses pariétales, le bregma, le front, les yeux, le nez, la bouche et le menton.

Quelle est la cause de cette bascule céphalique ?

C'est, à la suite du dégagement en avant de l'occiput sous l'arcade, le déplacement de la poussée expulsive, dont les effets se portent maintenant à l'opposé, c'est-à-dire sur la face.

Quel est l'accident auquel exposent les derniers efforts de ce dégagement ?

C'est la déchirure du périnée, due à la violence des contractions.

Lorsque, dans les positions occipito-postérieures, la rotation venant à manquer, l'extension se fait en arrière, autour de la commissure vulvaire, quelles sont les particularités qui marquent ce dégagement ?

Ce sont : une forte distension du périnée ; le dégagement tout d'abord de l'occiput à la vulve pendant que le front reste appliqué derrière les pubis ; puis l'apparition successive, au sommet de l'arcade, de la fontanelle antérieure, du front, du nez, de la bouche et du menton, suivie de l'expulsion totale de la tête.

Après le dégagement de la tête, où se trouvent les épaules et quelle est la direction du diamètre bi-acromial ?

Les épaules sont au fond de l'excavation et leur diamètre transversal est resté à peu près dans le sens oblique du début.

Qu'est-ce que la ROTATION INTERNE DU TRONC ET EXTERNE DE LA TÊTE ?

C'est le mouvement qui amène une épaule en avant, sous l'arcade pubienne, et l'autre en arrière, dans la concavité sacrée, rotation à laquelle obéit la tête au dehors, et qui porte l'occiput vers une des cuisses de la femme.

Quelle est la cause de cette seconde rotation ?

Comme pour la première, c'est une accommodation mécanique, c'est-à-dire l'adaptation du diamètre bi-acromial à la fente coccy-pubienne.

Quelle en sera la conséquence immédiatement favorable ?

La possibilité pour les épaules, mises ainsi en rapport avec le diamètre coccy-pubien agrandi, de franchir sans beaucoup de difficultés le détroit inférieur obstétrical.

Qu'est-ce que le DÉGAGEMENT DU TRONC ?

C'est le mouvement par lequel les épaules, puis le reste du corps fœtal, franchissent le détroit inférieur et l'issue périnéo-vulvaire.

Comment, dans ce dégagement final, se fait celui des épaules ?

A la façon du dégagement de la tête. Ainsi, comme l'occiput pendant l'extension, l'épaule antérieure apparaît sous l'arcade et s'y fixe ; puis la postérieure franchit le détroit, glisse sur le périnée et se dégage à la commissure vulvaire : à ce moment, les deux épaules, ainsi libérées par leur point saillant, s'échappent ensemble, et, après elles, le reste du tronc fœtal.

Quel est le risque à prévoir pendant ce dégagement des épaules ?

C'est la déchirure du périnée, comme au moment du passage de la tête, par poussée violente des contractions et en raison de la pression, surtout médiane, qu'exerce l'épaule postérieure avec sa pointe acromiale.

Quel est, pour chacun des mouvements fœtaux intrapelviens précédents, le signe qui en indique l'exécution ?

C'est, pour la flexion, l'arrivée de la fontanelle postérieure près du centre de l'excavation ; pour l'engagement, c'est naturellement le bas niveau de la tête ;

enfin, pour la rotation, c'est la direction antéro-postérieure de la suture sagittale.

Dans quel cas surtout est-il nécessaire de savoir si la rotation est faite ou si elle reste à faire ?

Lorsqu'il y a obligation d'appliquer le forceps sur la tête engagée, la prise des cuillers devant alors être directe ou oblique, suivant l'une ou l'autre de ces deux conditions fœtales.

Quel est, pendant cette expulsion, l'accident, sans importance, observé d'ordinaire sur les téguments du sommet ?

C'est une infiltration séro-sanguine, saillante, dite *bosse sero-sanguine,* due à la pression prolongée exercée, sur le pourtour de la partie fœtale, par le segment inférieur et surtout par les parois pelviennes, qui, refoulant le sang dans les tissus non comprimés, y a déterminé la stase du liquide et la rupture de capillaires.

Quel est le siège habituel de la bosse séro-sanguine ?

C'est le pariétal droit, à cause de l'inclinaison de l'utérus à terme et de la fréquence de la position occipito-iliaque gauche antérieure.

Quelles sont les déformations passagères de la boîte crânienne dont est cause, pendant l'expulsion, la pression des parois pelviennes ?

Ce sont : un certain degré d'aplatissement; surtout des chevauchements de bords osseux, tels que l'enfoncement des bords supérieurs de l'occipital sous les pariétaux, le chevauchement des bords supérieurs de ces derniers, enfin l'enfoncement des bords supérieurs des deux portions du frontal sous les pariétaux ; d'où la disparition des sutures, remplacées par des lignes osseuses, puis l'effacement de la fontanelle occipitale, dont la place restera marquée par la rencontre de trois bords osseux.

MOUVEMENTS FŒTAUX DE L'EXPULSION PAR LA FACE

Quels sont les six mouvements dont il s'agit ?

Ce sont : l'extension ; l'engagement ; la rotation de la tête ; la rotation du tronc et externe de la tête ; enfin le dégagement du tronc.

*Qu'est-ce que l'*EXTENSION ?

C'est le mouvement par lequel la tête, poussée contre le détroit supérieur, complète son extension et va jusqu'à appliquer l'occiput sur la partie supérieure du dos.

Comment l'extension produit-elle ici l'amoindrissement de la partie fœtale ?

En mettant à la place de la circonférence mento-

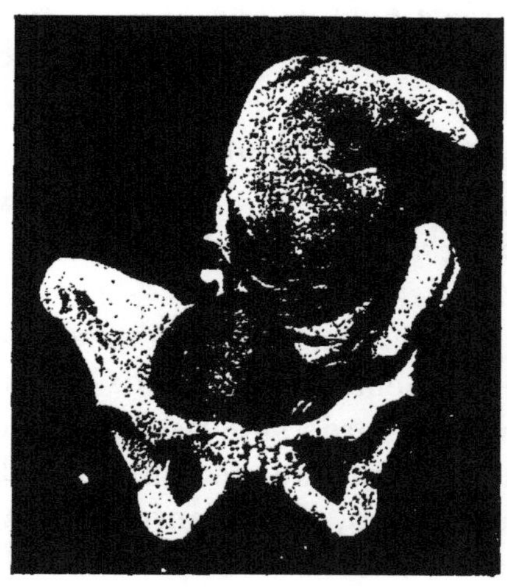

Fig. 31. — Extension de la tête (S. et L.).

bregmatique, premier pourtour de la présentation, la circonférence sous-mento-frontale, plus réduite, donc plus favorable à l'engagement.

Avant ce complément d'extension, où se trouvait le front ?

Plus ou moins au centre du détroit, d'où ce mouvement l'écartera, pour le porter sur le côté, contre la paroi pelvienne, à moins que, par exception des plus rares, une flexion imprévue n'amène le sommet à l'entrée du bassin.

Faudrait-il s'effrayer d'un retard apporté à cette extension complémentaire ?

Non, car on la voit finalement se produire à peu près constamment.

Dans cette situation qu'est-il arrivé malheureusement d'observer, bien que fort rarement ?

Un enclavement de la tête dans l'excavation, grave accident qui sera étudié à propos de la présentation frontale persistante.

Lorsque la face s'offre par une des joues, ce qui est exceptionnel, que faut-il prévoir ?

Un redressement spontané de la partie fœtale, simplement et momentanément déviée.

Qu'appelle-t-on ENGAGEMENT *de la face ?*

On désigne ainsi le mouvement par lequel elle franchit le détroit supérieur, puis descend dans l'excavation, presque jusqu'à la rencontre du périnée.

Cet engagement peut-il être aussi complet que celui du sommet ?

Non, parce que, au moment où la face, descendue presque de la longueur du cou, va atteindre le périnée, le crâne et la partie supérieure du thorax du fœtus, accolés, arrivent ensemble au détroit supérieur, mais

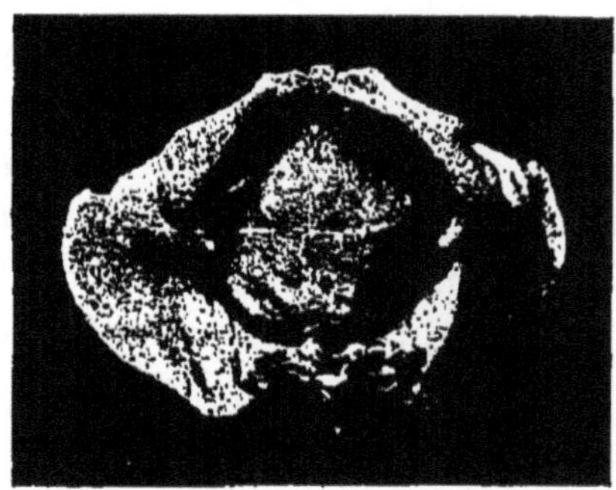

Fig 32. — Engagement de la face (S. et L.).

sans pouvoir y pénétrer, à cause du volume de ces deux épaisseurs.

Pourquoi toutefois un plus grand enfoncement de la face n'est pas nécessaire ?

Parce que le menton, déjà descendu par la seule extension, puis arrivé, avec la face, près du plancher périnéal, se trouvera assez bas pour pouvoir, après la rotation qui va venir, pointer et par là se dégager, sous l'arcade, puisque la paroi pelvienne antérieure, sur son milieu, est réduite à la hauteur des pubis.

Qu'est-ce que la ROTATION ?

C'est le mouvement qui amène le menton sous la symphyse, quel que soit son point de départ.

Quelle en est la cause ?

La même que celle de la rotation avec le sommet, mais cause dont l'action est ici moins effective, l'engagement étant incomplet.

Quel en est le résultat ?

Comme après toute rotation interne de partie fœtale, c'est l'arrivée, sous les pubis, de l'extrémité antérieure de son grand diamètre, qui est ici la pointe du menton.

Dans la présentation de la face, cette rotation antérieure n'est-elle qu'une condition normale et favorable au dégagement, comme avec le sommet ?

Non. Elle est indispensable, parce que, seule la rotation en avant, en dégageant le menton et rendant possible la flexion de la tête, dispensera la partie fœtale d'un complément d'engagement, que ne saurait permettre la double épaisseur des épaules et du crâne fœtaux, arrivés accolés à l'entrée du bassin, mais incapables d'y pénétrer.

Doit-on compter sur cette rotation ?

Sans doute, dans les positions antérieures, puisque le menton est tout rapproché des pubis ; même, mais moins absolument, en cas de position mento-postérieure (la plus fréquente, à droite), malgré la difficulté et la lenteur d'une rotation, ici très étendue, qui nécessite des contractions énergiques et soutenues, un tel mouvement pouvant, par exception rare, manquer ou se faire incomplètement.

Quelle sera la conséquence de cette anomalie ?

Inévitablement l'arrêt de l'expulsion ; puisque le menton ne saurait trouver à se dégager profondément, à cause des obstacles qui viennent d'être indiqués, situation grave qui réclame une prompte intervention, comme il sera dit plus loin.

En quoi consiste la FLEXION ?

En un mouvement, inverse de l'extension initiale,

qui, aidé d'un certain glissement, opérera le dégagement de la tête, à travers le détroit inférieur et le conduit périnéo-vulvaire.

Comment s'exécute cette flexion ?

A la façon de l'extension avec le sommet, c'est-à-dire par la fixation du menton au haut de l'arcade, et la descente de la tête — jusqu'alors retenue derrière les épaules —, qui franchissant le détroit inférieur, puis les obstacles périnéo-vulvaires, fera apparaître successivement la bouche, le nez, le front, le bregma, enfin l'occiput et la nuque, mais ces dernières parties lentement, à cause de leur volume.

Quelle est la cause de cette bascule céphalique ?

C'est, comme pour le sommet, la déviation de la poussée expulsive, qui, par suite du dégagement antérieur de la pointe du menton sous les pubis, a porté ses effets à l'opposé, c'est-à-dire sur la région occipitale.

Que fera redouter ce dégagement en arrière de l'extrémité occipitale ?

La déchirure du périnée, comme en cas d'expulsion de la tête en occipito-postérieure.

Pendant ce dégagement céphalique comment se comportent les épaules ?

Débarrassées progressivemsnt du crâne, dont elles étaient doublées et qui les avait immobilisées à l'entrée du bassin, elles s'enfoncent dans le bassin, tout en restant avec leur direction transversale.

Qu'est-ce que la ROTATION INTERNE DU TRONC ET EXTERNE DE LA TÊTE ?

C'est un mouvement identique à celui qui porte ce nom dans la présentation du sommet.

Qu'est-ce que le DÉGAGEMENT DU TRONC ?

C'est encore un mouvement identique à l'expulsion du tronc dans la présentation du sommet.

Pour chacun des mouvements intérieurs précédents, quel est le signe qui en indiquera l'exécution ?

C'est, pour l'extension, l'abaissement du menton ; pour l'engagement, le bas niveau de la face ; enfin pour la rotation, c'est l'arrivée du menton en avant

Quel est l'accident de circulation capillaire qui se constate presque toujours dans l'épaisseur des téguments de la partie fœtale ?

C'est l'infiltration séro-sanguine de la face, due à la même cause que celle du sommet, qui produit ici une énorme tuméfaction des joues, saillie coupée par un sillon profond, dans lequel on peut néanmoins sentir la saillie du nez, jamais effacée.

MOUVEMENTS FŒTAUX DE L'EXPULSION PAR L'EXTRÉMITÉ PELVIENNE

Quels sont les six mouvements dont il s'agit ?

Ce sont : le pelotonnement de la partie fœtale ; l'engagement ; la rotation interne ; le dégagement du tronc ; la rotation interne de la tête ; son dégagement.

Comment le PELOTONNEMENT *réalise-t-il l'amoindrissement de la partie fœtale ?*

En appliquant étroitement, les uns contre les autres, les éléments de l'extrémité pelvienne, pressés tout autour par le cercle osseux du détroit, vers lequel la poussent les contractions.

*Qu'est-ce que l'*ENGAGEMENT ?

C'est le mouvement par lequel l'extrémité pelvienne, ainsi réduite, franchit le détroit supérieur et descend dans l'excavation jusqu'à la rencontre du plancher du bassin.

Que fait constater de particulier le début de cet engagement ?

C'est la lenteur de la pénétration de la partie fœtale au détroit supérieur, parce que, en raison de son volume — surtout en cas de présentation complète — elle doit subir un pelotonnement.

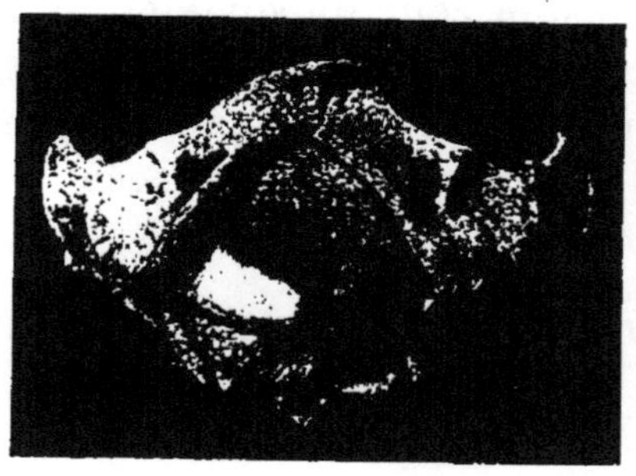

Fig 33. — Engagement de l'extrémité pelvienne complète (S. et L.).

Comment se fait ensuite la descente dans l'excavation ?

Comme celle de la tête première, par la progression alternative des fesses, en battant de cloche.

Quel est le mode de présentation pelvienne qui facilitera cet engagement ?

C'est celui dans lequel les membres inférieurs sont défléchis et précèdent les fesses.

Qu'appelle-t-on ROTATION INTERNE *dans la présentation dont il s'agit ?*

On désigne ainsi le mouvement du tronc sur lui-même qui place les diamètres bi-trochantérien et bi-iliaque dans le sens antéro-postérieur.

Quelle en est la cause ?

C'est, comme pour la présentation du sommet, la poussée de la partie fœtale contre la fente coccy-pubienne.

Cette rotation se produit-elle toujours à la fin de l'engagement ?

Non, car on peut la voir déjà faite lorsque le siège est descendu sur le plancher du bassin, ce qui s'explique par la faible étendue d'une telle rotation, et la réduction de volume, souvent considérable, que la partie fœtale a subie par le fait du pelotonnement, ce qui lui permet d'occuper de bonne heure les diamètres pelviens antéro-postérieurs.

Le DÉGAGEMENT DU TRONC *est-il un mouvement simple et unique comme le dégagement de la tête première ?*

Non, parce qu'après la sortie du siège arrivent les épaules, dont le diamètre bi-acromial, à cause de son étendue, rend nécessaire un dégagement particulier.

Comment se dégage le siège ?

A la façon de la tête fléchie ou défléchie, c'est-à-dire par la fixation et l'arrêt de la fesse antérieure sous les pubis, pendant que la fesse postérieure glisse sur le plan pelvi-périnéal et apparaît à la vulve, libération qui est suivie du dégagement total de la partie fœtale, celle-ci ayant fait subir au tronc une inflexion latérale à concavité supéro-antérieure.

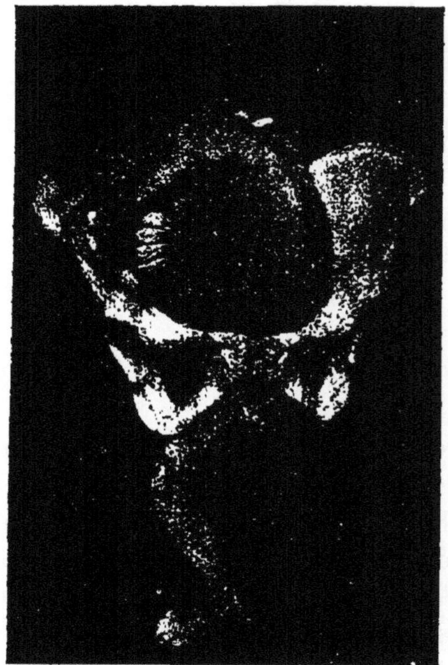

Fig. 34. — Dégagement du siège (S. et L.).

Quel est le mode de présentation pelvienne qui rendra cette inflexion latérale sensiblement plus difficile ?

C'est celui des fesses — le plus fréquent — dans lequel le tronc fœtal est doublé des membres inférieurs relevés, comme d'une sorte d'attelle rigide.

Pendant le dégagement du siège comment se comportent les épaules ?

Elles entrent dans l'excavation et s'y enfoncent en exécutant leur rotation, si celle-ci ne s'est pas déjà opérée en même temps que celle du siège.

Quel est ensuite leur mode de dégagement ?

C'est le même que celui des fesses ; ainsi, l'épaule

antérieure étant fixée sous l'arcade, la postérieure glisse sur le plan coccy-périnéal et arrive à se libérer suffisamment pour permettre le dégagement total.

Comment sont disposés les bras pendant la sortie du tronc ?

Ils sont appliqués et d'ordinaire croisés sur la poitrine, maintenus ainsi par la paroi utérine.

La tête restée dernière, dans quelle orientation se trouve-t-elle ?

Dans celle que lui a donnée le dégagement du tronc : face à droite ou à gauche, suivant la position finale de l'extrémité pelvienne ; direction défavorable par suite à l'expulsion, que la poussée utérine va transformer par le mouvement suivant.

En quoi consiste la ROTATION INTERNE DE LA TÊTE ?

En un mouvement qui, la tête fléchie et tournant sur elle même, amène l'occiput derrière la symphyse des pubis, pour les mêmes motifs qui expliquent les rotations intra-pelviennes du corps fœtal.

Quelles sont les anomalies possibles de cette rotation ?

Ce sont : une rotation incomplète, avec occiput à mi-chemin du pubis ; ou encore une rotation nettement postérieure, l'occiput se portant dans la concavité du sacrum, cas dans lequel le dégagement ne pourra s'obtenir que grâce à une manœuvre spéciale de l'accoucheur, comme il sera dit à propos de l'assistance pendant l'expulsion.

Comment s'opère ensuite le DÉGAGEMENT DE LA TÊTE DERNIÈRE ?

A l'imitation du dégagement de la tête première ; ainsi — la rotation s'étant faite normalement et le cou étant appuyé, par le point sous-occipital, contre le haut de l'arcade — la face et le crâne glisseront successivement sur la gouttière périnéale, pendant que le tronc aura tendance à s'élever au-devant du pubis et vers l'abdomen de la mère (dos sur ventre).

Quels sont, par suite, les diamètres céphaliques qui viennent, l'un après l'autre, passer par le coccy-pubien ?

Ce sont les diamètres sous-occipitaux, qui défilent au rebours de leur ordre d'apparition pendant le dégagement de la tête première.

Doit-on laisser se produire d'elle-même cette rotation et ce dégagement ?

Généralement non, à cause du danger que court le fœtus, à moins qu'il ne s'agisse d'une multipare à parties molles très souples et d'un petit fœtus.

Quelle est alors l'intervention qui devra presque toujours remplacer la libération spontanée de la tête ?

C'est la manœuvre de Mauriceau-Pinard, dont la description se rattache au chapitre de l'assistance pendant le travail.

EXPULSION PAR L'ÉPAULE

Que penser d'une telle expulsion ?

Qu'elle n'est possible que dans des conditions anormales, presque inobservées, telles qu'un bassin exceptionnellement large et un fœtus d'un très petit volume, libération — toujours mortelle pour ce dernier — dite ÉVOLUTION SPONTANÉE.

Quels sont les mouvements dont se compose cette évolution ?

Ce sont les suivants, au nombre de six, comme pour les autres présentations : le pelotonnement du corps fœtal, l'engagement, la rotation, le dégagement du tronc, la rotation interne de la tête et son expulsion.

Comment le tronc peut-il alors pénétrer dans le bassin puis en sortir ?

En se ployant, s'enfonçant en arrière, puis glissant sur le plan coccy-périnéal jusqu'au dehors, après quoi la tête est expulsée comme dans la présentation de l'extrémité pelvienne.

Quelle est enfin la transformation, mais des plus rares, qui a pu s'opérer spontanément pendant le travail et reproduire une version par manœuvres externes ?

C'est celle, dite *version spontanée,* qui est possible, à la rigueur, avec un fœtus petit et très mobile, susceptible de déplacement grâce à d'énergiques contractions, conditions et résultat sur lesquels toutefois il ne faut jamais compter.

DIAGNOSTIC DE LA PRÉSENTATION ET DES POSITIONS DU SOMMET

Quel est le phénomène qui, avant la fin de la grossesse, permet de reconnaître cette présentation ?

C'est l'engagement, déjà signalé, de la partie fœtale coiffée du segment inférieur, à partir du septième mois, chez les primipares ; d'où la présence, facile à constater au toucher, d'un corps sphérique, de consistance osseuse, occupant le détroit.

Comment le palper peut-il de bonne heure concourir à ce diagnostic ?

En donnant la sensation, à l'entrée du bassin, de la portion de tête, dure et arrondie, qui est restée accessible à la main; puis, vers le fond de l'utérus, celle d'une masse volumineuse, mais non dure — le siège —, à laquelle sont accolées de petites saillies mobiles, qui sont les pieds.

Quels sont parfois les obstacles que rencontre ici le palper ?

Ce sont : le durcissement de l'utérus, provoqué par l'application de la main ; les contractions du travail lorsqu'elles se succèdent rapidement ; une surcharge graisseuse de la paroi abdominale ; enfin l'hydramnios.

Comment l'auscultation éclaire-t-elle ce même diagnostic de la présentation ?

En faisant percevoir : un foyer de bruits cardiaques fœtaux, au-dessous de l'ombilic, à droite ou à gauche suivant la position (la tête, supposée engagée, l'ayant abaissé à ce niveau) ; puis — signe précieux — la propagation de ces mêmes bruits en haut, vers le siège.

Lorsque la dilatation a ouvert suffisamment l'orifice, que fait sentir d'important le doigt sur la sphère céphalique, surtout après la rupture de la poche ?

Une ligne assez saillante, la suture sagittale, qui coupe le crâne fœtal dans le sens de sa longueur.

Dans quels cas le sommet pourra-t-il être difficile à atteindre de bonne heure ?

Lorsque la tête, avec son enveloppe segmentaire, est restée élevée, faute de poussée abdominale, comme chez beaucoup de multipares ; lorsqu'elle est retenue au détroit par un rétrécissement du bassin, par un excès de volume, par une procidence de membre; ou seulement quand — ce qui est rare — une inclinaison latérale l'a fait buter contre le bord osseux.

Pourquoi, en bonne pratique, faut-il ici pousser le diagnostic jusqu'à celui de la position ?

Parce que la connaissance de la position du sommet permet de prévoir les difficultés de certaines expulsions, par exemple dans le cas de position occipito-postérieure, laquelle, outre la lenteur de la rotation céphalique, comporte certains risques (peu graves) de non exécution de ce mouvement; enfin parce que cette notion préalable permettra, si besoin est, d'appliquer le forceps dans des conditions régulières.

Que faut-il chercher lorsqu'on veut déterminer une position du sommet ?

La place de l'occiput au détroit supérieur.

Comment l'auscultation peut-elle y aider ?

En indiquant le côté où se trouve le plan dorsal du fœtus, d'après le foyer des bruits cardiaques et leur intensité plus grande vers l'aisselle gauche, la plus voisine du cœur.

Mais sur quels moyens de diagnostic de la position doit-on particulièrement compter ?

Sur le palper et le toucher, tous les deux déjà remarquablement utilisés pour le diagnostic de la présentation.

Comment par le palper arriver à diagnostiquer la position du sommet ?

En allant à la recherche, à droite et à gauche, du plan résistant et continu du dos ; mieux encore en enfonçant les doigts des deux mains derrière les pubis, non pour sentir l'occiput, qui, sur la tête fléchie, ne fait aucune saillie, mais bien le front, assez facile à constater, dont la place, en avant ou en arrière (par déduction s'il manque en avant), indiquera le point pelvien de contact de l'occiput, à l'opposé de celui du front.

Enfin, de quelle façon le toucher donnera-t-il la certitude d'une position du sommet ?

En faisant constater, dans le vide de l'orifice, surtout après la rupture des membranes, la suture sagittale, d'après la sensation de ressaut qu'elle donne, puis, en la parcourant avec le doigt jusqu'à la fontanelle postérieure, qui confine à l'occiput.

Quelle est, des deux fontanelles, celle qui, au début de l'expulsion, s'offre au doigt presque au centre du bassin ?

C'est l'antérieure, reconnaissable à sa forme et à ses dimensions, alors que la fontanelle occipitale confine encore à la paroi du bassin, à cause de l'insuffisance de la flexion de la tête.

Lorsque, plus tard, la flexion extrême aura amené la fontanelle postérieure dans le vide du détroit et que la compression des os crâniens aura supprimé ce triangle interosseux, par quel signe sa place sera-t-elle indiquée ?

Par la rencontre des trois lignes saillantes qui forment le lambda.

Quel est l'accident de surface qui, déformant la partie fœtale, peut, pendant l'expulsion, nuire aux constatations du toucher ?

C'est la bosse séro-sanguine, qui recouvre souvent

une partie de la suture sagittale et la fontanelle comprise dans la région explorée, toutefois sans rendre impossibles certaines vérifications, parce que le doigt pourra presque toujours dépasser les limites de l'infiltration et retrouver au delà des signes indicateurs de la position.

DIAGNOSTIC DE LA PRÉSENTATION ET DES POSITIONS DE LA FACE

Où se trouve la face avant l'expulsion ?

A l'entrée du bassin, sans y avoir encore pénétré; par suite à un niveau qui la rend à peu près inaccessible au toucher, contrairement à ce qu'on observe lorsqu'il s'agit du sommet.

Quel est alors le signe précieux fourni par le palper abdominal ?

C'est la présence, à l'hypogastre, d'une saillie manifeste, résistante, qui est le sommet de la tête renversée (position mento-iliaque postérieure), tumeur au-dessus de laquelle se sent la dépression du dos, profonde, en coup de hache.

Sur quel point se rencontre le foyer d'auscultation dans les présentations de la face ?

Presque au niveau de ce même foyer dans la présentation de l'extrémité pelvienne, c'est-à-dire assez haut, au moins avant l'engagement; mais avec cette différence significative, que la propagation des bruits se fait ici de bas en haut, ce qui serait le contraire si le siège se trouvait au détroit.

Quelle est, au début de l'expulsion, la région de la

face qui s'offre directement au toucher, à travers l'orifice ?

C'est le front, que l'insuffisance de déflexion a laissé tout d'abord au centre du détroit et plus bas que l'orifice.

Comment ne pas le prendre pour le sommet ?

En continuant l'exploration tout autour, où se trouveront les arcades orbitaires, puis la grande fontanelle, que traverse la suture sagittale.

La déflexion devenue complète, quels sont, au toucher, les signes caractéristiques auxquels se reconnaîtra la face ?

Ce sont ses inégalités de surface, telles que : le rebord saillant des orbites; les globes oculaires, sous forme de deux petites tumeurs mollasses; surtout le nez, placé au centre et percé des deux narines ; enfin, la bouche avec, tout à côté, les rebords durs des arcades alvéolaires.

Comment arriver ensuite à trouver la position ?

En cherchant la place du menton au détroit supérieur, et, pour cela, en explorant attentivement le nez, dont les narines s'ouvrent vers le point du bassin touché par le repère mentonnier.

Quel est, comme pour le sommet, l'accident de surface qui peut rendre difficiles les constatations précédentes ?

C'est l'infiltration séro-sanguine de la face, surtout des joues, qui transforme celles-ci en deux énormes tumeurs, séparées par un sillon, et leur donne l'apparence de deux fesses.

Comment alors éviter l'erreur ?

En parcourant avec attention ce sillon facial, où se rencontreront toujours : le nez, peu déformé, avec les narines très reconnaissables, puis la cavité buccale avec les bords alvéolaires.

Comment, au besoin, arrivera-t-on sûrement à distinguer la bouche de l'anus ?

En se rappelant que, lorsque le doigt pénètre dans l'orifice anal, il en sort toujours avec du méconium.

DIAGNOSTIC DE LA PRÉSENTATION ET DES POSITIONS DE L'EXTRÉMITÉ PELVIENNE

L'engagement tardif de la partie fœtale est-il un obstacle au diagnostic de cette présentation ?

Nullement, parce que, si les signes manquent au toucher, on en trouve, par contre, d'excellents au palper et à l'auscultation.

Que fait donc reconnaitre le palper ?

De bonne heure, — même dès le huitième mois, — au fond de l'utérus : la tête, avec sa convexité et sa consistance osseuse, malheureusement trop souvent mobile et fuyante ; mais surtout la dépression qui sépare l'épaule de la tête, dite *sillon du cou,* dans laquelle peuvent s'enfoncer les doigts de l'accoucheur, en les faisant cheminer le long du dos.

Que révèle l'auscultation d'utile au diagnostic ?

Un premier fait, la hauteur du foyer des bruits cardiaques, ici entendus au niveau de l'ombilic maternel, — ce qui toutefois pourrait s'observer aussi avec une tête en bas et non engagée — puis un autre phénomène caractéristique, qui est la propagation normale de ces bruits vers le pubis, le long du dos fœtal, tandis qu'on cesse de les entendre vers le fond de l'utérus, où se trouve la tête.

A quel moment du travail le toucher servira t-il au diagnostic de la présentation pelvienne ?

D'ordinaire, seulement après la dilatation de l'orifice et la rupture de la poche, lorsque la partie fœtale s'est engagée dans l'excavation ; à moins que la descente d'un membre inférieur n'ait fait arriver, de bonne heure, dans la poche, encore petite et intacte, un talon, sous la forme d'un petit corps arrondi et mobile.

Quels sont alors les éléments de diagnostic qui s'offrent au doigt ?

Ce sont : une tumeur volumineuse, mais molle, — le siège — coupée par un sillon profond ; l'anus, qu'on rencontre, dans ce dernier, sous la forme d'une légère dépression, où on peut, mais prudemment, enfoncer le doigt ; puis le coccyx, pointe osseuse facile à sentir au milieu des parties molles ; enfin la crête sacrée qui lui fait suite.

En cas de présentation décomplétée par la descente d'un ou deux pieds, comment distinguer le pied d'une main ?

En se rappelant : que le talon est bien plus saillant que le poignet ; que l'articulation tibio-tarsienne est coudée ; que les bords latéraux du pied sont, l'un épais, l'autre mince ; enfin et surtout, qu'au pied tous les doigts sont alignés sans écartement, tandis que celui-ci est considérable à la main, entre le pouce et l'indicateur, les autres doigts restant en contact.

pression de froid, lui laisseront la plus grande liberté de mouvements.

Quelle est, pour la chambre, la température la plus convenable ?

C'est celle de 16 à 18 degrés, qui, en cas de dévêtement, pendant le travail, n'exposerait la femme à aucune sensation de froid.

Que prescrire relativement au régime alimentaire de la parturiente ?

En principe l'abstention de tout aliment ; tout au plus un peu d'eau sucrée et aromatisée ; par exception, du bouillon ou un très léger potage, lorsque le travail traîne en longueur, et seulement pendant la première période.

Que faut-il observer en ce qui concerne le toucher pendant le travail ?

Une grande réserve et la règle de n'y recourir que le moins possible, parce que, de tout ce qui sera mis en rapport avec les organes génitaux, la paume dela main et les doigts de l'accoucheur sont les seules parties qu'il est impossible d'aseptiser parfaitement, malgré les nettoiements rigoureux qu'on leur fait subir ; à moins de recourir, comme on le pourrait, à un gant de caoutchouc aseptisé.

*L'*ANESTHÉSIE *générale est-elle utilisée en obstétrique ?*

Sans doute, lorsque, en cas d'opération lente et difficile, on doit en épargner à la femme la douleur vive et prolongée, qui pourrait être épuisante pour son système nerveux.

Quel est alors l'effet regrettable ordinairement constaté ?

C'est une disposition aux hémorragies de post-partum, par inertie utérine.

Quel est l'emprunt fait à cette méthode, dans un but de soulagement pendant le travail ?

C'est une anesthésie de complaisance, une demi-anesthésie, sorte d'ivresse un peu analgésiante, qu'on obtient à l'aide de quelques gouttes de chloroforme respirées à l'arrivée de chaque contraction, pratique assez répandue en Angleterre (chloroforme à la reine) mais heureusement non acceptée en France, sauf le cas où, la parturiente étant très irritable et les douleurs excessives, il serait prudent d'en atténuer l'impression.

*Quels sont les soins essentiels que réclame l'***assistance pendant la période de dilatation** ?

Ce sont ceux concernant la désinfection génitale et la poche des eaux.

Que peut-on permettre à la femme en fait de mouvements ?

Une certaine liberté ; même la marche, sans sortir cependant de la chambre ; cela jusqu'à un degré avancé de la dilatation.

Dans quel cas devrait-on exiger le repos en position horizontale ?

En cas de rupture prématurée de la poche, afin de diminuer autant que possible l'écoulement du liquide amniotique ; en cas aussi de forte antéversion de l'utérus, dans le but d'aider au redressement de l'organe.

La désinfection vagino-vulvaire est-elle à renouveler pendant la dilatation ?

Oui, si cette période se prolonge trop, comme on le voit souvent chez les primipares, et alors moyennant une dernière injection vaginale d'un demi-litre à un litre au plus de liquide antiseptique, suivie de lavage vulvaire.

Comment seront calmées les douleurs de reins et les crampes, quelquefois observées ?

Les premières, par la compression de la région lombaire à l'aide d'un rouleau de linge formant appui, ou une sangle passée au-dessous du bas du tronc puis soulevée par ses deux extrémités au moment de la contraction; les secondes, par des frictions sèches sur les membres inférieurs ; autant de moyens qui, le plus souvent, mettront fin à des souffrances dont l'intensité pourrait être cause de ralentissement du travail.

Relativement à la poche des eaux comment faut-il se conduire ?

On doit la respecter tant qu'il n'est pas absolument nécessaire de la rompre.

Pourquoi cela ?

Parce qu'elle est un précieux agent de dilatation, et que la conservation du liquide amniotique jusqu'au moment de l'expulsion, préserve le fœtus des effets redoutables — surtout placentaires —, déjà signalés, d'une rétraction utérine forte et précoce.

Toutefois dans quels cas y a-t-il nécessité de rompre la poche ?

Lorsque, la dilatation devenue complète, on constate une résistance exceptionnelle du tissu membraneux, qui ne cède pas malgré une forte tension ; en présence d'une inertie utérine ayant succédé à des contractions normales et manifestement due à un excès de distension de l'organe ; dans le cas, enfin, où la dilatation s'est accompagnée d'hémorragie, provenant elle-même d'un certain degré de décollement placentaire.

Comment doit se pratiquer cette rupture artificielle ?

En appuyant brusquement avec le doigt sur la saillie membraneuse au moment où elle bombe, c'est-à-dire pendant la contraction ; au besoin en piquant la poche avec une tige pointue, soigneusement désinfectée, conduite par un ou deux doigts d'une main et poussée du dehors ; mieux encore, avec le *perce-membrane* de Budin, qui n'expose pas à toucher la partie fœtale.

Le liquide amniotique est-il à examiner ?

Oui, dans le but d'y constater l'absence ou la présence du méconium.

Que comprend **l'assistance obstétricale pendant l'expulsion ?**

Une première prescription, celle du décubitus sur le dos, surtout s'il s'agit d'une multipare, toujours prompte à accoucher, puis d'importants devoirs.

Que restera-t-il à recommander, comme soins de propreté ?

Encore un lavage, seulement vulvaire, et la surveillance de la région anale, où on pourra avoir à enlever des matières fécales, avec du coton hydrophile.

Quelle sera désormais la surveillance, relative au fœtus, que l'accoucheur devra exercer attentivement ?

C'est celle de la fonction cardiaque, par l'auscultation, surtout lorsqu'il peut y avoir à intervenir, en vue de sauver la vie du petit être.

Qu'y a-t-il à savoir pour éviter une erreur d'auscultation fœtale pendant le travail ?

Que la contraction peut troubler passagèrement le rythme des battements du cœur fœtal, et faire croire faussement à la souffrance de l'enfant.

La femme doit-elle céder à tout besoin d'uriner ?

Non, parce que cette sensation est presque toujours illusoire.

Que prescrire à la parturiente au sujet des efforts volontaires qu'elle ajoutera instinctivement aux contractions expulsives de l'utérus ?

D'abord de les faire, pour plus d'efficacité, la bouche fermée, sans pousser de cri, en s'aidant, au besoin, de ses bras cramponnés et de ses pieds arc-boutés, puis de les supprimer totalement, quand, à la fin, la partie fœtale n'est plus arrêtée que par le cercle vulvaire.

Dans le cas ordinaire de PRÉSENTATION DU SOMMET, *quels sont les devoirs essentiels de l'assistance qui incombent à l'accoucheur, vers la fin de l'expulsion ?*

Ce sont : la protection du périnée pendant le dégagement de la tête ; puis cette même protection pendant la sortie des épaules ; et, entre ces deux manœuvres de préservation, l'exploration du cou fœtal.

Pourquoi cette double protection du plancher périnéal ?

Parce que, en cas d'expulsion libre, le périnée, malgré sa distension et celle de la vulve, est menacé de se rompre, d'abord au moment du passage de la tête, toujours poussée trop vivement, puis lorsque l'épaule inférieure, avec sa forme presque tranchante, vient, après, opérer son dégagement.

A quel moment procéder à la première manœuvre protectrice ?

Lorsque la tête, après avoir distendu fortement le périnée et en avoir fait le bassin mou, a élargi la vulve et se prépare à la franchir.

Comment alors prévenir la déchirure périnéale dans la mesure du possible ?

D'abord en interdisant à la femme de pousser au moment de la contraction ; puis et surtout en appliquant fortement la main sur la vulve, pour repousser la tête et neutraliser ainsi, en partie, les effets de l'effort utérin, manœuvre de beaucoup plus efficace que la seule pression de bas en haut, sur le plancher périnéal, conseillée pendant longtemps.

Quelles sont les précautions à prendre en même temps, pour ne pas empêcher néanmoins la progression de la tête ?

Ce sont : d'abord celle de modérer la contre-pression, en laissant agir en partie la poussée utérine; ensuite celle d'aider au passage de la tête, en refoulant, tout autour d'elle, surtout à la commissure inférieure, le cercle vulvaire, qu'on fait ainsi glisser en arrière, à la façon d'une capote de cabriolet, suivant l'expression de Farabeuf.

A quelle cause rapporter la traînée de sang ordinairement constatée sur la tête, à sa sortie des parties maternelles ?

A la déchirure, à peu près inévitable, de l'orifice vaginal (cercle hyménéal).

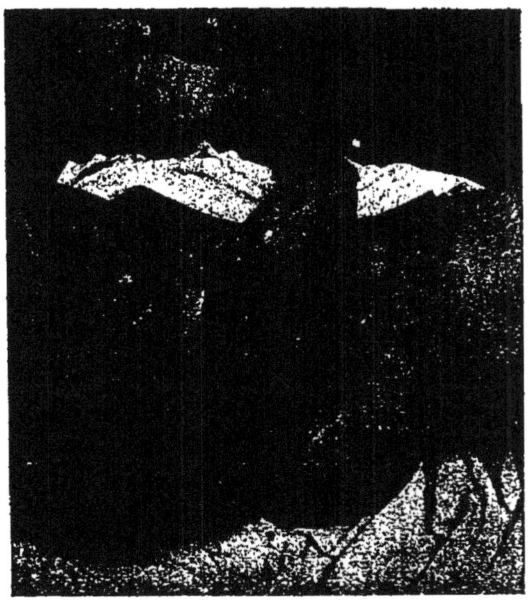

Fig. 35. — Protection du périnée pendant le dégagement du tronc (S. et L.).

Lorsque la tête a franchi la vulve, à quoi faut-il songer immédiatement?

A un enroulement possible du cordon autour du cou, en un ou plusieurs circulaires.

Comment alors se renseigner à ce sujet?

En portant rapidement un ou deux doigts sur un point du pourtour du cou.

Que faire en cas de circulaire?

On doit se hâter d'agrandir l'anse, en l'accrochant avec les doigts, pour pouvoir la faire passer par dessus la tête du fœtus et en avant de lui.

Pourquoi ce dégagement est-il nécessaire?

Parce qu'un tel enroulement est une cause de gêne

pour la circulation funiculaire ; surtout parce qu'il raccourcit en réalité le cordon, et que celui-ci, ne pouvant alors que retenir le corps fœtal, sera exposé à se rompre ou à décoller le placenta.

Si cette réduction paraissait impossible, quel parti resterait-il à prendre ?

Celui de faire la section du cordon entre deux pinces hémostatiques ou deux ligatures, bien que, à défaut de ce pincement, si l'expulsion est immédiate, une hémorragie sérieuse soit peu à redouter, les vaisseaux funiculaires étant comprimés à un certain degré entre le corps fœtal et le bassin.

Comment échapper au deuxième danger de déchirure périnéale, au moment du passage de l'épaule inférieure ?

En pratiquant, dans tous les cas, le dégagement artificiel des épaules, méthodiquement, dans l'intervalle des contractions et sans l'aide des efforts de la femme, à qui on prescrit de ne pas pousser.

De quelle manière pratiquer cette sorte d'extraction finale ?

Tout d'abord en saisissant la tête du fœtus largement avec les deux mains et les doigts disposés en fourche, l'une appliquée sur la face, jusque sous le menton, l'autre sur la nuque ; cela fait, en aidant la rotation interne des épaules par une rotation externe imprimée à la tête, dans le sens où on sent le moins de résistance, en tirant, après, sur le corps fœtal, d'abord directement en bas, mais seulement jusqu'à l'apparition de l'épaule sous-pubienne, puis résolument en haut, pour dégager plus complètement l'épaule infé-

fois font suite à celles du décollement, mais qui, le plus souvent, ne réapparaissent qu'après huit ou dix minutes de repos.

Suffisent-elles à faire franchir l'orifice au délivre ?

Sans doute, mais en exigeant un temps d'ordinaire assez long, souvent une ou deux heures, ce qui met l'accoucheur dans l'obligation d'intervenir, lorsqu'il a acquis la certitude du décollement.

Pourquoi doit-on abréger la durée de cette partie de la délivrance ?

Parce que la présence du placenta décollé dans la cavité utérine peut être cause d'inertie, par suite d'hémorragie, et que, de plus, la prolongation d'une telle situation ne saurait être que pénible et fatigante pour la femme.

Le délivre une fois sorti de l'utérus, de quelle manière pourrait se produire spontanément son EXPULSION HORS DU VAGIN ET DE LA VULVE ?

Par la seule pression du sang accumulé derrière lui, aidée d'efforts abdominaux et des mouvements du corps, causes mécaniques qui mettront souvent deux heures et plus pour déterminer leur effet.

Quelles sont les notions essentielles qui doivent diriger la **conduite de l'accoucheur pendant la délivrance ?**

Ce sont celles qui concernent le diagnostic du décollement placentaire et le mode d'intervention.

Quels sont les signes du décollement placentaire ?

Ce sont : un signe indirect, mais excellent, qui est la rétraction de l'utérus (globe de sûreté de Pinard) ; surtout la présence du placenta sur le col, constatée par le toucher, avec le cordon pour guide ; enfin, ce fait, indiqué par Pinard, que la pression sur le fond de l'utérus ne fait pas descendre le cordon, tandis qu'elle le pousserait en bas, si le placenta était resté adhérent.

Quelle est la partie de la délivrance que l'accoucheur doit être prêt à aider directement par une manœuvre spéciale ?

C'est l'expulsion du délivre hors de l'utérus, après laquelle il n'y aura plus qu'à retirer la masse placentaire du conduit vaginal, avec certaines précautions.

Que faut-il constater avant d'être autorisé à intervenir ?

L'achèvement du décollement placentaire, d'après les signes qui viennent d'être indiqués.

Combien de temps après l'expulsion fœtale arrive d'ordinaire le moment pour l'accoucheur de participer ainsi à la délivrance ?

Vingt minutes ou une demi-heure, pendant lesquelles le placenta, après s'être décollé, aura commencé à s'engager à travers le col, attente qui, au surplus, donnerait à un décollement tardif le temps de s'effectuer.

Quel est le seul but ici de l'intervention ?

C'est d'ajouter, à la poussée utérine insuffisante, une pression dilatante du placenta sur le col, à l'aide de la seule traction par le cordon, provocatrice en même temps de contractions, acte bien distinct de l'extraction proprement dite et du décollement artificiel du placenta, qui sont essentiellement de radicales opérations obstétricales.

Quel est l'instant à choisir pour les tractions ?

C'est l'intervalle des contractions, afin de ne pas s'exposer à tirer sur un placenta dont une partie serait pincée et retenue par le resserrement de la paroi, ce qui serait cause de morcellement et de rétention de fragments.

Comment pratiquera-t-on ces tractions ?

En saisissant, d'une main, le cordon, enveloppé d'ouate afin d'en éviter le glissement, et le tirant à soi d'une manière soutenue, pendant que l'autre main, appliquée sur l'abdomen, surveille le globe utérin, pour pouvoir suspendre la manœuvre à l'arrivée et pendant toute la durée de la contraction, cela jusqu'à ce que la sensation d'une brusque détente révèle que le col est franchi.

Dans quelle direction précise faut-il exercer cette traction ?

Suivant Pinard, à l'opposé du point où se trouve l'insertion du cordon; d'une manière générale, successivement un peu en arrière, en avant et en haut.

Quelle est la règle générale qui doit diriger la pratique des tractions ?

C'est celle que Pajot a heureusement formulée en disant : « tendre et attendre ».

Quelle est la manœuvre abdominale qui, au besoin, pourra venir en aide ici aux contractions insuffisantes et à une traction inefficace ?

C'est l'expression utérine, dans l'intervalle des contractions, recommandée par Pinard, qui a pour but de saisir le globe, comme une éponge qu'on voudrait exprimer avec la main.

Le placenta sorti de l'utérus, comment faut-il continuer les tractions ?

En les pratiquant lentement, avec précaution, et toujours dans l'intervalle des contractions, parce qu'il reste à décoller les membranes, auxquelles le placenta est en quelque sorte suspendu et dont aucun fragment ne doit être laissé dans l'utérus.

Le placenta une fois en main, quelle est la précaution à prendre pour amener les membranes en totalité, sans risque de déchirure ?

C'est celle de les enrouler en corde, en tournant plusieurs fois la masse placentaire sur elle-même.

Dans quel cas les tractions sur le cordon devront-elles être dirigées en arrière ?

Lorsque l'orifice utérin regarde le sacrum ; et alors il suffira pour cela d'introduire deux doigts de la main libre dans le vagin, pour refouler la tige funiculaire et lui faire ainsi comme une poulie de renvoi pendant qu'elle est attirée au dehors.

A quoi est-on exposé en tirant trop fortement ou brusquement ?

A la déchirure de l'enveloppe du cordon, annoncée par la sensation manuelle de craquements ; même à une rupture totale.

Que faire dans ce dernier cas ?

On doit abandonner le cordon dans le vagin, sans parler de l'incident, puis aller, avec la main aseptisée, saisir le placenta et l'extraire, après l'avoir accroché, au besoin, avec les doigts enfoncés dans son épaisseur.

Qu'observe-t-on immédiatement après la sortie du délivre ?

L'expulsion d'un sang noirâtre, mêlé de caillots, retenu jusqu'alors par la masse placentaire, après laquelle on ne constate plus qu'un simple suintement.

Quelles sont les vérifications à faire sur un placenta ainsi amené hors des parties maternelles ?

Ce sont celles qui permettront de répondre aux questions suivantes : le placenta est-il complet, avec tous ses cotylédons ? Son tissu est-il ou non exempt des altérations étudiées précédemment avec les complications de la grossesse ? Y aurait-il, sur les membranes, le signe d'une insertion basse du placenta ?

Quel est ce signe ?

C'est ce fait que la distance entre le bord du placenta et la trouée de la poche des eaux est inférieure à 10 centimètres.

5° ACCOUCHEMENT GÉMELLAIRE

Quel est l'accouchement ainsi désigné ?

C'est l'accouchement double — souvent prématuré — qui succède à la grossesse gémellaire.

En quoi diffère-t-il de l'accouchement simple ?

En ce que la dilatation y est plus lente, l'utérus ayant perdu de sa contractibilité par surdistension ; que, pour ce même motif, la délivrance présente souvent des irrégularités ; enfin en ce que ce double travail augmente la durée totale de l'accouchement, bien que la deuxième expulsion s'opère rapidement, à cause de la liberté des passages.

Quelles sont ici les présentations les plus fréquentes ?

Ce sont : le sommet pour les deux fœtus, ou le sommet pour l'un et le siège pour l'autre, quelquefois la présentation de l'épaule, moins rare, en pareil cas, que dans l'accouchement simple.

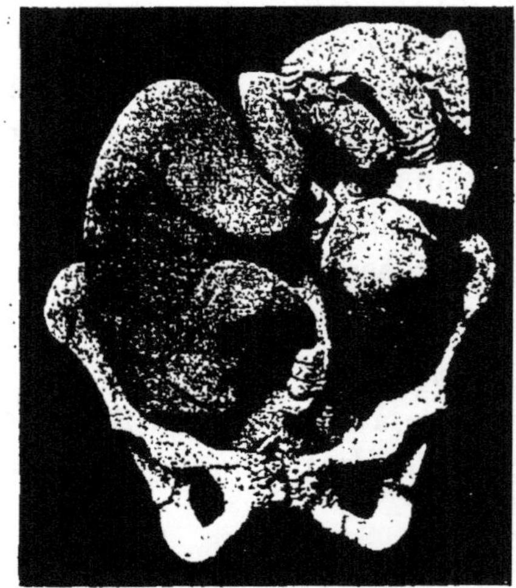

Fig. 39. — Présentation des sommets (S. et L.).

Un fœtus expulsé, à quels signes reconnaître qu'il en existe un autre dans l'utérus ?

D'abord au volume, resté considérable, du globe utérin ; aux inégalités fœtales qu'y fait sentir la palpation ; enfin à la formation d'une seconde poche des eaux.

Immédiatement après la première expulsion, quelle est la précaution bonne à prendre, relativement au cordon ?

C'est celle d'en lier le bout placentaire après la section, cela en vue du cas — des plus rares — où existerait une communication vasculaire entre les deux placentas, ce qui serait cause d'hémorragie funiculaire au détriment du deuxième fœtus.

Y a-t-il à prévoir qu'après l'expulsion du premier fœtus pourra s'opérer celle de son placenta ?

Non, parce qu'il ne se décollera qu'à la fin, en même

temps que le placenta du deuxième fœtus, lorsque l'utérus pourra exercer la striction nécessaire autour des deux surfaces d'insertion.

Combien de temps après la naissance du premier enfant commence l'expulsion du second ?

Ordinairement dix minutes à un quart d'heure ; par exception des plus rares, une demi-heure, même davantage.

Après le premier travail, quelle est la conduite à suivre si la présentation du second fœtus est favorable ?

Il faut, dès le réveil des contractions, même avant, si elles tardent à apparaître, stimuler l'utérus, en rompant la poche et frictionnant l'abdomen.

Si ce second enfant se présentait par l'épaule, quel serait immédiatement le devoir de l'accoucheur ?

Ce serait celui — la poche des eaux étant intacte — de tenter rapidement la version par manœuvres externes, qu'on remplacerait sans retard, en cas d'insuccès, par la version podalique au dedans, généralement facile dans un utérus gémellaire, encore très extensible.

Quelles sont les particularités de la délivrance observées dans la plupart des accouchements gémellaires ?

Ce sont : la lenteur du décollement placentaire, dû à la moindre énergie de la contraction utérine ; souvent aussi et pour la même raison, un passage tardif du placenta à travers l'orifice.

Comment doit-on favoriser alors le décollement et l'expulsion placentaires ?

En frictionnant le globe utérin ; puis, après avoir attendu suffisamment, en exerçant les tractions ordinaires, d'abord sur le placenta du premier enfant, dont la sortie est généralement suivie de celle du second.

Que doit-on redouter ici après l'évacuation totale de l'utérus ?

Un certain degré d'inertie utérine avec hémorragie, d'où la nécessité de se préparer à la combattre.

6° ACCOUCHEMENT PRÉMATURÉ

Quel est l'accouchement ainsi appelé ?

C'est celui qui survient avant terme, mais expulse un fœtus viable, c'est-à-dire arrivé au moins à sept mois révolus de vie intra-utérine.

Quelles sont les principales causes déterminantes de l'accouchement prématuré ?

Ce sont celles de l'avortement, auxquelles il faut ajouter les distensions utérines par l'hydramnios ou la grossesse gémellaire, puis la rupture des membranes, essentiellement provocatrice de contractions.

En ce qui concerne le travail, qu'observe t-on ici de particulier ?

D'abord la fréquence d'une présentation exceptionnelle, telle que l'extrémité pelvienne ; puis une dilatation un peu plus lente qu'à terme, par insuffisance de ramollissement du col ; mais, en revanche, une expulsion plus rapide, en raison du moindre volume du fœtus.

La délivrance et le post-partum diffèrent-ils ici de ces mêmes fonctions à terme ?

Nullement, les phénomènes étant à peu près les mêmes et les complications pareillement possibles.

Quels sont ici les devoirs de l'accoucheur ?

Ce sont les mêmes que lors de l'accouchement à terme, et, de plus, celui de rechercher la cause de l'expulsion avant terme, en vue de la combattre, si c'est possible, avant ou au cours d'une nouvelle grossesse.

Comment se conduire à l'égard d'un enfant né prématurément ?

Comme il sera dit à propos de l'enfant en état de faiblesse, sans se dissimuler que les soins destinés à entretenir ici la vie chancelante du nouveau-né sont souvent inutiles, parce que, dans bien des cas, il sera impossible de suppléer à l'insuffisance du développement des organes essentiels, en particulier des alvéoles pulmonaires, où s'opère l'hématose.

7° ÉTAT DE LA FEMME AUSSITOT APRÈS L'ACCOUCHEMENT ET SOINS A LUI DONNER

Quelle est la situation dont il s'agit ?

C'est celle dans laquelle se trouve la femme pendant les premières heures qui suivent l'accouchement, courte période caractérisée par des phénomènes particuliers et une assistance spéciale, ne permettant pas de la confondre avec le post-partum maternel, dont elle est comme le prélude.

Quel est l'effet ordinaire produit sur le système nerveux de la femme par le travail ?

C'est une courte excitation, traversée quelquefois par un frisson, même par un tremblement général, à laquelle succède vite une sensation d'accablement, avec besoin impérieux de repos.

Qu'arrive-t-il d'observer sous ce rapport, lorsque le travail a été long et difficile ?

Une agitation, avec insomnie, chaleur légère et fréquence de pouls, qui toutefois ne sauraient se prolonger au delà de quelques heures.

Après l'accouchement et pendant plusieurs jours, quel est le phénomène physiologique d'innervation cardiaque qui se montre fréquemment ?

C'est un *ralentissement du pouls* — surtout observé chez les multipares — qui peut faire descendre le chiffre des pulsations à 50, même 45, par minute.

Quelle est la durée de cette bradycardie ?

Cinq ou six jours en moyenne, pendant lesquels le pouls remontera, mais passagèrement, au moment de la fluxion laiteuse.

Quels sont les premiers soins qu'on doit à la femme après l'accouchement ?

Ce sont : d'abord le nettoiement de la vulve et des parties voisines par un savonnage avec la solution antiseptique chaude ; puis, après un court repos, soit le transport de l'accouchée dans un lit définitif, soit simplement une première appropriation du lit occupé, par l'enlèvement de la garniture souillée.

Où doit se porter surtout la surveillance de l'accoucheur dès après le travail ?

Du côté de l'utérus, qui doit être rétracté, et sur l'écoulement sanguin, qui doit être modéré.

A quel signe de palpation reconnaît-on que la rétraction utérine est normale ?

A la présence, dans l'abdomen, au-dessous de l'ombilic, ordinairement vers le côté droit, d'une tumeur dure, globuleuse, semblable à une tête d'enfant, (globe de sûreté), signe qui a déjà donné la certitude du décollement placentaire.

A quelle condition cette rétraction rassurera-t-elle pleinement ?

A celle de se maintenir pendant au moins une demi-heure, ce que permettra de constater l'application de la main sur le globe, continue ou renouvelée à tout instant.

Quelle est la preuve d'un écoulement sanguin modéré ?

C'est la sortie du sang, à la vulve, par intermittences, le liquide, à cause de son faible courant, se laissant d'abord arrêter par le contact des parois, et ne pouvant s'écouler qu'après s'être accumulé et avoir forcé le passage.

Faut-il s'en rapporter aux sensations de la femme, pour être fixé sur le degré de la perte de sang ?

Non. Seuls les contrôles de la palpation abdominale et des constatations directes donneront des renseignements sûrs.

Quels seront ensuite les points que devront viser les prescriptions de l'accoucheur ?

Ce seront : l'antisepsie génitale ; les nouvelles conditions physiques des organes abdominaux ; l'alimentation ; le sommeil ; enfin l'utilisation de la première sécrétion mammaire.

Quelle est la garantie immédiate à prendre en vue de l'infection génitale ?

C'est l'occlusion de la vulve par une plaque épaisse de coton, qui sera remplacée autant de fois que l'exigera la stricte propreté.

Que penser des injections vaginales antiseptiques, recommandées pendant longtemps ?

Qu'elles ne sont nullement nécessaires après le travail, si une sérieuse antisepsie a été pratiquée pendant les dernières semaines de la grossesse, et si le toucher, pendant l'accouchement, a été aussi rigoureusement aseptique que possible.

Lorsque quelques craintes peuvent exister sous ce rapport, que doit-on prescrire par exception ?

Une seule injection vaginale avec deux litres au plus d'une solution à 1/4000 de sublimé, mieux encore de biiodure de mercure dans les mêmes proportions, à l'aide d'une canule parfaitement désinfectée, en y ajoutant l'occlusion de l'orifice vulvaire et les toilettes extérieures.

Qu'y a-t-il à désirer en ce qui concerne l'évacuation intestinale ?

Qu'elle se produise dans les premières quarante-huit heures, ce qu'on obtiendrait, à défaut, par un lavement glycériné.

Quelle est la précaution à prescrire en cas de relâchement prononcé de la paroi abdominale ?

C'est l'application d'une large ceinture, un peu serrée, autour du bas du tronc, dans le but de contenir la masse intestinale, de favoriser la rétraction des muscles distendus et d'empêcher des déplacements d'organes, tels que les reins et le foie, trop peu maintenus dans le vide que vient de produire l'évacuation de l'utérus.

Quelle devra être l'alimentation de la femme pendant ce premier jour ?

Une alimentation réparatrice et modérée, qui se composera, pour cela, de légers potages toutes les trois heures.

Le sommeil est-il à favoriser ?

Sans doute, puisqu'il n'y a pas à compter sur les renseignements donnés par l'accouchée en ce qui concerne l'importance du suintement sanguin.

Doit-on utiliser le colostrum en faveur de l'enfant ?

Oui, en le lui donnant, quelques heures après le travail, comme premier lait, cette succion précoce devant servir, d'ailleurs, à augmenter la saillie du mamelon.

Quel est le temps que l'accoucheur devra consacrer à cette surveillance et à ces soins ?

Environ une heure, si tout s'est passé normalement aussi bien chez la mère que chez l'enfant nouveau-né.

8° ÉTAT DE L'ENFANT AUSSITOT APRÈS L'ACCOUCHEMENT ET SOINS A LUI DONNER

Dans quel état fonctionnel peut se trouver l'enfant vivant à la naissance ?

Dans l'un ou l'autre des suivants: enfant en état normal; enfant en état de mort apparente; enfant seulement faible.

*A quels signes reconnaît-on l'***état normal de l'enfant à la sortie du conduit génital** ?

A l'énergie de ses cris, à l'activité de sa respiration et au teint rosé de sa peau.

Cela constaté, quels sont les devoirs immédiats de l'accoucheur à l'égard du nouveau-né ?

Ce sont : un rapide écouvillonnage de la bouche et

du pharynx, fréquemment encombrés de mucosités, cela à l'aide seulement du petit doigt enfoncé latéralement et ramené en avant ; un premier et simple lavage des bords des paupières avec un tampon de gaze imbibé d'eau bouillie ; enfin, la section et la ligature du cordon, mais seulement lorsque la cessation des battements y aura été constatée, c'est-à-dire rois ou quatre minutes après l'expulsion.

Pourquoi cette ligature tardive ?

Pour conserver à l'organisme fœtal la portion de sang placentaire, réellement importante, qui doit lui arriver encore par la veine ombilicale.

Quelles sont les conditions à exiger pour un fil à ligature ?

Ce sont : la résistance, telle que la présente un gros fil à suture ; puis l'asepsie, qui s'obtiendra suffisamment, au besoin, par une ébullition d'un quart d'heure et l'immersion du fil dans l'eau bouillie jusqu'au moment de s'en servir.

À quelle distance de l'abdomen et de quelle manière doit se faire cette ligature ?

A la distance de quatre centimètres, pour tenir compte de la possibilité d'une hernie ombilicale ; à l'aide d'un double nœud, au delà duquel — à un centimètre environ — le cordon sera coupé.

Pourquoi ne pas lier aussi le bout placentaire ?

Parce qu'il ne saurait donner qu'un reste inutile de sang fœtal.

Quels sont les cordons dont la section exigera des précautions supplémentaires ?

Ce sont les cordons, dits gras, à cause de l'abondance de leur tissu muqueux, trop épais pour que le fil puisse assez atteindre les vaisseaux, cordons dont la ligature ne sera alors solide que grâce à une double constriction, et après avoir, au préalable, aminci le point choisi, par des mouchetures et un pincement avec les doigts.

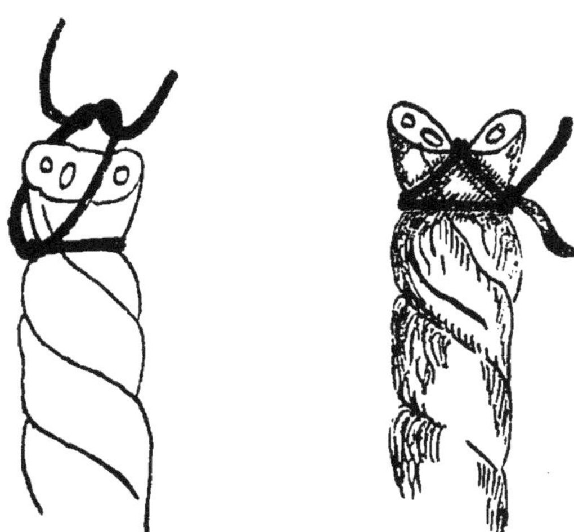

Fig. 40. — Ligatures renforcées (S. et L.).

Le cordon lié et l'enfant devenu libre, quels sont les soins essentiels à lui donner ?

Ce sont successivement : la désinfection des yeux ; le nettoyage de la peau ; le pansement du cordon ; l'emmaillotement, que précédera un rapide examen du corps ; le coucher ; les prescriptions relatives à la température, l'alimentation et la fonction intestinale.

Pourquoi une désinfection oculaire préventive est-elle un devoir de premier ordre ?

Parce que des microbes, ou des toxines en provenant — plus ou moins infectieux — échappés à la désinfection vulvo-vaginale et emportés au passage par les yeux, pourraient y produire une redoutable contamination conjonctivale.

Comment devra s'opérer ce nettoyage oculaire ?

En pratiquant d'abord un nouveau lavage des paupières et de leurs bords avec un tampon imbibé d'eau boriquée ; puis, soit simplement en instillant dans chaque œil quelques gouttes de jus de citron, soit en les remplaçant par deux gouttes d'un collyre au nitrate d'argent à 1 gramme sur 200 selon le conseil de Budin, le collyre de Credé (1 gramme sur 100), parfois conseillé, devant être réservé au cas où la mère aurait présenté un écoulement génital suspect.

Comment transporter l'enfant sur les genoux de la garde, commodément et sans risque d'accident ?

En le prenant, enveloppé de linges chauds, une main sous la tête et les épaules, l'autre sous les fesses, le pouce placé entre les cuisses.

De quelle manière doit se faire ensuite le nettoyage du nouveau-né ?

En pratiquant d'abord une onction générale de la peau avec la vaseline, puis un doux essuyage avec de la gaze, suivis d'un simple lavage avec des tampons de coton imbibés d'eau modérément chaude, dernière précaution qu'on remplacerait, en cas d'enduit abondant, par un bain d'eau bouillie à 35°, dans lequel l'enfant sera savonné rapidement et d'où on le retirera pour le sécher avec des serviettes chaudes.

Pourquoi procède-t-on ensuite à un pansement du bout de cordon ?

Pour protéger son insertion contre les tiraillements

et les déchirures, causes d'hémorragie ; surtout pour empêcher l'infection de la plaie ombilicale.

Comment se pratique ce pansement ?

De la manière suivante : le cordon, préalablement lavé avec la solution faible de sublimé ou simplement saupoudré d'aristol, est enveloppé de gaze ou de coton stérilisés, puis couché sur le côté gauche de l'abdomen, à l'opposé du foie, dont il faut éviter la compression, enfin, maintenu à cette place par un carré de gaze et une bande.

Pourquoi recourir à des applications sèches ?

Afin d'obtenir une prompte momification du tissu funiculaire, moyen efficace d'en prévenir la décomposition.

Quand doit-on toucher à ce pansement ?

Seulement le septième jour, laps de temps nécessaire pour pouvoir retirer le bout de cordon, desséché et détaché.

Que reste-t-il au point d'insertion ?

Une petite plaie, dont la cicatrisation, assez prompte, donnera lieu à un enfoncement, dit ombilic.

Quels soins exigera cette plaie ?

Un pansement quotidien, pendant quatre ou cinq jours, à l'aristol, avec réapplication du carré de gaze et de la bande, couches protectrices qui, après cicatrisation, seront maintenues encore pendant un mois, en les renouvelant de temps à autre.

Quelles sont les déformations accidentelles, de cause obstétricale, qu'un rapide coup d'œil fera souvent constater sur la tête de l'enfant ?

Ce sont : sur le sommet ou la face, l'infiltration séro-sanguine, déjà signalée, plus ou moins marquée ou saillante, dont la disparition s'effectuera dans les

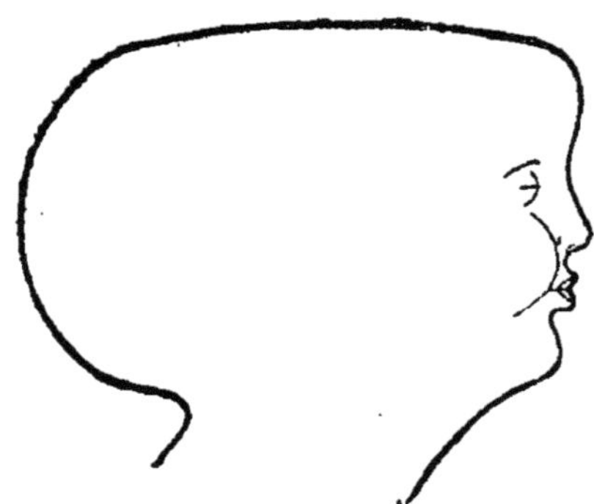

Fig. 41. — Déformation de la tête expulsée par la face (S. et L.).

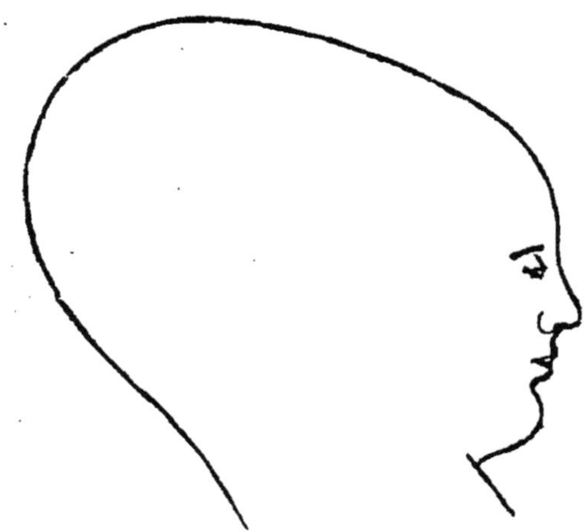

Fig. 42. — Déformation de la tête expulsée par le sommet (S. et L.).

quarante-huit heures après la naissance ; ensuite de véritables déformations de la boîte crânienne qui sont ; après une présentation du sommet, l'allongement de la tête dans le sens vertical ; après celle de la face, un allongement de la tète dans le sens antéro-postérieur, parfois avec une forte saillie du front lorsque cette région est, au début, restée longtemps au détroit, altérations de forme dues à la pression des parois pelviennes et destinées à disparaître assez promptement.

Le cordon pansé, que réclame le corps du nouveau-né ?

Un emmaillottement, destiné seulement à protéger le tronc et les membres, la tête pouvant rester nue lorsque l'air de la chambre est suffisamment chaud.

Quels sont les deux modes d'emmaillotement infantile qui se pratiquent journellement ?

Ce sont : l'ancien, avec la chemisette, la brassière et le lange ; le moderne, dit anglais, qui se compose d'une chemisette, d'une couche triangulaire en toile pour être passée sous le siège, la base en haut et la pointe en bas, d'une pièce carrée de feutre venant la doubler au-dessous, de bas de laine et de chaussons tricotés, enfin d'une longue robe de flanelle, véritable sac dans lequel l'enfant est chaudement enveloppé.

Quels sont les avantages de ce dernier vêtement ?

Ce sont : une grande liberté de mouvements pour le petit être ; de plus, la facilité de surveiller ses excrétions et de le tenir dans un état rigoureux de propreté.

Quelle est la meilleure manière de placer l'enfant dans le berceau ?

C'est de le coucher sur le côté, pour qu'il puisse débarrasser sa cavité buccale des liquides que le vomissement viendrait à y faire remonter.

Comment procurer au nouveau-né la chaleur ambiante qui lui est nécessaire ?

En plaçant sous les couvertures deux boules d'eau chaude, une de chaque côté, soigneusement bouchées et enveloppées de linge, puis en élevant et maintenant la température de la chambre à environ 18 degrés.

Que prescrire relativement au régime alimentaire de l'enfant ?

Tout d'abord l'abstention de toute nourriture comme de tout liquide ; puis, cinq ou six heures après la naissance une tétée, pour laquelle seront donnés les deux seins, suivie d'une tétée semblable au bout du même laps de temps, et ainsi de suite jusqu'à l'arrivée du lait.

Faut-il provoquer l'expulsion du méconium, comme on serait tenté de le faire ?

Nullement, parce que cette matière intestinale est inoffensive, et qu'elle est, d'ailleurs, presque toujours expulsée spontanément peu après la naissance, surtout lorsque l'enfant prend le sein de bonne heure.

*A quels signes se reconnaît l'***état de mort apparente du nouveau-né** ?

A l'immobilité de ses membres ; à l'absence de tout cri et de mouvements respiratoires ; toutefois avec persistance des battements du cœur, bien qu'on les trouve ralentis et affaiblis.

Quand devra-t-on considérer la mort comme certaine ?

Lorsque le cœur aura cessé de battre et que le fait aura été constaté plusieurs fois.

Quelle est la cause déterminante de cet état apparent, précurseur de mort réelle ?

C'est l'asphyxie, c'est-à-dire un défaut d'oxygénation du sang fœtal, par suppression ou insuffisance de ses rapports placentaires avec le sang maternel, provenant elles-mêmes d'obstacles, qui résident, tantôt dans le cordon, dont la circulation est arrêtée par compression, tantôt dans le placenta, par décollement prématuré ou seulement rétraction excessive de l'utérus ; asphyxie qui peut résulter aussi d'un appauvrissement en oxygène du sang de la mère par crises éclamptiques ou hémorragie.

Quelle est la cause d'altération du sang qui s'ajoutera nécessairement au défaut d'oxygénation ?

C'est la rétention de l'acide carbonique, d'où, pour la peau et les muqueuses, une anesthésie partielle, défavorable à l'excitabilité du réflexe respiratoire.

Quels sont les phénomènes extérieurs qui donnent son aspect à l'enfant asphyxié ?

Ce sont : la couleur violacée et la tuméfaction des tissus, qui caractérisent *l'asphyxie bleue* ou *syncope respiratoire*, forme ordinaire de l'asphyxie fœtale ; par exception, la pâleur avec lividité de la peau, la flaccidité des chairs, la faiblesse des battements cardiaques, qui dénotent *l'asphyxie blanche* ou *syncope cardiaque.*

Quel est le plus grave de ces deux états ?

C'est la syncope cardiaque, à cause de l'atteinte portée à la fonction du cœur.

Comment paraissent s'expliquer ces deux sortes d'asphyxies ?

Par l'action d'une cause spéciale à chacune d'elles :

la syncope respiratoire, surtout par le défaut d'oxygénation du sang fœtal ; la syncope cardiaque, par une congestion du cerveau, qui déprime l'innervation cardiaque.

Doit-on, avant d'agir, mettre du temps à constater la persistance ou la cessation des battements du cœur ?

Nullement, surtout lorsqu'il y a lieu de croire que l'accident est survenu avant la fin du travail ; d'où le précepte d'intervenir toujours et immédiatement, comme si la mort n'était qu'apparente.

En présence d'un enfant en état de syncope respiratoire, quelle est la conduite à suivre sans le moindre retard ?

Il faut — après avoir lié et coupé le cordon, puis désobstrué rapidement la cavité buccale avec le doigt — tout faire pour réveiller le réflexe respiratoire, en s'adressant d'abord à la peau, ensuite à la muqueuse elle-même des canaux bronchiques.

Quels sont les meilleurs stimulants de la peau à utiliser ?

Ce sont de légères flagellations, qu'on pratiquera sur les fesses avec la main ou un linge mouillé, ainsi que des frictions douces sur le thorax avec la main ou de la flanelle humectée d'alcool ; ce sont encore, soit un bain chaud à 45°, de 2 minutes, qu'on pourrait rendre plus actif — mais en diminuant sa température — par l'adjonction d'une poignée de farine de moutarde, soit des immersions alternatives et courtes dans l'eau chaude et l'eau froide, avec la précaution de les terminer par l'immersion chaude, qui ramènera la chaleur normale des tissus.

Que penser ici des tractions rythmées de la langue ?

Qu'elles peuvent être essayées ; toutefois sans se dissimuler qu'elles sont moins efficaces chez le nouveau-né que plus tard dans la vie.

Quel est le meilleur stimulant de la fonction respiratoire auquel, en cas d'insuccès des précédents, on doit promptement recourir ?

C'est l'air introduit dans les poumons de l'enfant par la respiration artificielle, surtout à l'aide de l'insufflation.

Par quels procédés de respiration artificielle pourrait-on essayer de remplacer l'insufflation ?

Par la dilatation du thorax, obtenue à l'aide des mouvements rythmiques d'élévation et d'abaissement des bras, dit procédé de Sylvester ; ou par celui de Schultze, dans lequel, l'enfant étant suspendu par les aisselles à l'aide des mains de l'accoucheur — dont les pouces maintiennent la tête — le tronc et les membres inférieurs sont lancés en avant et en haut, dans le sens de la flexion, et arrêtés lorsque le tronc est devenu vertical, sorte de culbute partielle, après laquelle on laisse l'enfant retomber et revenir ainsi à sa position initiale ; d'où un double mouvement qui, successivement, comprime puis dilate la poitrine pour y attirer l'air.

Pourquoi l'insufflation est-elle supérieure à ces procédés ?

Parce qu'elle rend certaine la pénétration du volume d'air nécessaire, et qu'elle comporte la désobstruction préalable des bronches, ordinairement envahies par des liquides vaginaux, chez les enfants qui, ayant souffert pendant l'expulsion, ont fait des inspirations prématurées.

Quel est le tube à insufflation préférable à tout autre ?

C'est celui de Ribemont Dessaignes, qui se compose d'une courte portion laryngienne, en forme de cône, percée latéralement, à laquelle font suite un coude courbé en anse et une dernière et longue portion buccale, le tout calqué sur la courbure du conduit bucco-laryngien d'un enfant nouveau-né, avec une extrémité prœ-buccale à laquelle est adaptée, à frottement, une poire en caoutchouc, percée, au fond, d'un trou central et de la contenance du vide bronchique fœtal, réservoir qu'on peut d'ailleurs supprimer et remplacer par la bouche.

Comment introduit-on le tube ?

De la manière suivante : l'enfant étant entouré de

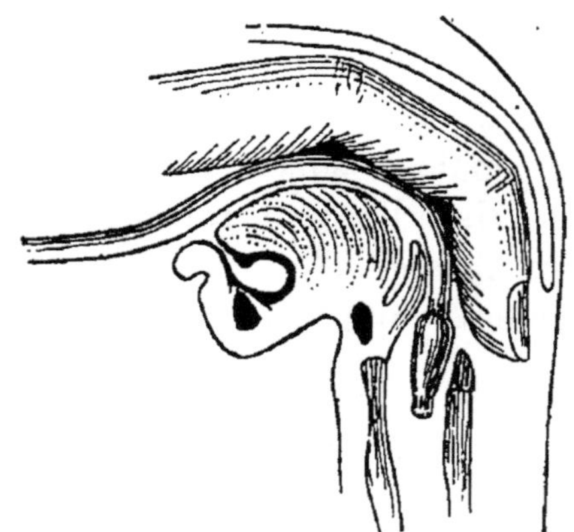

Fig. 43. — Introduction du tube à insufflation (S. et L.).

linges chauds, et couché sur un oreiller, la tête un peu basse, on glisse l'index de la main gauche sur la langue, jusqu'à ce que la pulpe rencontre l'épiglotte, au-dessous de laquelle se trouve l'entrée du larynx, reconnaissable à la saillie des cartilages aryténoïdes. Le tube tenu de l'autre main, on n'a alors qu'à l'enfoncer, en suivant le bord radial du doigt, jusqu'à la glotte, où on le fait pénétrer en relevant le pavillon au dehors.

Comment s'assurer que le cône est bien en place ?

En imprimant à cette extrémité de petits mouvements, qui se communiqueront à la saillie du larynx.

Quel est le premier usage à faire du tube insufflateur ainsi placé ?

C'est de l'employer à aspirer, une ou plusieurs fois — par la bouche (ici préférable) ou par la poire préalablement vidée — les mucosités bronchiques ordinairement très adhérentes, aspirations qui seront suivies de l'enlèvement et de la désobstruction du conduit, qu'on replacera aussitôt après, pour procéder à des insufflations régulières, si la respiration ne s'est pas déjà rétablie d'elle-même grâce à cette incitation laryngée, souvent efficace à elle seule.

Comment doit se pratiquer chacune des insufflations ?

En poussant lentement et doucement de l'air par la poire, presque jusqu'à la vider, le pouce de la main qui la tient étant appliqué sur le trou central ; puis, en aidant, aussitôt après, la sortie de l'air par une compression modérée de la base du thorax, ce même trou étant débouché.

Quel intervalle faut-il laisser entre les insufflations ?

Seulement huit ou dix secondes.

Comment s'annonce l'établissement de la fonction respiratoire ?

Par un premier mouvement brusque de la base du thorax, comme un hoquet, avec soulèvement de l'abdomen, suivi d'un repos de 20 ou 30 secondes, après lequel se reproduit le même spasme diaphragmatique, suivi encore d'un repos, mais plus court, auquel succèdent des inspirations et expirations de plus en plus marquées et régulières, accompagnées de coloration rosée progressive de la peau et d'accroissement d'énergie des battements du cœur.

Jusqu'à quel moment faut-il continuer l'insufflation ?

Jusqu'à l'arrivée des cris de l'enfant, ce qui a pu obliger parfois à prolonger la manœuvre une heure et plus.

Pourquoi cette preuve de vitalité est-elle nécessaire ?

Parce qu'on voit des enfants retomber dans l'état asphyxique, malgré la constatation de mouvements respiratoires réguliers.

A quel moment peut-on affirmer que la mort est réelle ?

Lorsque les battements du cœur ont cessé, et que depuis il s'est écoulé huit à dix minutes sans changement.

Lorsque la respiration ne peut s'établir normalement, malgré la persistance des battements de cœur, que doit-on conclure ?

Que l'enfant est atteint de quelque lésion interne ou malformation, le rendant incapable de vivre, tels que : un traumatisme crânien opératoire, une hémorragie méningée.

Quelle est la conduite à suivre dans les cas de mort apparente par syncope cardiaque ?

On doit recourir d'emblée à l'insufflation, après avoir désobstrué la bouche ; en se rappelant toutefois que le succès est alors moins assuré que lorsqu'il s'agit de syncope respiratoire.

Quels sont les signes indicateurs de la **seule faiblesse de l'enfant ?**

Ce sont : la lenteur de ses mouvements; la faiblesse de ses cris ; ses inspirations incomplètes, presque uniquement bronchiques; l'abaissement de sa chaleur, qui peut descendre à 30°, même au-dessous.

Quelles sont les causes qui peuvent produire cet état de faiblesse ?

Ce sont : parfois une asphyxie de fin d'expulsion, qui ne va pas jusqu'à la mort apparente (enfant étonné); mais ordinairement, une expulsion prématurée, c'est-à-dire avant le développement normal des organes; ou encore une gêne de l'hématose fœtale, soit par décollement partiel, soit par des déchirures limitées du placenta.

Quels sont les soins particuliers à donner aux enfants en pareil cas ?

Ce sont : des frictions à la peau avec de la flanelle imbibée d'alcool; l'enveloppement du petit être dans des linges chauds, maintenus à cette température par des boules d'eau chaude ; enfin et surtout un prompt allaitement par une bonne nourrice, mais avec les précautions essentielles de ne donner ni trop ni trop souvent, comme il sera dit ci-après.

Quel est l'appareil qui assure le mieux une chaleur

convenable et constante autour de l'enfant, et qui trouve spécialement son application lorsqu'il est venu avant terme ?

C'est la *couveuse*, caisse rectangulaire, vitrée sur une des parois, aseptisée à l'intérieur, où la chaleur sera portée et maintenue aux environs de 35 degrés centigrades, à l'aide de boules d'eau chaude ou d'une circulation d'eau chauffée à l'alcool ou au gaz, appareil dans lequel l'enfant sera mollement couché et d'où il ne sera retiré qu'au moment de chaque tétée, pour être remis en place aussitôt après, à la condition que la température de la chambre soit au moins de 18 degrés.

Faute de couveuse, comment la remplacer ?

En se contentant de maintenir le nouveau-né dans une chambre avec température de 30 degrés environ, le corps enveloppé d'ouate et entouré de boules d'eau chaude.

Jusqu'à quel moment un prématuré devra-t-il rester en couveuse ?

Jusqu'au moment où sa température rectale sera arrivée à 37 degrés et s'y sera maintenue pendant 48 heures, preuve d'une vitalité suffisante.

Comment alimenter un enfant faible ou né prématurément ?

En lui donnant du lait de femme à l'exclusion de tout autre, par tétées toutes les heures et demie ou toutes les deux heures, en quantités d'abord faibles, puis accrues progressivement, en le lui donnant, s'il refuse le sein, au verre, à la cuillère ou avec le tube à gavage passé par une des narines, et en s'aidant alors d'un entonnoir en verre dans lequel le lait tiède est versé.

CHAPITRE II

ANOMALIES DYSTOCIQUES

Comment grouper naturellement les principales de ces anomalies ?

En les répartissant dans trois catégories : celles qui ont pour siège l'organe de l'expulsion, telles que l'inertie utérine, les contractions anormales, la rupture de l'utérus, les obstacles apportés par les malformations et tumeurs utérines, déjà étudiées à l'occasion de la grossesse ; en second lieu, celles qui se rencontrent dans les voies d'expulsion, comme les obstacles génito-cotyloïdiens, et en particulier les rétrécissements du bassin ; enfin celles qui proviennent du corps à expulser, c'est-à-dire les présentations et positions anormales, les excès de volume de certaines régions fœtales, les procidences des membres, etc...

Quels sont, de plus, les accidents, étrangers aux actes mécaniques de la parturition, qui peuvent en annihiler le but conservateur, en créant un danger de mort ?

Ce sont : l'éclampsie ; l'hémorragie par insertion vicieuse, faisant suite à celle de la grossesse, l'une et l'autre étudiées précédemment ; enfin la procidence du cordon, dont les effets, souvent désastreux, n'intéressent que le fœtus.

Quels sont enfin les principaux accidents pouvant compliquer la délivrance ?

Ce sont : l'inertie utérine, l'hémorragie, les rétentions placentaires et l'inversion utérine.

1° INERTIE UTÉRINE

Qu'appelle-t-on inertie utérine, pendant le travail ?

On désigne ainsi une insuffisance des contractions dilatantes ou expulsives, qui ne sont ni assez énergiques, ni assez rapprochées, et, à plus forte raison, la suspension de ces contractions ; d'où résultent le ralentissement ou l'arrêt du travail.

Que devient alors la rétraction ?

Elle persiste, malgré cet affaiblissement du réflexe de la contractilité, continuant à maintenir la paroi utérine appliquée sur l'œuf.

Quelles sont les causes possibles de cette inertie ?

Ce sont : le plus souvent un épuisement accidentel de contractilité, dû à un excès de contractions provoquées par un obstacle à l'expulsion ; quelquefois un affaiblissement de cette même contractilité, soit par vice constitutionnel, comme chez les femmes surchargées d'embonpoint, soit par distension du globe, en cas d'hydramnios ou de grossesse multiple ; enfin, plus rarement, une sorte de diversion exercée sur la fonction utérine par une impression morale, ou une souffrance, telle qu'une névralgie, des crampes, la replétion de la vessie.

Que faut-il penser des conséquences, pour le fœtus, de ce ralentissement ou de cet arrêt du travail, faute de contractions suffisantes ?

Qu'elles seront nulles pendant la dilatation, mais, au contraire, sérieuses, parfois graves, pendant l'expulsion, surtout à la fin, parce que l'inertie, en prolongeant cette période, fera durer outre mesure la gêne apportée aux communications utéro-placentaires par la rétraction de la paroi utérine et finira ainsi par déterminer la souffrance asphyxique du fœtus.

A quel moment commence surtout le danger ?

Lorsque la tête, sortie de l'utérus et engagée dans l'excavation, est restée plus de deux heures sans avancer (Pinard), danger qui devient extrême lorsque ce même arrêt se produit au détroit inférieur, causé par la résistance du plancher périnéal.

En cas d'inertie en période de dilatation, comment essayer de la faire cesser, si elle persiste démesurément ?

En prescrivant quelques promenades dans la chambre, une légère alimentation, un produit ocytocique, tel que le sulfate de quinine à la dose de 1 gramme, ou le sucre, à celle de 25 grammes, parfois réellement efficace, enfin et surtout des douches chaudes à 45° sur le col, avec de l'eau bouillie.

Quels sont les excitants et propulseurs mécaniques proposés lorsque l'expulsion commencée paraît s'arrêter ?

Ce sont : l'expression utérine, manuelle, abdominale, et jusqu'à une bande élastique enroulée autour de l'abdomen.

Lorsque l'inertie est due à la surdistension de l'utérus par hydramnios, quel est le meilleur moyen d'activer les contractions ?

C'est la rupture des membranes, mais à la condition que la partie fœtale puisse facilement s'engager, comme le fera le sommet et qu'il n'y ait ni rétrécissement du bassin ni procidence du cordon.

Quels sont les signes donnés comme révélant cet excès de liquide amniotique ?

Ce sont : au palper, la rénitence de la paroi utérine ; et, au toucher, celle de la poche dans l'intervalle des contractions (Pinard).

Lorsque l'engagement est avancé comment faire cesser le danger d'une inertie utérine persistante ?

En pratiquant l'extraction du fœtus : instrumentale, si la tête se présente ; manuelle, si c'est le siège.

2° CONTRACTIONS ANORMALES

Dans quelles conditions y a-t-il contractions anormales de l'utérus ?

Lorsqu'elles sont trop énergiques, ou trop fréquentes, ou trop douloureuses.

En quel état utérin les contractions excessives pourront-elles dégénérer ?

En un resserrement presque continu, comme tétanique, et capable, par suite, d'entraver gravement les communications utéro-placentaires, surtout pendant la période d'expulsion.

Mais que feront surtout redouter la violence ou la

fréquence extrême des contractions expulsives, vers la fin ?

Une sortie trop brusque du fœtus, la déchirure du périnée et l'inertie consécutive avec hémorragie.

Comment ramener l'utérus à la régularité des contractions ?

En atténuant cette excitation, soit par une injection hypodermique de morphine, soit par un lavement de laudanum ou de chloral, même par quelques inhalations de chloroforme, à dose seulement analgésique.

Lorsque les contractions sont trop douloureuses, qu'en résulte-t-il pour la femme et le travail ?

Pour la parturiente, une surexcitation nerveuse et morale ; pour le travail, un ralentissement, l'énergie musculaire de l'utérus se trouvant amoindrie par la diversion qu'exerce sur elle la souffrance de l'organe.

Comment alors supprimer cette sorte de névralgie concomitante du resserrement utérin ?

En recourant d'emblée à la chloroformisation analgésique, dont l'effet sédatif sera plus assuré que celui de la morphine ou du chloral en potion ou lavement ; en se rappelant toutefois qu'une potion antispasmodique avec 1 gramme de succinate d'ammoniaque, par cuillerée tous les quarts d'heure, était donnée par Stolz avec succès en pareil cas.

3° RUPTURE DE L'UTÉRUS

Quel est l'accident ainsi désigné ?

C'est une solution de continuité des parois utérines, au-dessus de l'insertion vaginale.

Pourquoi exclure de cette définition les déchirures, presque constantes, du seul museau de tanche ?

Parce que ces lésions, presque inévitables, sont d'une réparation certaine et sans complication, pour peu qu'elles soient préservées d'infection.

Quelles sont les causes prédisposantes de la rupture de l'utérus ?

Ce sont : l'amincissement de la paroi, souvent observé chez les multipares ; un défaut individuel de résistance des couches musculaires ; enfin, le point faible qu'aurait laissé une cicatrice opératoire (incision césarienne).

Quelles en sont les causes directes et déterminantes ?

Ce sont quelquefois les seules contractions violentes de l'expulsion, sur un fœtus en présentation de la face ou de l'épaule et arrêté au détroit par un rétrécissement pelvien, même en cas de présentation du sommet, lorsque le bassin rétréci est épineux ; ce sont encore des manœuvres obstétricales intra-utérines exécutées sans ménagement, soit à l'intérieur de l'utérus, soit à son entrée, lorsque, l'orifice n'étant ni dilaté ni dilatable, l'accoucheur y pénètre de force et y commence une déchirure qui deviendra cavitaire.

Quelle est la rupture de cause opératoire, mais non utérine, qui peut être déterminée par la main, refoulant un fœtus engagé, pour se faire un passage ?

C'est celle de l'insertion vaginale au col de l'utérus, qui peut ouvrir une cavité voisine (péritoine, rectum, vessie) et donner lieu à une hémorragie immédiate, accident presque aussi grave qu'une rupture utérine, qui exige un tamponnement hémostatique, une rigoureuse désinfection et la suture de la plaie, ici d'une exécution difficile.

Où se rencontrent généralement les ruptures de la paroi utérine ?

Dans la zone du segment inférieur, portion la moins musclée et la moins épaisse de l'organe, où aboutissent d'ailleurs les déchirures propagées.

Que peuvent être ces ruptures, comme forme et étendue ?

Tantôt une simple fissure, souvent difficile à reconnaître au toucher dans l'utérus vidé, à cause des irrégularités de la face interne ; tantôt une large ouverture donnant passage au fœtus.

Quelle pourrait être la conséquence immédiate d'une vaste déchirure de l'utérus ?

Une hémorragie interne, rapidement abondante et mortelle.

Mais qu'observe-t-on le plus souvent et tout d'abord ?

De graves phénomènes généraux, qui sont ceux du *shock*, tels que la pâleur et l'aspect grippé de la face, l'enfoncement des yeux, la réfrigération des extrémités, la petitesse et l'extrême fréquence du pouls, l'oppression respiratoire et la prostration des forces.

Quels sont les signes locaux de la rupture utérine ?

Ce sont, si le fœtus est resté dans l'utérus, la douleur et le ballonnement du ventre, mais sans contractions utérines, le travail étant alors arrêté ; puis un empâtement à l'hypogastre, dû à l'épanchement sanguin, avec écoulement par la vulve d'un sang épais et noirâtre ; dans le cas où le fœtus est passé dans la cavité péritonéale, ce sont, au palper, deux sensations distinctes.

celles de l'utérus rétracté et du corps fœtal tout à côté.

Quelles seront les suites de cet accident pour la vie des deux êtres ?

Ce seront : pour le fœtus, la mort inévitable et rapide ; pour la femme, la mort presque toujours, si l'intervention n'est pas assez prompte, ou si elle est pratiquée dans de mauvaises conditions.

Peut-on prévenir une rupture utérine au cours d'une manœuvre opératoire ?

Sans doute, si, chez une multipare, on s'attache à éviter toute manœuvre violente ou maladroite.

Une rupture utérine étant probable, sans passage du fœtus dans la cavité péritonéale, que faut-il tenter sans retard ?

L'extraction pelvienne du fœtus, et la pratiquer avec les plus grandes précautions, pour ne pas agrandir la déchirure si elle était réelle.

Lorsque la rupture paraît certaine, quel est le seul parti à prendre ?

C'est celui d'intervenir chirurgicalement par une laparotomie, qui permettra d'amener l'enfant, s'il est hors de l'organe, ou de l'extraire si, ce qui est assez rare, il est encore enfermé dans l'utérus, pour, après, réunir les bords de la déchirure ; suture toutefois difficile, peu sûre dans des tissus dilacérés et non rassurante pour l'avenir, en cas de nouvelle grossesse.

Que faut-il préférer presque toujours à cette sorte de césarienne aggravée du fait même d'une déchirure utérine ?

Une suppression de l'organe lui-même, telle que l'hysterectomie totale, ou subtotale ; de préférence l'opération de Porro, en se disant toutefois que cette amputation utérine comprendra difficilement la portion segmentaire de la déchirure.

4° RIGIDITÉ DE L'ORIFICE

En quoi consiste cette anomalie accidentelle ?

En une résistance de l'orifice à la dilatation, dont le progrès est arrêté.

Est-elle fréquente ?

Non, en réalité, si on élimine les cas qui peuvent la simuler tels que les arrêts de dilatation, par inertie utérine, une rupture prématurée des membranes, un rétrécissement du bassin, une présentation irrégulière, une insertion vicieuse du placenta, anomalies, qui, toutefois, contrairement à l'effet de la rigidité, s'accompagneront d'assouplissement du tissu du col et de dilatabilité de l'orifice.

Quelles sont les causes possibles de cette résistance ?

Ce sont : tantôt une congestion momentanée, avec infiltration séro-sanguine, assez souvent observée chez les multipares, qui donne lieu à la *rigidité anatomique*, appelée à tort de ce nom, puisqu'il ne s'agit pas d'une disposition originelle ; tantôt une lésion de texture, mais d'un caractère foncièrement pathologigue, comme les cicatrices du col, le cancer ; quelquefois enfin, mais rarement, un simple resserrement de l'orifice, qui produira la *rigidité spasmodique*, cause aujourd'hui mise en doute, en raison du peu d'abondance des fibres musculaires au col, remplacées en grande partie par du tissu conjonctif.

Quels sont localement les signes de la rigidité dite anatomique ?

Ce sont : au toucher, une consistance spéciale des bords de l'orifice, comparée à celle du cuir bouilli ou imbibé de graisse ; puis, au spéculum, leur aspect violacé.

Quels sont ceux qui dénoncent la rigidité spasmodique ?

Ce sont une minceur, une sensibilité et une chaleur de l'orifice, avec consistance normale du tissu.

Que doit-on prévoir, eu égard à la marche du travail, dans les cas de rigidité par infiltration séro-sanguine ?

La persistance de l'obstacle malgré les contractions, et l'arrêt de ces dernières ; puis, à la reprise, un élargissement de passage, mais par rupture étendue des bords de l'orifice.

Lorsque, au contraire, la rigidité est seulement spasmodique, à quoi faut-il s'attendre ?

A la détente de l'orifice et au progrès de la dilatation.

En tout cas, le fœtus a-t-il à craindre l'arrêt du travail dans ces conditions ?

Non, s'il reste plongé dans le liquide amniotique.

Que doit-on opposer, tout d'abord et successivement, à une rigidité non extrême ?

Des injections vaginales chaudes (48 à 50°), dans le but d'exciter les contractions utérines ; un bain chaud prolongé si l'œuf n'est pas ouvert ; en cas de spasme, un lavement de chloral ; enfin, si tout est inutile, la dilatation mécanique de l'orifice, soit par le ballon de

Champetier de Ribes, soit par un dilatateur à cuillers divergentes.

Un débridement étendu des bords de l'orifice est-il à conseiller ?

Non, parce qu'il pourrait amorcer une déchirure grave du segment inférieur.

Que serait-il permis cependant d'essayer ?

De petites et multiples incisions, pratiquées latéralement, qui, grâce à un massage digital, aideront à la décongestion du tissu.

5° DÉVIATION DE L'ORIFICE

Quelle est la déviation dont il s'agit ?

C'est celle — presque uniquement observée — du col en arrière, qui porte l'orifice vers le sacrum.

Comment s'explique-t-elle ?

Par une inclinaison exagérée du corps utérin, soit directement en avant, comme dans l'antéversion des multipares, soit en avant et à droite, comme chez la plupart des primipares; d'où résulte la déviation du col en arrière et à gauche.

Quelle sera, pour le travail, la conséquence de cette déviation de l'orifice ?

Un ralentissement de la dilatation, l'œuf, poussé par les contractions contre la paroi antérieure du segment inférieur, ne pouvant qu'indirectement peser sur l'orifice.

Que se produit-il de plus sur cette paroi segmentaire ainsi refoulée ?

Une distension qui la transforme en une poche

mince, saillante au fond du vagin, en même temps que s'élève l'orifice en arrière, conditions qui le rendent difficile à atteindre par le toucher.

Lorsque, arrivant auprès d'une parturiente, on touche la tête à travers une si mince paroi, à quoi est-on exposé ?

A croire que la partie fœtale a franchi l'orifice, qu'elle est descendue dans l'excavation et que le travail est très avancé.

Comment éviter cette erreur ?

En songeant à la fréquence de la déviation du col, surtout chez les primipares, et en allant obstinément à la recherche de l'orifice, en arrière et en haut, qu'on arrivera à reconnaître, même lorsque ses bords sont réduits à une minceur extrême, comme il a été dit à propos du diagnostic de la dilatation.

Cette déviation de l'orifice persistera-t-elle longtemps ?

Non, car sous l'influence des contractions, mais lentement, la réduction se produit ordinairement d'elle-même et la dilatation reprend son cours régulier.

Dans le cas où cette réduction spontanée tarderait trop à s'opérer qu'y aurait-il à faire pour la faciliter ?

Il faudrait, au moment de la contraction, aller accrocher avec le doigt la lèvre antérieure de l'orifice et l'attirer en avant, l'autre main étant employée à repousser en arrière le fond de l'utérus.

6° TUMÉFACTIONS GÉNITALES ACCIDENTELLES

Quelles sont les saillies du conduit génital ainsi désignées ?

Ce sont des tuméfactions, engendrées par les conditions mécaniques de l'expulsion, telles que la tuméfaction de la lèvre antérieure de l'orifice utérin, le prolapsus du vagin, le thrombus du vagin et de la vulve.

En quoi consiste la TUMÉFACTION DE LA LÈVRE ANTÉRIEURE DE L'ORIFICE ?

En une infiltration œdémateuse de cette portion du col, due à la pression exercée au-dessus d'elle par la tête appliquée contre le pubis, surtout lorsque celle-ci est coiffée du segment inférieur et particulièrement lorsque la rotation a porté l'occiput en avant.

Qu'en résulte-t-il pour la marche du travail ?

Rien autre d'ordinaire qu'un léger ralentissement de dilatation ; rarement, une entrave importante, ce qui, en pareil cas, obligerait à aller, pendant la contraction, soulever avec le doigt le bourrelet œdémateux.

Qu'appelle-t-on PROLAPSUS DU VAGIN ?

On désigne ainsi une tumeur violacée du conduit, en forme de bourrelet, due au glissement de la muqueuse vaginale, que pousse au-devant d'elle la tête du fœtus.

S'il est léger qu'y a-t-il à faire ?

Rien autre qu'à attendre, le passage du fœtus n'en étant pas rendu sensiblement plus difficile.

Quelles peuvent être au contraire les conséquences d'un prolapsus volumineux et persistant ?

Un étranglement du bourrelet, au-dessus de la saillie, par la pression de la tête, dangereux pour la vitalité du tissu, en même temps qu'un véritable obstacle à l'expulsion, nécessitant une prompte extraction.

En quoi consiste la tumeur, dite THROMBUS DU VAGIN ET DE LA VULVE ?

En un épanchement de sang — très rarement observé d'ailleurs — dans les tissus des parois vaginales ou vulvaires.

Comment l'expliquer ?

Par une rupture de capillaires, parfois de veines variqueuses, due aux entraves de circulation que détermine la pression de la partie fœtale.

Comment débute, se manifeste et finit un thrombus des voies génitales ?

Il se produit presque brusquement, quelquefois déjà pendant la grossesse ; d'autrefois pendant le travail : soit alors à la vulve, sous forme de tumeur évidente, soit dans la paroi vaginale, et, dans ce cas, sans aucune saillie possible tant que l'expulsion n'est pas achevée, mais avec tuméfaction, très sensible au toucher, après l'expulsion, lésion accompagnée d'une douleur périnéo-anale ainsi que d'une sensation de tenesme, c'est-à-dire d'un besoin de pousser.

Quelle est la suite ordinaire d'un thrombus non excessif ?

C'est la résorption du sang épanché, comme après un céphalématome.

Quels sont les cas de thrombus qui peuvent nécessiter l'intervention ?

Ce sont : un épanchement abondant, constituant une hémorragie sérieuse et persistante, d'où l'obligation d'inciser la tumeur, puis de tamponner et désinfecter sa cavité ; un thrombus vulvaire très volumineux, déterminant une sorte d'occlusion de la fente, capable par suite de faire obstable à la sortie du fœtus, cas qui exigera encore l'incision du foyer, puis l'extraction du fœtus.

7° TUMEURS GÉNITALES PRÉEXISTANTES

Quelles sont les tumeurs génitales ou péri-génitales, existant déjà avant la grossesse, qui peuvent entraver l'expulsion ?

Ce sont : autour du conduit génital, un kyste de l'ovaire, une tumeur du bassin, telle qu'un sarcome, un kyste hydatique..., même une cystocèle vaginale, qui mérite une mention particulière ; enfin et surtout, dans l'épaisseur même du tissu utérin, le cancer du col et le fibrome, celui-ci déjà signalé pendant la grossesse au nombre des anomalies parfois observées.

Qu'y a-t-il à savoir d'essentiel ici en ce qui concerne le cancer utérin ?

Que ce néoplasme, ordinairement cervical, après avoir permis le plus souvent à la grossesse d'arriver à terme, s'oppose, dans la majorité des cas, au progrès de la dilatation, laquelle, après avoir exigé des contractions fatigantes pour l'organe, ne se complètera que grâce à des déchirures de l'orifice, suivies d'hémorragies, parfois sérieuses ; que ces plaies peuvent favoriser une infection septicémique ; enfin qu'une tumeur cancéreuse ulcérée et végétante du col a été prise, au toucher, pour une portion de la face utérine du placenta.

Quelle est l'influence du fibrome utérin sur l'accouchement ?

C'est une influence qui diffère suivant le volume et le siège. Ainsi, développée sur les parties hautes de l'organe, la tumeur ne saurait, à moins de gros volume, entraver notablement le travail, tandis qu'elle peut devenir un obstacle à l'expulsion si elle se trouve sur la voie fœtale, comme au niveau du segment inférieur.

Quelles sont toutefois les phénomènes favorables qui d'ordinaire se produisent dans la saillie fibromateuse ?

Ce sont, déjà depuis la fin de la grossesse, un ramollissement de tissu, qui permettra à la tumeur de subir un aplatissement, et, par la pression expulsive du resserrement musculaire, un véritable déplacement vers le haut, qui dégagera la zone cavitaire auparavant rétrécie, précieuse compensation apportée à l'obstacle dystocique.

Dans le cas où cet obstacle paraîtrait d'avance insurmontable, faudrait-il, déjà en pleine grossesse ou au début du travail, tenter l'ablation ?

Oui, si l'implantation est à l'orifice, par suite sur un point très abordable ; non, s'il faut monter plus haut, dans le segment inférieur, à cause des graves lésions du tissu utérin et de sa fonction qu'il serait bien difficile d'éviter, sans être assuré pour cela d'atteindre le but ; et, dans cette dernière occurrence, il serait plus rationnel de s'abstenir jusqu'au moment du travail.

pour en constater l'arrêt absolu, ce qui amènerait à le remplacer alors par une extraction césarienne, avec ou sans amputation de Porro, mieux encore par l'hystérectomie abdominale, de préférence à l'accouchement prématuré provoqué, auquel on renonce de plus en plus aujourd'hui.

Lorsqu'il s'agit d'un fibrome, petit ou moyen, bas placé, dans le segment inférieur, surtout à l'orifice, comment se conduira-t-on ?

On attendra la dilatation, qui se fait d'ordinaire, qu'on obtiendrait au besoin par le ballon de Champetier de Ribes, et on laissera se produire l'expulsion, se réservant, en cas de lenteur dangereuse pour le fœtus, d'en opérer l'extraction, sans qu'il soit défendu toutefois de recourir à une tentative prudente d'ablation de la tumeur, surtout si elle était descendue dans le vagin.

Comment se débarrasser d'une cystocèle vaginale, pendant le travail ?

En évacuant la vessie et refoulant la poche en haut, où la partie fœtale l'aplatira sans l'entraîner.

8° ATRÉSIES GÉNITALES

Où peuvent se rencontrer ces rétrécissements dystociques des voies génitales, dus au propre tissu du conduit ou à des obstacles imprévus ?

Au col de l'utérus, à la suite, par exemple, de cautérisations suivies de réparation cicatricielle ; dans le vagin, qui peut être divisé congénitalement par une cloison, ou barré par des brides transversales ; à la vulve, qui peut être d'une étroitesse excessive, même presque fermée par un diaphragme membraneux.

Lorsque, au moment du travail, on se trouve en présence de ces obstacles, quelle est la conduite à suivre ?

On doit, après avoir attendu suffisamment pour être assuré que l'obstacle ne peut céder sous la pression du corps fœtal, chercher à le supprimer, mais différemment suivant le cas : par le débridement, s'il s'agit de l'orifice utérin ; par celui des parois ou l'incision des brides, si l'atrésie est vaginale ; enfin par des sections latérales du cercle vulvaire, s'il est étroit, ou de la membrane obturatrice qui le fermerait, autant d'interventions qu'il faut souvent compléter par l'extraction du fœtus.

9° RÉTRÉCISSEMENTS DU BASSIN

Qu'est-ce qu'un retrécissement du bassin ?

C'est une diminution de l'ampleur normale du petit bassin, due au raccourcissement de un ou plusieurs de ses diamètres.

Quel est le bassin, opposé à celui-là, parfois observé, mais rarement ?

C'est le bassin vicié par excès d'amplitude, qui ne saurait être cause, autant qu'on le dit, d'expulsion brusque, de déchirure du périnée ou d'hémorragie de la délivrance par évacuation trop rapide de l'utérus.

Parmi les rétrécissements quelle est l'espèce rare qui laisse au bassin une forme régulière ?

C'est le bassin généralement et uniformément

rétréci, dans lequel tous les diamètres sont raccourcis au même degré.

Quelles sont les femmes chez lesquelles on peut la rencontrer ?

Ce sont certaines femmes de petite taille, puis les naines, dont les os ont conservé le caractère infantile.

Quelle est la catégorie de beaucoup la plus fréquente des rétrécissements pelviens ?

. C'est celle des bassins irrégulièrement rétrécis, dans lesquels les diamètres sont inégalement raccourcis, qu'on désigne simplement sous le nom de bassins rétrécis, et dont il existe plusieurs espèces, assez distinctes pour pouvoir donner lieu à une classification.

Quelle est la première division à établir dans une **classification des bassins rétrécis** ?

C'est celle qui, basée sur la comparaison des deux moitiés de l'enceinte pelvienne, en fait deux groupes : les bassins symétriquement rétrécis et les bassins à rétrécissement non symétrique.

Dans chacune de ces deux grandes catégories quels sont les types principaux ?

Ce sont : parmi les symétriques, le bassin rachitique, le bassin ostéomalacique, le bassin cyphotique, le bassin vicié par luxation congénitale double, le bassin vicié par spondylolisthèse ou par spondylizème et le bassin de Robert ; parmi les asymétriques, le bassin oblique ovalaire, le bassin scoliosique, le bassin vicié par insuffisance fonctionnelle d'un membre inférieur.

A quelles **causes** *doit-on attribuer les rétrécissements du bassin ?*

Aux suivantes, qui engendreront des bassins à

caractères spéciaux : une diminution de résistance des os pelviens, soit par ramollissement pathologique (rachitisme, ostéomalacie), soit par organisation encore infantile, condition à laquelle devront s'ajouter, pour la rendre effective, les pressions et des tractions, normales ou anormales, supportées par le bassin ; d'autres fois une malformation antérieure à la naissance (bassin oblique-ovalaire) ; enfin, mais rarement, une obstruction du détroit supérieur par le bas de la colonne lombaire.

D'où viennent les pressions sur le bassin ?

De la colonne vertébrale, qui pèse sur le sacrum, et des fémurs qui opposent une contre-pression ; puis du plan du siège ou du lit, sur lequel repose le bassin du sujet.

D'où proviennent les tractions exercées sur le bassin ?

Des ligaments et des muscles qui s'y attachent.

Que faut-il se rappeler relativement au rachitisme, envisagé dans sa nature et ses effets évidents ?

Que c'est une décalcification partielle du tissu osseux, spéciale à l'enfant, observée d'ordinaire vers la première ou la deuxième année, fréquemment à la suite d'une mauvaise hygiène générale, particulièrement d'une alimentation défectueuse, et caractérisée par un ramollissement du squelette, que les pressions déforment jusqu'à incurver les membres inférieurs, rétrécir le bassin, faire proéminer le thorax et exagérer les courbures vertébrales, altérations auxquelles s'ajoutent le gonflement des épiphyses et des extrémités antérieures des côtes, et qui se compliquent d'un retard de l'éruption dentaire.

N'observe-t-on jamais le rachitisme que pendant la première enfance?

Non, car on l'a constaté, par exception très rare, chez des sujets de 12 à 16 ans, avec arrêt de développement et retard de la puberté, mais sans anémie.

Que voit-on se produire ensuite dans un squelette rachitique?

Presque toujours une recalcification des os, et, malgré une certaine entrave apportée au développement du système osseux, la disparition à peu près complète des déformations, excepté au bassin, où elles persistent presque totalement.

Qu'est-ce que L'OSTÉOMALACIE ?

C'est une décalcification très avancée du squelette, rare en France, distincte de celle du rachitisme, bien que lui ressemblant par ses conséquences, spéciale à l'adulte, surtout à la femme enceinte en état de misère physiologique, et caractérisée par un ramollissement extrême et douloureux du squelette, avec déformations consécutives, parfois énormes, des os, en particulier du bassin, avec rapide affaissement de la taille et disposition aux fractures, grave lésion de nutrition qui peut aboutir à un retour de la consistance osseuse normale, mais sans redressement des os déviés, comme aussi à la mort, lorsque le mal persiste malgré l'interruption de la grossesse.

Quelle est enfin cette insuffisance infantile de la résistance osseuse, qui, en l'absence de ramollissement, pourra être cause de déformation pelvienne?

C'est celle qui existe naturellement pendant les premiers temps de la croissance et dispose les os à subir l'effet déformant, quoique à un faible degré, de pressions fortes et soutenues.

Quels sont les CARACTÈRES ESSENTIELS DU BASSIN RACHITIQUE ?

Ce sont : un aplatissement antéro-postérieur, surtout marqué au détroit supérieur, et un élargissement transversal du détroit inférieur.

Que devient l'excavation ?

Elle est parfois rétrécie, faisant suite alors au détroit supérieur, par redressement de la courbe sacrée, ce qui constitue la variété dite *bassin canaliculé ;* elle peut, au contraire, être élargie par excès de courbure du sacrum, ce qui transforme les bords du détroit

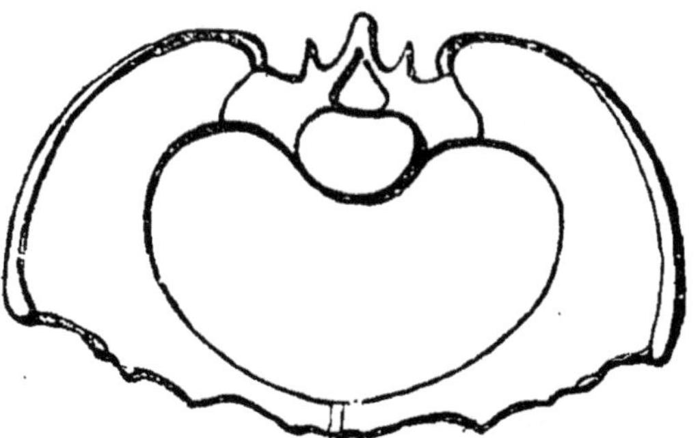

Fig. 44. — Bassin rachitique (S. et L.).

supérieur en un cercle saillant et justifie le nom de *bassin annelé,* donné à cette autre variété de bassin rachitique.

Un aplatissement pelvien antéro-postérieur est-il nécessairement de cause rachitique ?

Non, car cette même déformation, a été, par exception, constatée en l'absence d'antécédents rachitiques, ce qui alors doit la faire regarder comme un vice de conformation.

Quels sont les CARACTÈRES DU BASSIN OSTÉOMALACIQUE ?

Ce sont : un enfoncement des deux parois cotyloïdiennes, une projection en avant du promontoire, un rapprochement extrême du plat des corps pubiens.

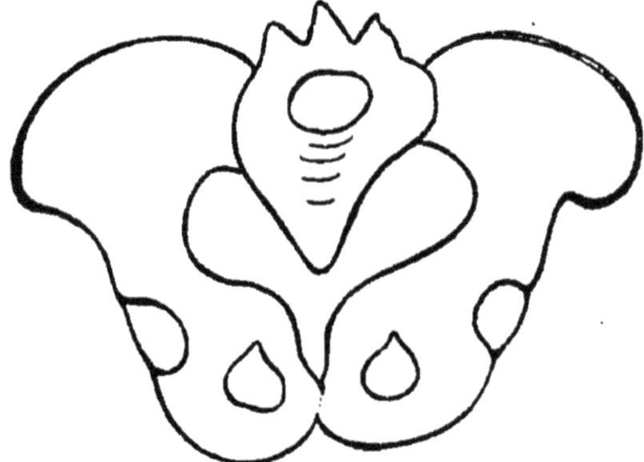

Fig. 45. — Bassin ostéomalacique.

dont les faces internes se regardent et arrivent presque à se toucher, ce qui donne à ce bassin un aspect chiffonné, selon l'expression de Depaul, comme s'il était rentré en lui-même de tous les points principaux de sa périphérie.

Quelle est la déformation du bassin qu'entraine la CYPHOSE LOMBAIRE ?

C'est une disposition en entonnoir de l'excavation — donc inverse de celle du bassin rachitique — produite par la bascule compensatrice du sacrum, qui, portant sa base en arrière, agrandit le détroit supérieur dans le sens antéro-postérieur et réduit transversalement le détroit inférieur, par tension des ligaments sacro-sciatiques et rapprochement consécutif des ischions, ce qui constitue le *bassin cyphotique,* rare d'ailleurs, parce que, au moment, assez éloigné de la naissance, où survient la déformation cyphotique, le rachitisme fait défaut, à moins d'un cas exceptionnel de rachitisme tardif.

En tout cas le bassin cyphotique s'observe-t-il à l'état de pureté ?

Presque jamais, la scoliose, concomitante d'ordinaire, venant ajouter ses effets à ceux de la cyphose, pour aboutir à une déformation pelvienne combinée.

Quels sont les effets pelviens, parfois constatés, d'une LUXATION CONGÉNITALE DES DEUX FÉMURS ?

Ce sont : une forte inclinaison du bassin en avant, pouvant aller jusqu'à rendre presque vertical le plan du détroit supérieur ; une sorte de bascule transversale des os iliaques refoulés en dedans à leur partie supérieure, d'où écartement des ischions et agrandissement dans ce sens du détroit inférieur.

En résulte-t-il un obstacle à l'expulsion ?

Non, puisqu'il y a plutôt élargissement du canal pelvien, si ce n'est lorsqu'à cette viciation s'est ajoutée une déformation rachitique.

Qu'est-ce qu'un bassin vicié par SPONDYLOLISTHÈSE ?

C'est un bassin normal en lui-même, mais obstrué, à son entrée, par le glissement lent du corps de la dernière vertèbre lombaire au-devant du promontoire, d'où enfoncement, surtout latéral, de l'hypogastre dans le bassin, qui est cause d'un relief anormal des crêtes iliaques.

Comment se distingue du précédent le bassin vicié par SPONDYLIZÈME ?

Par ce seul fait que l'obstruction du détroit est ici la conséquence d'un écrasement du dernier corps vertébral, miné par la carie.

Que dire de la fréquence de ces deux derniers cas de rétrécissements pelviens ?

Que le premier se rencontre rarement, et le second encore plus exceptionnellement.

Qu'est-ce que le BASSIN OBLIQUE-OVALAIRE *dit* DE NAEGELÉ ?

C'est un bassin caractérisé par une atrophie d'un des ailerons du sacrum, la soudure de la symphyse sacro-iliaque correspondante et une réduction atrophique

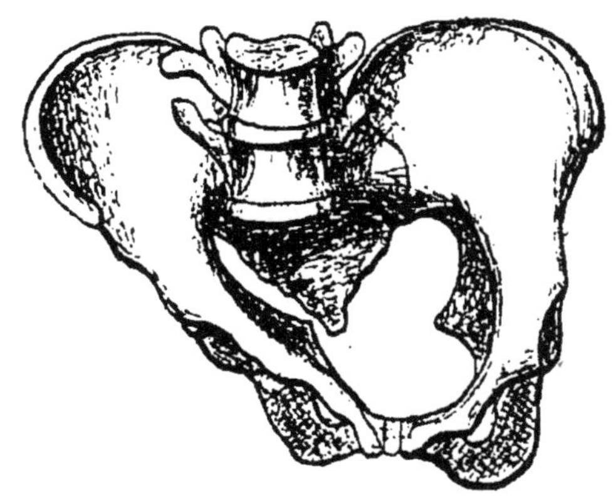

Fig. 46. — Bassin oblique-ovalaire (S. et L.).

de l'os iliaque du même côté, cela avec conservation de la forme normale de l'autre moitié du canal pelvien, sauf une moindre courbure de sa paroi latérale.

Qu'est-ce que le BASSIN DE ROBERT ?

C'est celui qui présente, dans ses deux moitiés, la déformation unilatérale de l'oblique-ovalaire, d'où la

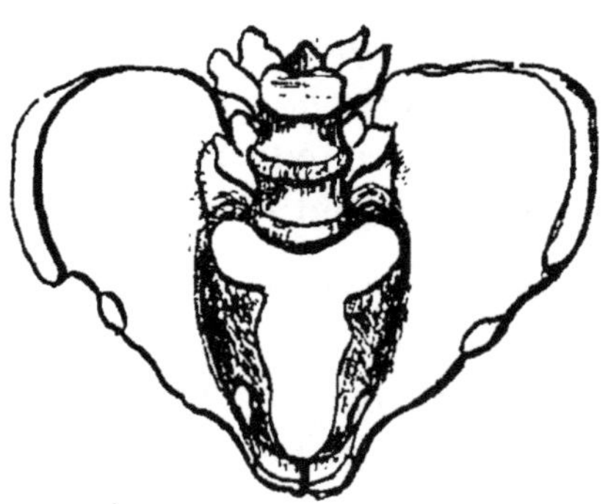

Fig. 47. — Bassin de Robert (S. et L.).

désignation de *bassin double oblique-ovalaire,* qui lui a été donnée parfois, et la place qui doit lui être faite parmi les bassins à viciation symétrique.

A quelles causes rapporter ces deux déformations obliques-ovalaires ?

Tantôt à un arrêt de développement par atrophie du sacrum ; comme parfois à une ankylose sacro-iliaque, simple ou double, par ostéo-arthrite intra-utérine.

*Quelle est la déformation pelvienne parfois consécutive à l'*INSUFFISANCE FONCTIONNELLE D'UN MEMBRE INFÉRIEUR ?

C'est un aplatissement d'une paroi latérale du bassin, du côté du membre sain, mais toujours léger si, à l'origine, le rachitisme a fait défaut, déformation due à l'appui fourni principalement par ce même membre sain pendant la marche.

Quelles sont les causes qui reporteront la sustentation du corps sur un seul membre inférieur ?

Ce sont : la douleur ressentie à un des membres ; ou son impotence ; ou enfin son raccourcissement, à la suite d'une fracture consolidée avec chevauchement ou d'une luxation persistante.

Quelle est enfin la VICIATION PELVIENNE PARTICULIÈRE DU BASSIN SCOLIOSIQUE ?

C'est encore un aplatissement unilatéral — également léger et non dystocique en l'absence de rachitisme — du côté de la convexité de la principale courbure latérale de la colonne vertébrale, déformation déterminée par le poids du corps, que supporte bien davantage le membre inférieur correspondant à la déviation, et par la poussée cotyloïdienne que subit par suite la paroi pelvienne du même côté.

Pourquoi les femmes qui, indemnes de rachitisme, sont devenues, à un certain moment, scoliosiques ou cyphotiques, accouchent-elles presque toujours heureusement ?

Parce que ces déviations vertébrales ont apparu — comme d'ordinaire — à un âge où la résistance des os pelviens s'oppose à leur déformation.

Toutefois dans quel cas exceptionnel la scoliose et la cyphose seront-elles causes de rétrécissement pelvien ?

Lorsque, comme il a été dit pour la cyphose, un rachitisme tardif est venu les compliquer, d'où peuvent résulter les plus graves réductions de la capacité du bassin.

Comment arrive-t-on à faire le **diagnostic d'un rétrécissement du bassin** ?

En s'appuyant sur les présomptions fournies par les antécédents de la femme, surtout en ce qui concerne le rachitisme et certains faits antérieurs s'y rapportant ; surtout en recourant aux preuves directes, données par l'exploration de la cavité pelvienne.

Avant l'examen du bassin, par quels antécédents chez la femme sera-t-on amené à soupçonner un bassin rachitique ?

Par les suivants, déjà indiqués : retard ou suspension de la marche ; retard de l'éruption dentaire ; gonflement des épiphyses et de l'extrémité antérieure des côtes, formant « le chapelet sternal » ; enfin la saillie antérieure du thorax « en carène », qui peut persister à un certain degré et indéfiniment.

A défaut d'exploration pelvienne qu'est-ce qui donnerait la certitude d'un rétrécissement ostéomalacique survenu dans le passé ?

C'est le fait d'une invasion d'ostéomalocie, caractérisée par des douleurs osseuses, des déformations énormes du squelette et l'affaissement rapide de la taille.

Quel est enfin le bassin rétréci qui, avant toute constation intra-pelvienne, se révélera par des signes extérieurs ?

C'est le bassin oblique-ovalaire unilatéral, qui est cause d'une inégalité de volume des deux moitiés du bas du tronc, de l'atrophie d'une hanche, de l'obliquité du pli inférieur de la fesse du même côté, enfin d'une inclinaison du sillon intrafessier.

Quel est l'unique moyen de connaître la capacité et la forme de la cavité pelvienne ?

C'est la mensuration de ses diamètres, à laquelle on joindra l'exploration par le toucher vaginal, la radiographie n'ayant pu jusqu'ici les remplacer.

Comment s'obtient cette mensuration ?

Par la pelvimétrie, qui comprend elle-même deux procédés : l'un, le plus ancien, dit *pelvimétrie externe*, dans lequel les mesures, prises du dehors, comprennent nécessairement celle des diamètres, et les épaisseurs de paroi pelvienne, qu'il faut déduire ensuite du total ; l'autre, appelé *pelvimétrie interne*, dans lequel les diamètres sont mesurés exclusivement dans la cavité pelvienne.

Quel est l'instrument de pelvimétrie externe le plus usité ?

C'est le *compas de Baudelocque*, destiné surtout à mesurer la distance promonto-pubienne, en plaçant un bouton sur l'apophyse épineuse de la première vertèbre sacrée, l'autre sur le milieu de la hauteur de la symphyse des pubis, et en retranchant de la distance totale les épaisseurs normales du sacrum et du pubis, soit 8 centimètres.

Quel est le défaut capital de ce procédé ?

C'est celui de laisser ignorer les anomalies d'épaisseur et de forme des parois pelviennes, fréquentes dans les bassins rétrécis, et de ne fournir par suite que des mesures approximatives.

Comment se pratique la pelvimétrie interne ?

En se servant d'un des instruments proposés à cet effet, dont le meilleur est le doigt de l'accoucheur.

Quels sont les principaux de ceux qui appartiennent à l'arsenal obstétrical ?

Ce sont les pelvimètres de Van Huevel, de Hubert (de Louvain) et de Crouzat, dont, pour tous, la partie essentielle est une branche vaginale, métallique, destinée à atteindre le promontoire et à y rester appliquée par son extrémité, pendant que, sur cette même tige, ou sur une autre branche extérieure reliée à la précédente, se constate la distance promonto-prépubienne, mensuration qui ne donnera le diamètre promonto-pubien minimum qu'après déduction de l'épaisseur du pubis et de l'allongement dû à l'obliquité de la tige.

Quel est l'inévitable défaut de ces instruments ?

C'est celui de ne pas permettre à l'accoucheur de s'assurer que la branche intra-pelvienne appuie sur le point saillant du promontoire.

Pourquoi le doigt est-il préférable à tout pelvimètre instrumental ?

Parce que, toujours à la disposition, il reconnaîtra le promontoire sans difficulté, qu'il fournira certaines mesures avec une suffisante précision et qu'il sera en même temps un excellent explorateur de la cavité pelvienne.

Comment, avec le doigt, arrive-t-on à mesurer la distance promonto-pubienne ?

En introduisant l'index dans le vagin, en haut et en arrière jusqu'au promontoire, reconnaissable à son relief et aux dépressions latérales des ailerons du sacrum ; en relevant ensuite et appuyant fortement contre le sommet de l'arcade, le bord radial de ce même doigt, sur lequel on marquera, avec l'ongle de l'index de l'autre main, le point qui touche le sous-

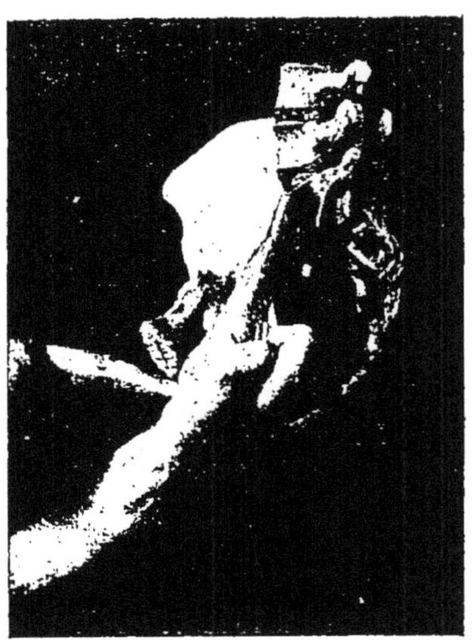

Fig. 48. — Mensuration digitale du bassin rétréci (S. et L.).

pubis. Il ne restera plus alors qu'à mesurer la distance entre ce point et l'extrémité du doigt, pour obtenir un premier renseignement : la longueur du diamètre promonto-sous-pubien.

Comment arriver ensuite à connaître le promonto-pubien minimun, seul diamètre utile dans un bassin rachitique ?

En retranchant un centimètre et demi de la mesure promonto-sous-pubienne.

Dans le cas où l'index ne pourrait atteindre le promontoire, comment pratiquer néanmoins la mensuration digitale ?

En introduisant à la fois l'indicateur et le médius,

ce dernier toujours plus long que celui-là, pour procéder ensuite comme avec un seul doigt.

Quelles sont les déformations de paroi qui, le cas échéant, pourront être constatées en même temps ?

Ce sont l'élévation, l'épaisseur ou l'inclinaison du corps des pubis, ainsi que la déviation du promontoire.

Quels sont, en plus du promonto-pubien, les diamètres que la pelvimétrie peut encore faire connaître ?

Ce sont ceux du détroit inférieur, surtout le coccy-pubien et le transverse, lorsque, pour ce dernier, les parties molles ne sont pas trop épaisses ; et alors, ici sans rien défalquer de la longueur obtenue.

En présence d'un bassin vicié quelle est la mensuration qu'il faudrait toujours pouvoir ajouter à celle du rétrécissement ?

C'est celle de la tête fœtale, arrêtée au détroit, notion qu'il est à peu près impossible de se procurer exactement.

Quelle est toutefois le mode d'exploration qui peut ici rendre un vrai service ?

C'est le PALPER MENSURATEUR de Pinard, par lequel on pourra sentir, avec les doigts, la tête débordant le pubis, lorsqu'elle est volumineuse, ou ne la dépassant pas lorsque son volume est modéré, pendant que l'autre main l'applique fortement contre le détroit pour l'y fixer.

Quel est le signe, provenant de la partie fœtale, qui fera soupçonner un rétrécissement du détroit supérieur, au début de l'expulsion ?

C'est, en plus du défaut d'engagement, la position

elle-même du sommet, restée transversale, avec occiput à droite ou à gauche..

Quelles sont les **prévisions ou risques**, *que comporte un rétrécissement prononcé du bassin, relativement à la grossesse et au travail ?*

Ce sont : pendant la grossesse la liberté du développement utérin, puisqu'il est abdominal, toutefois avec une hauteur du globe — faute d'engagement précoce — capable de déterminer un certain refoulement du diaphragme ; pendant le travail, des contractions énergiques, une dilatation très lente, une poche des eaux volumineuse, la procidence du cordon par défaut d'engagement de la partie fœtale ; enfin, des difficultés d'expulsion ou d'extraction, qui varient avec l'espèce et le degré du rétrécissement, la présentation, le volume et la réductibilité de la partie fœtale. de plus suivant la conduite de l'accoucheur.

Quels sont les accidents les plus redoutables d'une expulsion entravée par un rétrécissement pelvien ?

Ce sont : la mort du fœtus, par trouble persistant et extrême de la circulation placentaire ou par procidence du cordon ; et la rupture de l'utérus, par pression du promontoire ou des saillies anormales, quelquefois épineuses, du détroit.

Quelles sont les ressources dont disposera l'accoucheur pour la **conduite à suivre** *en cas de rétrécissement, par exemple rachitique, le plus souvent observé ?*

Ce sont : vers la fin de la grossesse, l'accouchement prématuré provoqué : puis, pendant le travail — l'enfant étant vivant — les extractions conservatrices, telles que l'application du forceps et la version, précédées ou non de l'élargissement du bassin par la pelvitomie ; l'extraction césarienne ; parfois l'opération de Porro ; enfin, si l'enfant est mort, la basiotripsie.

Que dire de la pratique de l'accouchement prématuré, dans le passé et à notre époque ?

Que, recommandée pendant longtemps dans tous les cas de rétrécissements très prononcés, pour éviter, au cours du travail, soit le sacrifice du fœtus par la céphalotripsie, soit l'opération césarienne, autrefois presque fatalement mortelle pour la mère, cette intervention provocatrice, est devenue d'une application bien moins fréquente, même rare, aujourd'hui.

Pour quels motifs ?

Parce qu'une expulsion prématurée expose à la mort de l'enfant, malgré les meilleures conditions de chaleur et d'allaitement, à moins qu'elle ne soit provoquée à un moment très rapproché du terme, ce qui, alors, diminue l'avantage de la réduction de la tête : surtout parce qu'une extraction sanglante à terme, telle que l'opération césarienne conservatrice, est actuellement de moins en moins redoutée et d'un succès de plus en plus assuré.

Quoiqu'il en soit, à quels rétrécissements doit être réservé en pratique l'accouchement prématuré provoqué ?

A ceux dans lesquels le diamètre utile étant inférieur à 9 centimètres, n'arrive pas au-dessous de 7 cm. 1/2, limite extrême de la capacité pelvienne qui permet le passage d'une tête fœtale de 8 mois de vie intra-utérine (Budin).

Quel est le moment à choisir pour cette expulsion ?

Celui de 8 mois révolus de grossesse, condition nécessaire pour pouvoir à peu près compter sur la résistance relative du nouveau-né.

La tête du fœtus supposée d'un volume normal, quels sont les groupes de rétrécissements (rachitiques), basés sur leur degré, qui comporteront une conduite spéciale de l'accoucheur pendant le travail ?

Ce sont : les *rétrécissements moyens* dont le diamètre promonto-pubien utile mesure encore plus de 9 centimètres ; les *rétrécissements très prononcés*, c'est-à-dire à diamètre utile mesurant depuis 9 jusqu'à 7 cm. 1/2 ; enfin les *rétrécissements extrêmes*, au-dessous de cette dernière limite, comme ceux dont le promonto-pubien est réduit à 5 ou 6 centimètres, ce qui toutefois s'observerait plutôt dans un bassin ostéomalacique.

Qu'est-il permis d'espérer avec un RÉTRÉCISSEMENT MOYEN *et une présentation du sommet ?*

Une expulsion sans intervention, si les contractions sont énergiques, grâce au chevauchement et à l'aplatissement des pariétaux, d'où l'opportunité de l'expectation de la part de l'accoucheur.

Toutefois, après avoir constaté l'inutilité des efforts d'expulsion, quel parti prendre sans tarder ?

Celui d'extraire le fœtus, par le forceps, si la tête est bloquée au détroit, par la version si elle y est encore mobile.

Que fera alors redouter cette extraction ?

Avec le forceps, de très grandes difficultés surtout de prise et d'engagement artificiel, puis une compression dangereuse de la tête fœtale ; par la version, des difficultés presque aussi grandes, surtout la déflexion de la tête, mais moins redoutables pour le fœtus.

Quelle est l'action directe sur le bassin qui a été proposée en pareil cas pour faciliter, soit l'expulsion spontanée, soit l'extraction ?

C'est l'élargissement de la cavité pelvienne par la symphyséotomie ou la pubiotomie, interventions non adoptées toutefois par la généralité des praticiens.

Lorsque le bassin n'est pas seulement aplati à un degré modéré, mais qu'il existe en même temps une réduction d'autres diamètres, comment se conduire ?

Il faut, sans attendre une expulsion spontanée, recourir, presque d'emblée, soit à la césarienne, l'enfant étant vivant, soit à la basiotripsie sur l'enfant mort.

Comment se comporter en cas de RETRÉCISSEMENT TRÈS PRONONCÉ *lorsque le diamètre utile est réduit à près de 7 centimètres et demi ?*

On doit alors viser la conservation des deux êtres par l'opération césarienne, sans compter sur une extraction par la voie vaginale.

Enfin, au-dessous de 7 centimètres et demi, RÉTRÉCISSEMENT EXTRÊME *presque spécial à l'ostéomalacie, quelle est l'unique ressource opératoire ?*

C'est à plus forte raison encore l'opération césarienne, ou celle de Porro, même avec enfant mort, car la basiotripsie est alors à peu près impraticable et d'ailleurs dangereuse pour les organes maternels, que la tête écrasée et l'instrument ne pourront que blesser à travers un passage aussi étroit.

Dans les présentations du siège et de l'épaule avec bassin rétréci, quels sont les accidents d'extraction qui viendront la compliquer toujours et gravement ?

Ce sont : le redressement des bras ; surtout la déflexion de la tête, deuxième obstacle, qui peut être insurmontable et nécessiter — la mort de l'enfant étant certaine — la basiotripsie, ou ce broiement après décollation.

Lorsque la tête dernière est ainsi arrêtée — défléchie et en position transversale — au-dessus du détroit, quelle est la manœuvre à tenter pour chercher à forcer l'engagement ?

C'est, après l'abaissement des bras, celle à deux opérateurs, dite de Champetier de Ribes, dont la description aura sa place à la suite de l'extraction normale du fœtus par l'extrémité pelvienne.

Lorsque la face se présente à l'entrée d'un bassin rétréci, quelles seront les difficultés à prévoir ?

Toutes celles qui compliquent l'expulsion par le sommet, augmentées ici des conditions défavorables inhérentes à la nature même de la présentation.

10° RÉSISTANCE DU PÉRINÉE

En quoi consiste cet accident ?

En un défaut, ou une insuffisance persistante, de distension du plancher périnéal, malgré les poussées de la partie fœtale.

Quelles sont les causes possibles d'une telle rigidité ?

Ce sont : un excès de tonicité du releveur de l'anus,

surtout chez les femmes fortement musclées; une infiltration œdémateuse de tissu; ou bien seulement une moindre souplesse naturelle des couches périnéales.

Que penser de la fréquence et de l'importance de cet accident ?

Qu'il est le plus commun de tous ceux de l'expulsion, surtout chez les primipares et les femmes âgées ; mais aussi qu'il est le moins grave, parce qu'on peut lui opposer une prompte et efficace intervention.

A quel signe se reconnaît cette résistance ?

Au défaut de voussure de la région périnéale, malgré une pression fœtale évidente, ce qu'on exprime en disant que le périnée ne bombe pas.

Que devient l'expulsion en pareil cas ?

Elle est arrêtée, mais à la suite de contractions énergiques, qui épuisent l'organe et le font tomber dans l'inertie.

Quelle est la première conséquence grave de cette inertie persistante, à la fin de l'expulsion ?

C'est la souffrance asphyxique du fœtus, due, comme toujours en cas d'arrêt d'un travail très avancé, aux troubles de circulation, utéro-placentaires, que détermine la forte rétraction de l'utérus, vidé en grande partie de son contenu.

A quel moment faut-il ici commencer à redouter une asphyxie mortelle ?

Ordinairement après deux heures de séjour de la partie fœtale sur le plancher du bassin.

Quelle conduite suivre en pareil cas ?

Il faut remplacer l'expulsion, ainsi arrêtée, par une

extraction, instrumentale ou manuelle, suivant la présentation.

En cas d'application de forceps, quelle est la précaution particulière à observer ?

C'est celle de tirer lentement, sans peser sur la fourchette, afin d'obtenir le maximum de distension des tissus périnéo-vulvaires, sans trop s'exposer à leur déchirure.

11° RÉSISTANCE DE LA VULVE

A quel signe se reconnaît elle ?

A l'inutilité trop persistante des poussées fœtales contre la fente vulvaire, qu'on voit s'entr'ouvrir chaque fois au moment de la contraction, pour se fermer immédiatement après et presque totalement.

Dans cette situation que faut-il redouter pour le fœtus ?

Une prompte asphyxie, qui peut ici devenir mortelle au bout d'une heure — et même moins — d'attente, sans progrès.

Quelle est alors l'intervention qui s'impose sans retard ?

C'est le dégagement opératoire, par une application de forceps, si la tête se présente, mais faite avec ménagement, pour pouvoir obtenir en même temps la distension des tissus périnéo-vulvaires.

Lorsque de violentes contractions viennent à faire franchir de force un cercle vulvaire trop résistant, que se produira-t-il inévitablement ?

Une déchirure de la commissure, qui pourra se prolonger plus ou moins sur le périnée, et qui, portée à un degré extrême, nécessitera une importante intervention chirurgicale.

Lorsque l'étroitesse et la rigidité de la vulve font redouter une grave rupture, à quel moyen d'élargissement rapide convient-il de recourir ?

A une ou deux incisions, d'un centimètre de longueur, dites postéro-latérales de Dubois, qui se pratiqueront, au moment de la tension des grandes lèvres, à l'aide de ciseaux, dont une des lames est enfoncée à plat, sous le bord aminci de la vulve et à deux centimètres de distance de la commissure postérieure, puis redressée et placée de champ, pour pourvoir immédiatement trancher le tissu d'un seul coup.

Quels sont les avantages de ces incisions ?

Ce sont ceux d'agrandir notablement le cercle vulvaire, et, en cas de déchirure, de l'amorcer sur le côté.

Ces incisions faites, est-on dispensé pour cela de protéger la vulve et le périnée par la manœuvre des deux mains, au moment du passage du corps fœtal ?

Nullement, parce que, sans un certain frein opposé aux dernières contractions expulsives, ces incisions elles-mêmes ne pourraient que s'étendre fâcheusement.

12° DÉCHIRURE DU PÉRINÉE

Quels sont les espèces et les degrés que cette déchirure peut présenter ?

Ce sont : 1° la déchirure simple ; 2° la déchirure compliquée ; 3° la déchirure centrale.

Qu'est-ce que la déchirure simple ?

C'est celle qui, plus ou moins étendue, ne comprend pas le sphincter de l'anus.

Est-elle toujours sans gravité ?

Non ; car, lorsqu'elle atteint plus de la moitié du périnée et qu'elle n'est pas suturée, la cicatrisation des bords saignants laissera une brèche, qui, prolongeant la fente vulvaire et diminuant l'étendue du plancher périnéal, affaiblira son rôle de plan sustentateur du contenu pelvien.

Qu'appelle-t-on déchirure compliquée ?

On désigne ainsi celle qui a tranché, non seulement le périnée entier avec la muqueuse vagino-vulvaire correspondante, mais encore le sphincter de l'anus et son revêtement muqueux.

Pourquoi une telle déchirure est-elle nécessairement grave ?

Parce que, rompant le cercle musculaire de l'anus, elle en supprime le resserrement continu, condition essentielle de l'occlusion du réservoir rectal, et qu'il en résulte fatalement une incontinence de matières fécales, surtout liquides.

En quoi consiste la déchirure centrale ?

En une véritable perforation, heureusement très rare, du plancher périnéal, lorsque celui-ci, au lieu de s'allonger en avant en gouttière, fait obstacle au fœtus et que sa partie centrale seule supporte la poussée d'énergiques contractions.

Quel est le devoir de l'accoucheur en présence du cas fréquent de déchirure non compliquée ?

C'est celui de pratiquer immédiatement la suture

des bords de la fente, à l'aide de fils de soie ou de crins de Florence — de préférence ces derniers — passés à l'aide d'une aiguille de Reverdin ou d'Emmet, au nombre de 4 à 6, qu'on laissera en place environ huit jours.

Quel est le pansement à ajouter ?

Une simple plaque de coton, recouvrant la vulve et le périnée, pour le protéger contre l'infection, application qu'on renouvellera souvent à cause du suintement lochial.

Quelle est l'intervention réclamée par la déchirure compliquée ?

C'est, aussitôt après l'accouchement, ou plus tard si la première tentative a échoué, l'affrontement opératoire des bords, saignants ou avivés, par une triple suture, périnéale, rectale et vaginale, manœuvres délicates qui appartiennent à la chirurgie gynécologique.

Dans quelles conditions une déchirure périnéale peut-elle se passer de suture ?

Lorsqu'elle a entamé à peine le plancher, lorsque, par exemple, elle ne dépasse guère un centimètre de longueur, cas assez fréquent qui n'exige que le rapprochement des cuisses et des soins antiseptiques vagino-vulvaires.

13° PRÉSENTATION DE L'ÉPAULE

Quel est le devoir de l'accoucheur en pareil cas ?

C'est celui de pratiquer, pendant la grossesse, la version par manœuvres externes ; ou, à défaut, lorsque le travail est commencé, de recourir à la version par manœuvres intra-utérines, pis-aller regrettable qui a fait qualifier de *négligées* ces présentations de l'épaule auxquelles on n'a pas opposé de bonne heure une transformation par les manœuvres du dehors.

Que se produira-t-il pendant le travail lorsque, faute de version, la présentation n'a pas été transformée ?
Un engagement profond de l'épaule au détroit, avec l'utérus vide et fortement rétracté.

A quelle intervention sera-t-on réduit alors ?
A l'embryotomie rachidienne, parce qu'une tentative de version exposerait à la rupture de l'utérus et qu'il n'y aura pas d'ailleurs à regretter cette décision, la mort de l'enfant étant certaine.

14° PRÉSENTATION FRONTALE PERSISTANTE

A quels signes reconnaître cette insuffisance de déflexion de la tête, qui a laissé le front presque au centre du détroit ?
A la facilité avec laquelle on touche la fontanelle losangique et à la difficulté d'atteindre la bouche et le menton.

Qu'observe-t-on presque toujours en pareil cas ?
La reprise du mouvement qui amènera la face à la place voulue ; comme parfois une flexion qui fera arriver le sommet au détroit.

Toutefois que peut-il se produire de fort grave, bien qu'observé très rarement ?
Un enclavement de la tête ainsi en demi-flexion, enfoncée et immobilisée dans l'excavation, où des contractions énergiques l'ont fait pénétrer de force.

Serait-il permis d'essayer alors d'une transformation en présentation du sommet ?

Non, parce que la manœuvre serait violente et exposerait à la rupture de l'utérus.

En cas de tête avec front au détroit, engagée mais non encore enclavée, que doit-on tenter ?

La version podalique par manœuvres internes, dès qu'il est possible de pénétrer dans l'utérus.

S'il y a enclavement quelles seront les dernières ressources opératoires ?

La pelvitomie suivie d'extraction ; de préférence aujourd'hui l'opération césarienne, promptement exécutée.

Dans ces cas graves, qu'est-il arrivé de favorable et d'inattendu à la suite de vigoureuses contractions ?

Une compression et un moulage tels de la tête, que celle-ci a pu franchir l'excavation et être expulsée, spontanément ou à peine aidée par le forceps.

15° DÉFAUT DE ROTATION DANS LES POSITIONS MENTO-POSTÉRIEURES

L'expulsion étant alors impossible, quelle sera la conduite de l'accoucheur ?

Il devra intervenir, mais seulement lorsque les contractions auront montré leur impuissance à opérer la rotation ; d'abord en essayant d'amener le menton en avant vers l'éminence, par des pressions manuelles, d'arrière en avant ; si on n'y parvient pas, en pratiquant la version podalique, à la condition que la tête ne soit pas encore engagée, le forceps, à cette hauteur, étant difficile à placer et souvent dérapant, ne pouvant servir, par suite, à opérer les mouvements nécessaires.

Si la face, ainsi restée en position mento postérieure, s'était enfoncée dans l'excavation, que resterait-il à faire ?

Si l'enfant est encore vivant, une extraction au forceps, précédée nécessairement de pelvitomie ; s'il est mort, la basiotripsie.

16° PROCIDENCE DE MEMBRE

Qu'appelle-t-on de ce nom ?

On désigne ainsi l'engagement, plus ou moins avancé, à côté de la partie fœtale, d'un ou de plusieurs membres non attachés à celle-ci.

De quelle procidence doit-il s'agir alors à peu près exclusivement ?

De celle de un ou deux bras avec le sommet, surtout avec la face, la procidence du membre inférieur à côté de la tête étant des plus rares.

Que rencontre-t-on souvent à côté d'un membre procident ?

Une anse de cordon ombilical, dont la chute s'explique alors aisément.

Quelle est la procidence de membre encore possible, mais très rare ?

C'est celle d'une main à côté de l'extrémité pelvienne, ce qui peut mettre obstacle à l'engagement.

Lorsqu'un bras est descendu à côté de la tête, que penser de l'expulsion ?

Que, possible à la rigueur dans un bassin non rétréci,

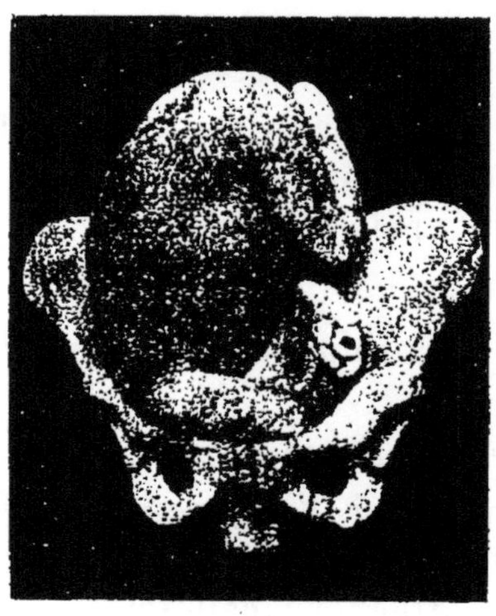

Fig. 49. — Procidence d'un bras (S. et L.).

elle ne saurait être alors que lente et difficile.

En pareille circonstance, que faudra-t-il tenter dès que le permettra la dilatation ?

La réduction du bras procident, en repoussant, entre deux contractions, le membre au-dessus de la tête et le maintenant à cette place jusqu'à l'application du segment inférieur autour de la partie fœtale.

En cas d'insuccès, quelle est l'intervention décisive qui devra s'imposer ?

C'est l'extraction, par la version si la tête est encore mobile au détroit supérieur, par le forceps si elle est engagée, après avoir toutefois attendu quelque peu et constaté l'inutilité des efforts utérins.

La procidence des deux bras devant empêcher l'engagement, quel est le parti à prendre?

C'est celui d'une extraction d'emblée dès que la dilatation le permettra, et par la version, puisque la tête est encore élevée.

17° PRÉSENTATION DE DEUX JUMEAUX

Quels sont les moins rares des cas de ce genre?

Ce sont : la présentation des deux têtes, l'une d'elles moins basse, appliquée contre le cou de l'autre, puis les deux s'engageant dans cette situation et empêchant la progression des troncs ; la présentation d'un siège et d'une tête, laquelle, après la sortie du tronc du premier fœtus, s'accrochera à sa tête dernière et l'immobilisera, en arrêtant ainsi toute expulsion ; enfin la présentation des deux sièges, qui mettra un obstacle absolu à la descente des deux troncs, nécessitant alors l'embryotomie par décollation.

Quel est, dans ces accouchements gémellaires ainsi arrêtés, le meilleur moyen de se renseigner?

C'est l'exploration manuelle interne jusqu'au-dessus de l'orifice, qui apprendra la façon dont les fœtus mettent obstacle à l'expulsion.

Comment se conduire dans ces circonstances malheureuses, particulièrement dans les deux premières?

De la manière suivante : dans le premier cas, après avoir, au début, tenté inutilement de refouler une des deux têtes avec la main, on en arriverait à une application de forceps sur la plus basse, au besoin une basiotripsie, alors à peu près toujours sur enfant mort ; dans le second cas, après avoir essayé, sans succès, un refoulement de la tête plus ou moins accessible, on saisirait le siège qui s'offre au détroit, et une fois le tronc amené, on le retirerait après décollation, ce qui permettra, d'abord d'extraire par le forceps le corps du deuxième fœtus, puis la tête restée seule dans la cavité utérine.

18° EXCÈS DE VOLUME DU FŒTUS

Sous quelles formes peut se présenter ce développement anormal ?

Sous celle d'une hypertrophie totale du corps fœtal, même des autres parties de l'œuf (gros œuf de Pinard), et celle d'une exagération de volume d'une région seulement.

Quelles sont les régions où peuvent se montrer un développement isolé ?

Ce sont : la tête ; l'abdomen et quelques autres points, où il constitue l'hydrocéphalie, l'ascite, la saillie vésicale par rétention d'urine, et certaines tumeurs.

Quel est, de ces excès de volume, celui qui intéresse plus particulièrement le travail ?

C'est l'hydrocéphalie, cause, ainsi qu'un fort rétrécissement du bassin, des plus graves obstacles à l'expulsion.

Qu'est-ce que L'HYDROCÉPHALIE *?*

C'est une accumulation anormale de liquide

céphalo-rachidien dans les espaces encéphaliques, avec agrandissement consécutif de la boîte crânienne.

Dans un tel état que deviendra le fœtus ?

Il succombera : avant la naissance ou quelques heures après, parfois quelques jours plus tard, si l'hydrocéphalie est considérable ; seulement au bout de quelques mois, si la distension crânienne est moins prononcée.

A quels signes se reconnaît l'hydrocéphalie lorsque la tête est au détroit ?

Pendant la grossesse, à une tumeur énorme sus-pubienne, que fait constater le palper ; pendant le travail et au toucher, à un élargissement des sutures, dont la surface molle est limitée par les bords osseux des frontaux et des pariétaux, lesquels, quoique minces, seront faciles à sentir et permettront de distinguer un espace interosseux d'une poche des eaux, malgré la tension qui s'y produit au moment de la contraction.

Ce même diagnostic est-il encore possible en cas de présentation pelvienne ?

Oui, mais tardivement, après la sortie du tronc, lorsque la tête, arrêtée par le détroit, vient à former une énorme tumeur sus-pubienne.

Dans ces divers cas, quels sont les accidents toujours à redouter pendant le travail ?

Ce sont : la mort du fœtus, par suite des manœuvres d'extraction habituellement nécessaires ; puis la rupture de l'utérus, due aux seules contractions, surtout lorsque la tête, contenue dans le segment inférieur distendu, bute fortement contre le pourtour du détroit.

Lorsque l'hydrocéphalie met obstacle à l'engagement, quelle est l'intervention spéciale qui s'impose presque toujours ?

C'est, après une application infructueuse de forceps, l'évacuation du liquide céphalo-rachidien, par ponction d'une suture à l'aide d'un trocart, ce qui, en cas de présentation de l'extrémité pelvienne, serait remplacé par une section transversale du canal vertébral et l'introduction d'une sonde avec mandrin dans le conduit médullaire, jusqu'à la base du crâne.

Quelles décisions prendre, en cas D'ASCITE *fœtale, de* RÉTENTION D'URINE, *ou de* TUMEUR *saillante ?*

On doit : ponctionner l'abdomen ascitique ; vider de la même façon une vessie, saillante par accumulation d'urine ; exciser, si c'est possible, une tumeur du foie, des reins, ou d'autre région, qui s'opposerait à l'expulsion, sans se dissimuler que, dans ces cas, on en est le plus souvent réduit à la triste nécessité de procéder au morcellement du corps du fœtus.

19° CIRCULAIRES ET NŒUDS DU CORDON

Qu'appelle-t-on circulaires du cordon ombilical ?

On désigne ainsi un ou deux enroulements du cordon, plus ou moins serrés, autour du corps fœtal.

Ces circulaires ou nœuds mettent-ils obstacle à la circulation funiculaire ?

Nullement, malgré les craintes qu'on pourrait avoir sous ce rapport, car il n'y a pas à tenir compte et à s'effrayer de certains cas cités de constriction mortelle, extrêmement rares.

Pourquoi les circulaires et les nœuds sont-ils néanmoins rangés au nombre des accidents qui peuvent entraver ou compliquer l'expulsion ?

Parce qu'un cordon, raccourci par nœuds ou circulaires, retiendra plus ou moins le fœtus, et que celui-ci, au surplus, peut alors, en avançant, exercer une traction décollante sur le placenta.

Quel sera le devoir de l'accoucheur en cas de circulaire du cordon ?

Celui qui a été indiqué précédemment, avec les soins à donner suivant la présentation.

Arrive-t-il d'observer une BRIÈVETÉ DU CORDON *non due à des nœuds ou circulaires ?*

Sans doute, mais par exception des plus rares, raccourcissement naturel qui peut alors réduire la tige molle à moins de 35 centimètres de longueur, comme le ferait un enroulement autour du corps fœtal, et serait capable de produire un décollement du placenta pendant la grossesse.

Quels sont, pendant le travail, les effets et les signes de ce raccourcissement naturel ?

Ce sont : une douleur ressentie au fond de l'utérus, au moment de la contraction expulsive ; un recul de la partie fœtale après chaque poussée ; l'apparition du sang à la vulve, due à la traction décollante subie par le placenta.

Quel parti prendre en pareil cas ?

Celui d'extraire promptement le fœtus, puis de

saisir avec les doigts, dès que c'est possible, le cordon près de l'ombilic, de le couper à distance de l'abdomen et de tenir le bout fœtal pincé jusqu'après la ligature.

20° PROCIDENCE DU CORDON

Qu'appelle-t-on procidence du cordon ?

On désigne ainsi l'engagement d'une anse du cordon ombilical dans le segment inférieur; d'où elle peut ensuite descendre plus ou moins bas dans le conduit génital.

Qu'est-ce qui normalement fait obstacle à la chute du cordon ?

C'est l'application totale du segment inférieur autour de la partie fœtale par la seule rétraction de sa tunique musculaire.

Où peut se rencontrer le cordon procident ?

Tantôt seulement à côté de la partie fœtale (procubitus de Pinard), avant ou après la rupture de la poche des eaux ; tantôt dans le vide de l'orifice utérin ; enfin dans le conduit vaginal et jusqu'à la vulve.

Quelle est ici l'exception qui peut faire méconnaître un cordon réellement procident ?

C'est sa disposition en guirlande autour de la partie fœtale, qui ne permettra pas de l'atteindre aisément, ce qui rendra inexplicable la mort du fœtus, à défaut de quelqu'une de ses causes ordinaires.

Que sait-on de la fréquence de cet accident ?

Qu'elle n'est pas grande, puisqu'on n'observe guère qu'une procidence sur 250 accouchements.

Que penser de la gravité d'une procidence funiculaire ?

Qu'elle est extrême pour le fœtus, surtout lorsque l'anse et la partie fœtale sont entrées dans le bassin, à cause de la compression subie par le cordon.

Quelles seront, par suite, les causes de procidence du cordon ?

Toutes celles qui, empêchant l'application du segment inférieur, laisseront une voie ouverte à la tige ombilicale ; ainsi : les rétrécissement du détroit supérieur, qui maintiennent la partie fœtale élevée ; les présentations de la face, du siège et du tronc, qui retardent ou arrêtent l'engagement ; la procidence d'un membre, pour le même motif ; l'insertion basse du placenta, qui, non seulement s'oppose à une accommodation régulière du fœtus, mais encore rapproche le cordon de l'orifice, comme le ferait aussi un placenta en raquette ; la présence de deux fœtus ; enfin les tumeurs segmentaires de l'utérus ou de son voisinage (fibromes, kystes...) : toutes causes dont l'action serait favorisée par une longueur exagérée du cordon, ou l'abondance du liquide amniotique, celle-ci donnant lieu, au moment de la rupture de la poche, à un flot de liquide, capable d'entraîner la tige funiculaire.

Comment peut-on, au toucher, reconnaître une procidence de cordon, avant la rupture des membranes ?

En déprimant, légèrement, pendant un intervalle de contractions, la poche amniotique, dans laquelle on sentira un petit corps arrondi, mobile au sein du liquide et battant sous le doigt si le fœtus est vivant.

La compression d'un cordon descendu dans la poche

des eaux, est-elle beaucoup à redouter avant la rupture ?

Ordinairement non, le segment inférieur n'étant alors que faiblement ou irrégulièrement appliqué sur la partie fœtale, à cause du liquide amniotique interposé.

Après la rupture de la poche, quels sont les signes qui, au toucher direct, dénoteront la présence de l'anse funiculaire ?

Ce sont : la forme caractéristique de la tige molle, ses pulsations, et, de plus, si le cordon est arrivé à la vulve, sa couleur violacée, qui se changera en une teinte pâle si le cœur fœtal a cessé de battre.

Lorsque, à la chute du cordon vient s'ajouter la procidence d'un membre, qu'en résulte-t-il relativement au pronostic ?

Une condition plutôt favorable pour le cordon, qui pourra ainsi se loger à côté d'une saillie protectrice, mais, en même temps, un cas de grave dystocie fœtale nécessitant ici, encore plus impérieusement, l'intervention décisive déjà indiquée.

Le fœtus mort, que faut-il augurer du reste du travail ?

Que rien ne sera changé à ses conditions mécaniques ou autres, aucune difficulté d'expulsion ne pouvant provenir de la présence d'une anse de cordon à côté de la partie fœtale.

En présence d'une procidence du cordon, reconnue à travers la poche intacte, quelle est la conduite à suivre ?

C'est, pour la plupart des accoucheurs, la surveillance et l'abstention, puisque la compression n'est pas encore à redouter et que la poche travaille à dilater l'orifice, condition préalable d'une extraction ; pour d'autres c'est une intervention, consistant en une réduction du cordon, manuelle et prudente, qu'aidera la position genu-pectorale, et qui sera suivie de la rupture des membranes (Pinard).

La dilatation devenue complète, avec poche rompue ou non, comment, avant l'engagement, supprimer tout danger pour le fœtus ?

En pratiquant son extraction par la version, le forceps, sur une tête au détroit supérieur, étant d'une application à la fois trop difficile et dangereuse, qui expose de plus, à un pincement du cordon.

Si, au contraire, la poche rompue, la dilatation est encore insuffisante pour une extraction, que faut-il préférer ?

La réduction du cordon, manuelle ou instrumentale, plutôt qu'une dilatation préopératoire par le ballon de Champetier de Ribes, qui n'empêcherait pas d'ailleurs l'obligation de replacer le cordon au-dessus de la partie fœtale.

Comment s'opère la réduction par la main de l'accoucheur ?

De la manière suivante : la femme étant placée dans la position genu-pectorale, on pelotonne l'anse à l'aide du bout des doigts réunis, puis on la remonte aussi haut que possible, pour essayer après de l'accrocher à quelque partie saillante du corps fœtal, ou, à défaut, l'abandonner, mais bien au-dessus de l'orifice utérin.

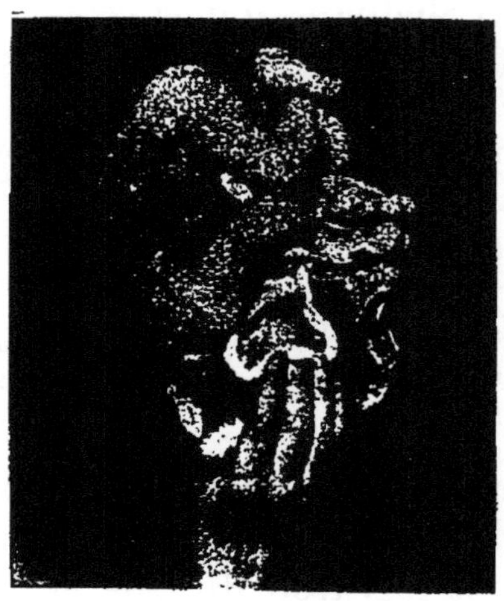

Fig. 50. — Réduction manuelle du cordon procident (S. et L.).

Mais qu'observe-t-on fréquemment aussitôt après cette réduction ?

La reproduction de la procidence, ce qui mettra dans la nécessité de maintenir, un certain temps dans l'utérus, la main soutenant le cordon, même jusqu'à l'engagement de la partie fœtale.

Quels sont maintenant les instruments imaginés pour faciliter cette réduction ?

Ce sont : la fourche de Depaul ; une simple pince longue proposée par Auvard ; le porte-cordon de Schœller ; mais surtout une simple sonde en gomme, au mandrin de laquelle, à travers l'œil, on accroche un ruban embrassant lui-même l'anse du cordon, ce qui permet de porter celle-ci assez haut dans l'utérus, et de l'y abandonner en retirant le mandrin, après quoi la sonde est amenée au dehors, procédé de Dudan qui est le meilleur de tous.

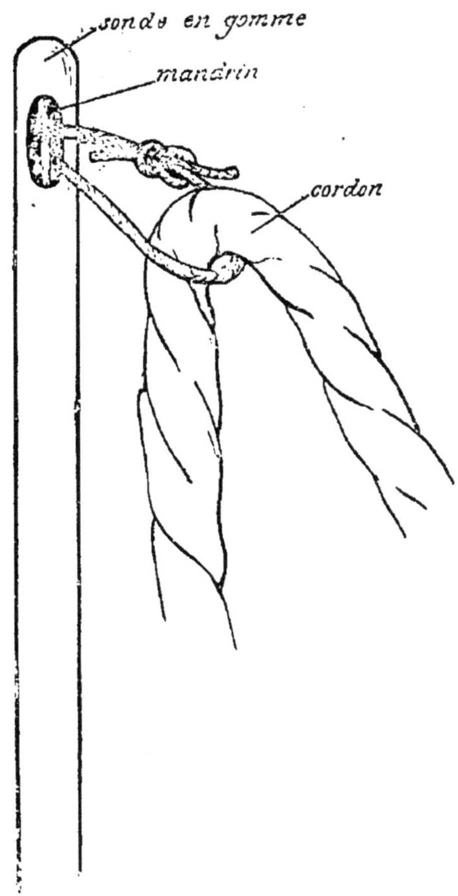

Fig. 51. — Réduction du cordon procident par le procédé de la sonde (S. et L.).

21° INERTIE UTÉRINE DE LA DÉLIVRANCE

Qu'est-ce qui fait de cette inertie une complication de la plus grande importance ?

C'est que cette suspension totale ou partielle du resserrement de l'utérus est en même temps celle de sa fonction hémostatique, ici physiologiquement nécessaire, sans laquelle le décollement placentaire serait un acte toujours désastreux.

Cet accident constaté, quelle est la question à se poser tout de suite ?

C'est celle de savoir où en est la délivrance, particulièrement si le délivre est encore dans la cavité utérine ou s'il en est sorti.

Qu'observe-t-on à ce sujet ?

Le plus souvent que le placenta est resté dans l'utérus, décollé et reposant sur le segment inférieur ; par exception, qu'il s'y trouve encore, partiellement adhérent (les cas d'inertie avec adhérence totale étant des plus rares) ; parfois que le délivre a déjà été expulsé.

Le placenta étant donc presque toujours plus ou moins décollé, quelle sera la conséquence ordinaire et inévitable d'une inertie utérine ?

Une hémorragie rapidement abondante.

Quelles sont les causes capables de produire une si grave inertie ?

Ce sont : le plus souvent la seule présence du placenta dans la cavité utérine, ou de quelque cotylédon détaché et retenu par pincement musculaire ; parfois, un simple affaiblissement de contractilité et de rétractilité de l'organe, par hyperdistension antérieure due à l'hydramnios ou une grossesse multiple.

Par quel signe abdominal, s'ajoutant à l'hémorragie, se révèle l'inertie utérine ?

Par la mollesse et la flaccidité du globe, qu'on a parfois de la peine à distinguer du paquet intestinal (absence du globe de sûreté) à la palpation.

Dans quel cas d'inertie y aurait-il absence d'hémorragie ?

Dans celui, presque inouï, où le relâchement utérin se serait produit avant tout décollement.

Quelle impression pourrait donner une inertie dans ces conditions ?

Celle d'une hémorragie interne, supposition qu'on écartera, en constatant que le globe n'est pas plus volumineux qu'un utérus immédiatement après le travail et que la femme ne présente pas de signes d'épuisement.

Dans un tel cas, si rare, d'inertie utérine sans hémorragie, comment se conduire ?

On commencera par attendre, en se gardant de toute traction placentaire, cela pendant une heure environ ; puis on cherchera à provoquer les contractions utérines par les massages du globe et les injections vaginales, même intra-utérines, d'eau bouillie à 48°.

Lorsque, ce qui est le fait presque constant, il y a inertie avec décollement, c'est-à-dire avec hémorragie, comment en finir rapidement avec l'une et l'autre ?

De la façon qui sera indiquée ci-après.

22° HÉMORRAGIE DE LA DÉLIVRANCE

En quoi se distingue-t-elle des hémorragies précédemment étudiées ?

En ce que, à l'opposé des hémorragies puerpérales de grossesse et de travail, elle se produit dans une cavité utérine vide ou facile à vider ; surtout qu'elle tend à devenir rapidement très grave ; mais aussi en ce qu'elle est justiciable d'une intervention directe et radicale, toujours efficace lorsqu'elle peut être immédiate.

Comment l'inertie de l'utérus est-elle ici cause d'effusion de sang ?

En laissant, béants ou incomplètement fermés, les orifices des vaisseaux placentaires tranchés par le décollement.

Que devient ce sang épanché dans la cavité utérine ?

Il en sort d'ordinaire pour s'écouler au dehors, à moins que, par exception, ne survienne une obstruction de l'orifice, auquel cas il peut s'accumuler en quantité dans l'organe frappé d'inertie, ce qui constitue l'*hémorragie interne*.

Quels sont les obstacles possibles au passage du sang à travers l'orifice ?

Ce sont, soit la masse placentaire, soit des caillots volumineux, surtout lorsque l'orifice est rétréci par un certain degré de resserrement spasmodique.

Quel est le trouble cardiaque, conséquence de toute hémorragie très abondante, qui peut ici la dénoncer ?

C'est l'accélération du pouls ; d'où le précepte donné

par Pinard de surveiller l'accouchée sous ce rapport, afin d'intervenir si le chiffre des pulsations vient à dépasser 100 à la minute.

Lorsque l'écoulement sanguin est extérieur à quels signes reconnaître qu'il est devenu hémorragie ?

A l'abondance de cet écoulement, qu'on ne parvient pas à suspendre après essuyage de la fourchette et du périnée à l'aide d'un tampon de gaze ; enfin au fait même de l'inertie utérine qu'indique l'absence du globe de sûreté.

Par quels phénomènes significatifs se révèle l'hémorragie interne ?

En plus de la mollesse du globe, par l'accroissement de volume de l'organe distendu par le sang ; puis, par les symptômes de l'épuisement, lorsque la perte intra-utérine a eu le temps de le produire avant d'être reconnue, c'est-à-dire, lorsque, en présence d'un écoulement extérieur, trop faible ou nul, on n'a pas songé à palper l'abdomen.

Quels sont ces symptômes si alarmants ?

Ce sont : la pâleur de la face et des muqueuses, la faiblesse et l'accélération du pouls, un sentiment de défaillance ; puis l'obscurcissement de la vue, les bâillements, les tintements d'oreille, le refroidissement de la peau et de la sueur, qui trop souvent annoncent la mort.

Que faut-il penser du pronostic général de l'hémorragie de la délivrance ?

Qu'il est des plus graves ; mais que, par contre, cet accident peut être enrayé par une intervention prompte et énergique.

Quelles sont les conditions qui devront nécessairement faire varier cette gravité ?

Ce sont : le degré d'abondance de la perte ; l'impression produite sur l'organisme ; l'extériorité ou l'intériorité de l'écoulement sanguin ; enfin le choix des moyens employés et le temps mis à les appliquer.

Quelle est la disposition redoutable qu'une hémorragie abondante laisse après elle chez l'accouchée ?

C'est une tendance à l'infection puerpérale.

En présence d'une hémorragie après le travail, si la délivrance n'est pas faite, quel doit être le premier acte de l'intervention ?

C'est l'extraction totale du placenta et des membranes, conformément au principe de Tarnier « vider l'utérus pour en déterminer la rétraction et la contraction ».

L'utérus débarrassé du délivre, quels sont les premiers hémostatiques à employer sans retard ?

Ce sont, à moins qu'un danger pressant n'oblige à s'adresser d'emblée aux moyens indiqués plus loin : — le siège de la femme étant relevé, puis la tête et le tronc fortement abaissés — l'*ergotinisation utérine* immédiate, par l'administration de 2 grammes d'ergot de seigle fraîchement pulvérisés, ou une injection hypodermique, soit de 2 centimètres cubes d'ergotine Ivon, soit de 40 à 50 gouttes de solution titrée d'ergotinine ; une *irrigation vaginale*, même intra-utérine, d'eau bouillie chaude (48° à 50°) ; et de *vigoureuses frictions* sur le globe utérin.

Si néanmoins la perte continue, à quels moyens plus actifs doit-on recourir ?

A des malaxations et pétrissages du globe utérin,

faites à pleines mains, à travers la paroi abdominale ; puis à l'introduction d'une main aseptisée dans la cavité utérine, pour la débarrasser des caillots, tout en continuant, au dehors, l'excitation des parois.

Le tamponnement pourrait-il avoir ici une application ?

Sans doute, mais en le pratiquant dans la cavité utérine, qu'on bourrera de gaze stérilisée, dans le but de produire des caillots hémostatiques et d'exciter la rétraction.

Quel est surtout le moyen prompt et sûr à opposer aux hémorragies rapidement menaçantes ?

C'est la *compression de l'aorte.*

Comment la pratiquer ?

En déprimant les parois abdominales, au-dessus ou sur le côté du globe utérin, avec les quatre derniers doigts de la main ou le poing fermé, pour pouvoir arriver sur le vaisseau, profondément placé, qu'on sent battre contre la colonne vertébrale et sur lequel on appuiera assez fortement.

Quel est l'effet immédiat de cette compression ?

C'est la suppression presque totale de l'hémorragie, en raison de l'arrêt du sang, dans les artères utérines, qui sont les principales sources d'irrigation de l'organe, bien que les utéro-ovariennes, d'ailleurs d'un plus petit calibre, échappent à cette compression, à cause de la hauteur de leur point d'origine.

Jusqu'à quel moment doit-on prolonger cette compression, pour pouvoir être assuré d'un plein succès ?

Jusqu'à ce que la rétraction, une fois revenue par l'effet des moyens précédents, se soit maintenue plus d'une demi-heure sans faiblir, résultat qui n'a été obtenu parfois qu'après une et même deux heures d'efforts et qui aura nécessité alors le secours d'une main étrangère appliquée sur celle de l'accoucheur.

En présence d'une hémorragie rapidement menaçante quelle serait encore la ressource à utiliser dans le but de conserver à la femme une partie de son sang ?

Ce serait la ligature des quatre membres, aussi haut que possible, qui, arrêtant le cours du sang veineux, pourrait retenir dans ces membres environ 1200 gr. de sang, en attendant la rétraction utérine.

Faudrait-il considérer comme sauvée une accouchée très affaiblie, chez laquelle une forte hémorragie est réduite à un suintement ?

Non, parce qu'on a vu, dans ces conditions, succomber des femmes à qui cette petite perte finale a enlevé le reste de leur résistance.

Quelle est, pendant ces interventions, la position de la femme qui peut le mieux prévenir une syncope ?

C'est le décubitus, incliné, tête en bas.

Quelle est l'action restauratrice qu'on peut exercer directement et promptement sur le sang d'une femme en état d'épuisement hémorragique ?

C'est celle d'injections massives de sérum artificiel (6 à 7 grammes de chlorure de sodium par litre d'eau bouillie à 37°) pratiquées dans les tissus profonds de régions comme les fesses, à la dose de 500 à 1000 gr. en une ou plusieurs fois dans les 24 heures.

Quels sont les excitants qu'on peut ajouter aux moyens précédents ?

Ce sont les inhalations d'oxygène, les injections hypodermiques d'éther, de caféine, répétées jusqu'à 5 et 10 fois dans la journée.

Quels sont les stimulants alimentaires à prescrire en même temps ?

Ce sont : le bouillon froid, le vin de Champagne glacé, les vins alcooliques...

Quelle est enfin la ressource dernière qui a pu sauver certaines femmes arrivées à un épuisement voisin de la mort ?

C'est la *transfusion*, c'est-à-dire une injection directe de sang humain dans une veine de la femme, moyen qui toutefois, en raison de certaines de ses exigences opératoires, est de plus en plus abandonné et remplacé par les injections de sérum artificiel, celles-ci à la portée de tous et d'une surprenante efficacité.

Qu'appelle-t-on HÉMORRAGIE TARDIVE *après l'accouchement ?*

On désigne ainsi l'hémorragie par inertie utérine, qui peut — mais exceptionnellement — survenir quelques heures, même plusieurs jours, après la délivrance et au milieu des conditions les plus normales de l'accouchée.

Quelle est la cause ordinaire de cette inertie tardive ?

C'est la rétention dans l'utérus de quelques caillots ou débris placentaires.

Quelle est la sensation que donne l'organe au palper ?

C'est celle de resserrements alternant avec des détentes, qui indiquent des réactions musculaires non soutenues.

Cette hémorragie tardive peut-elle devenir grave ?

Oui, si la femme est déjà affaiblie par de fortes pertes

de délivrance, comme on peut le voir chez la multipare.

Quel est ici le premier devoir de l'accoucheur ?

C'est celui de débarrasser l'organe des fragments placentaires ou des caillots qui y sont retenus, de faire suivre cette extraction manuelle d'injections intra-utérines d'eau bouillie à 48° et d'exciter la rétraction par des frictions sur le globe utérin ; après quoi, s'il y avait nécessité, la muqueuse serait désinfectée par un lavage antiseptique, comme parfois après l'avortement.

23° RÉTENTION DU PLACENTA

Dans quel cas doit-on dire qu'il y a rétention du placenta ?

Lorsque la masse vasculaire a résisté aux efforts utérins et à des tractions suffisantes.

Quelles sont les causes qui peuvent ainsi empêcher la sortie du délivre ?

Ce sont : l'excès de volume de la masse placentaire ; certaines rétractions occlusives de l'utérus ; enfin l'adhérence anormale du placenta.

Quelle est la conséquence fatale et désastreuse d'une rétention trop persistante, après décollement ?

C'est la putréfaction du tissu placentaire, qui se manifestera par la fétidité des lochies et les signes, soit d'une septicémie (hyperthermie, prostration...), soit d'une péritonite généralisée (hyperthermie, avec ventre douloureux, ballonné, vomissements...).

Quelle est cette MASSE PLACENTAIRE VOLUMINEUSE *qui peut être cause de rétention ?*

C'est le placenta, épaissi par des caillots accumulés

dans la cavité que les membranes retournées ont formée au-dessus de lui.

A quels signes reconnait-on cette espèce de rétention ?

A l'inutilité des tractions ordinaires, alors que le toucher fait constater que le placenta repose sur l'orifice non rétracté.

Que faire en pareil cas ?

On continuera les tractions, qu'on rendra douces et continues, vrai moyen de les rendre efficaces.

Où peut siéger la RÉTRACTION OCCLUSIVE DE L'UTÉRUS, *cause de rétention ?*

Au col, qui peut redevenir passagèrement un cercle étroit et résistant ; puis au corps, où cette rétraction peut être un resserrement total de l'organe enserrant le délivre, ou un simple étranglement, ce qui est le cas le plus souvent observé dans cette partie de l'utérus.

A quelle cause attribuer ce trouble de la fonction musculaire utérine ?

Presque uniquement à des tractions brusques exercées par le cordon, puisque aujourd'hui il ne saurait plus être question d'une administration d'ergot de seigle pendant l'accouchement, capable à elle seule de déterminer ce désordre de contraction.

En quoi consiste l'étranglement du corps de l'utérus ?

En un resserrement, comme le ferait une ligature, qui divise l'organe en deux cavités superposées : la supérieure (arrière-boutique de Peu), où se trouve une partie, ordinairement la plus volumineuse, du placenta, comme la pierre précieuse dans un chaton ; l'inférieure, contenant le reste du tissu placentaire, avec le cordon qui lui fait suite ; d'où le nom de chatonnement du placenta donné à cette anomalie.

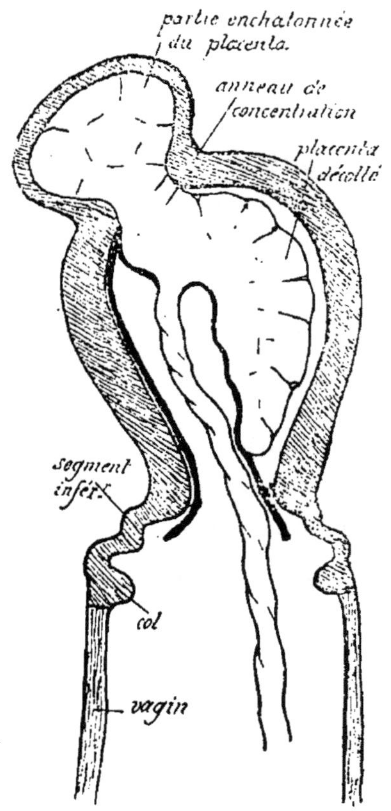

Fig. 51. — Chatonnement du placenta (S. et L.).

De ces diverses contractions irrégulières quelle est la plus fréquente ?

C'est celle du col utérin.

A quels signes se reconnaît-elle ?

A l'étroitesse et à la rigidité de l'orifice interne, au-dessus duquel on trouve le placenta, quelquefois engagé partiellement.

Quels sont les signes indicateurs du resserrement par étranglement ?

Ce sont : la forme de sablier ou de calebasse du corps utérin, constatée par le palper abdominal ; et, au toucher intra-utérin, l'anneau dur qui coupe la cavité.

Comment se révèlera la constriction totale du placenta par l'utérus ?

Par l'absence des signes appartenant aux autres espèces de rétractions irrégulières.

Quelle pourra être la durée de ces rétractions diverses, si on ne fait rien pour l'abréger ?

Une ou deux heures d'ordinaire, quelquefois davantage ; par exception très rare, douze, même 24 heures.

Faut-il se presser d'extraire le délivre ainsi retenu par spasme utérin ?

Non, s'il y a absence d'hémorragie importante, parce qu'une expectation d'une heure et plus est sans inconvénient et qu'elle donne le temps à l'utérus de se détendre.

Toutefois quelle doit être la limite de cette expectation ?

Deux heures environ, après lesquelles il y aurait à redouter un commencement de décomposition du tissu placentaire.

Que prescrire d'abord en présence d'une rétraction irrégulière et persistante de l'utérus, cause de rétention du placenta ?

Les moyens qui favorisent la détente musculaire, tels que le repos absolu de corps et d'esprit, l'application sur l'abdomen de linges chauds renouvelés, au besoin un lavement laudanisé, médication simple sous l'influence de laquelle il n'est pas rare de voir le placenta s'échapper spontanément ou se laisser amener au dehors par de faibles tractions.

Donc à quel moment faut-il extraire le placenta ?

Après deux heures environ de rétention, comme il a été dit ; plus tôt en cas de complication grave, telle que l'hémorragie ou un premier accès éclamptique.

Quels sont les temps d'une extraction placentaire ?

Ce sont : l'introduction d'une main, aseptisée et disposée en cône, dans la cavité utérine, jusqu'au placenta, pendant que l'autre immobilise le globe par l'abdomen ; ensuite la prise de la masse vasculaire, qu'on saisit aussi largement que possible ; enfin l'extraction proprement dite, qui s'opèrera lentement, fin de n'abandonner aucun fragment.

A quel moyen mécanique recourir en cas de résistance du col à la dilatation manuelle ?

Au ballon de Champetier de Ribes, dont l'effet serait sûr et rapide.

*L'*ADHÉRENCE ANORMALE DU PLACENTA *est-elle souvent observée ?*

Non ; elle l'est même très rarement. Aussi, à la suite de tractions inefficaces par le cordon, ne doit-on songer à cette cause de rétention qu'après toutes les autres.

Cette adhérence est-elle totale ?

Ordinairement non ; et c'est parce qu'il y a presque toujours décollement partiel avec inertie, que cette sorte de rétention s'accompagne ordinairement d'hémorragie.

Comment arrive-t-on à reconnaître une adhérence anormale ?

En constatant que le placenta est resté au fond de la cavité utérine, qu'il n'y est retenu par aucune contraction irrégulière, que se produit le signe indiqué par Pinard (descente du cordon lorsqu'on déprime le fond de l'utérus), preuves auxquelles s'ajoutera presque toujours la sensation douloureuse utérine éprouvée par la femme au moment où on abaisse le globe par une traction sur le cordon.

L'adhérence constatée quel parti prendre ?

En cas d'adhérence totale, par suite sans hémorragie, on peut attendre deux heures avant d'agir, en se bornant à des frictions sur le globe ; lorsqu'il y a adhérence partielle, comme d'ordinaire, par suite hémorragie, il est nécessaire d'intervenir sans retard par l'opération du décollement placentaire.

Comment se pratique ce décollement artificiel ?

Toutes précautions antiseptiques étant prises et les réservoirs pelviens étant vidés, en fixant d'abord l'utérus par l'abdomen à l'aide d'une main : en introduisant l'autre, disposée en cône et lubréfiée par la vaseline aseptique, dans la cavité utérine, jusqu'au placenta, avec, au besoin, pour guide, le cordon tendu par un aide ; en cherchant d'abord le point où le décollement a commencé (en général non loin du col), et, après l'avoir trouvé, en détachant, sans hâte ni lenteur, le gâteau vasculaire avec le bout des doigts, ou le bord de la main suivant le conseil de Budin, mais avec ménagement pour ne pas entamer la paroi utérine, sans vouloir arracher les fragments trop adhérents, qu'il vaudrait mieux abandonner ; en décollant enfin les membranes, mais doucement, par adduction du tout hors des parties maternelles, dernier acte d'une

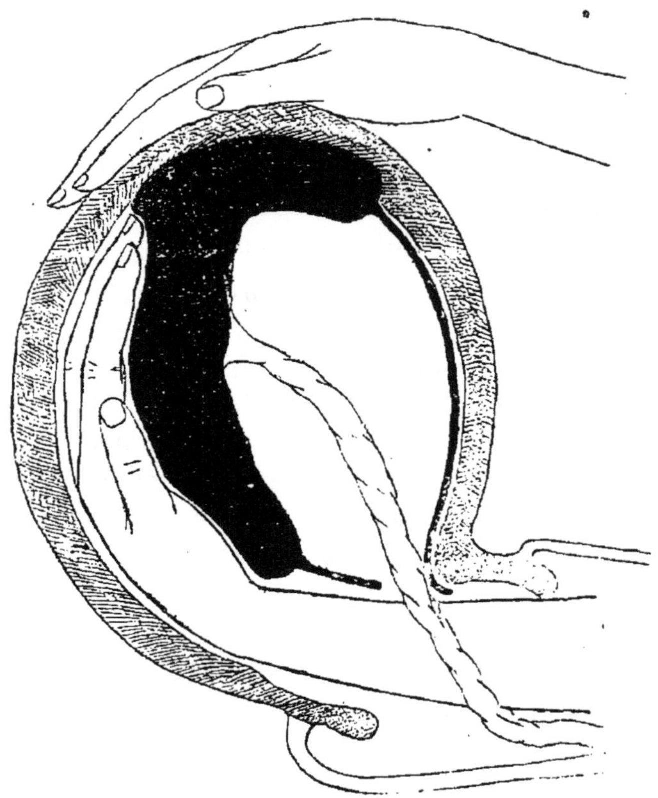

Fig. 52. — Décollement artificiel du placenta. (S. et L.).

intervention délicate, qui sera suivi d'un lavage abondant de la cavité utérine avec 2 ou 3 litres de solution antiseptique et de l'application permanente sur la vulve d'une plaque épaisse de coton, à renouveler après imbibition par le liquide lochial.

Lorsque la main n'a pu éviter de diviser la masse placentaire, doit-on extraire séparément chaque fragment avant la fin ?

Non, puisque ce serait compliquer inutilement la manœuvre, l'évacuation totale pouvant sans inconvénient attendre la fin du décollement artificiel.

Quels sont les dangers à éviter pendant cette sorte de dissection ?

Ce sont : la lésion de la paroi utérine, accident particulièrement redoutable chez les multipares; puis une infection de la plaie par la main de l'accoucheur.

Le décollement reconnu nécessaire et urgent, quel parti prendre si le col, par sa rétraction, rend la pénétration difficile ?

C'est celui de le dilater artificiellement, en introduisant un petit ballon de Champetier de Ribes, pour l'y laisser une heure ou deux ; au besoin, et en cas de danger pressant, en recourant, pour obtenir la détente, à l'anesthésie générale.

En cas de rétention placentaire avec infection qu'y aurait-il à faire ?

Le curage manuel ou le curettage instrumental, comme dans les cas d'infection après avortement.

24° INVERSION UTÉRINE

Qu'est-ce que l'inversion utérine ?

C'est un accident de délivrance — d'ailleurs très rare — caractérisé par la pénétration de l'utérus, de haut en bas, dans sa propre cavité.

Quelles sont les causes capables de la déterminer ?

Ce sont des tractions sur un placenta non entièrement décollé ; parfois des contractions partielles du corps utérin, avec inertie du fond, qui tendent à faire subir à celui-ci une sorte d'expulsion.

Quels sont les degrés observés d'inversionutérine ?

Ce sont : la simple dépression du fond de l'organe ; sa descente jusqu'au col utérin ; enfin l'inversion totale, dans laquelle l'organe est entièrement retourné, la face interne au dehors.

Dans quelles conditions se trouve alors le placenta ?

Le plus souvent dans l'état de décollement, mais seulement partiel, la séparation totale, de même que l'adhérence complète, étant des exceptions.

Quels sont les signes révélateurs des degrés d'inversion utérine ?

Ce sont : pour la seule dépression, le godet utérin

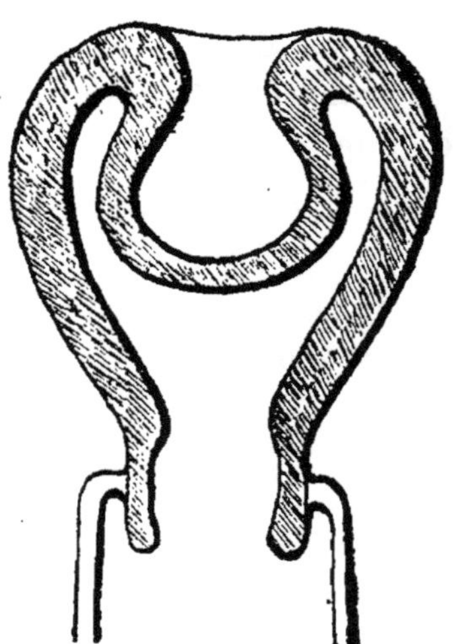

Fig. 53. — Inversion utérine (S. et L.).

que fait constater la palpation ; pour un degré d'inversion plus avancé, l'enfoncement du fond de l'organe, et, au toucher, lorsque le placenta a été expulsé, la présence, dans la cavité utérine, d'une tumeur irrégulièrement convexe et tomenteuse : enfin pour l'inversion complète, non seulement la disparition du globe abdominal, mais surtout l'obstruction du vagin, parfois de la vulve, par l'utérus retourné et devenu une masse arrondie, noirâtre, comparée par Pinard à un gros ananas.

Ce diagnostic est-il difficile ?

Non ; l'antéversion utérine ayant été souvent méconnue parce que les cas de ce genre, étant très rares, ne viennent pas à la pensée de l'accoucheur.

Quelle est la conséquence ordinaire et immédiate d'une inversion à un degré important ?

C'est l'hémorragie, parfois trop abondante et dangereuse, d'autrefois modérée, dont la cause, d'après des constatations récentes, serait moins le défaut de rétraction de l'utérus que l'obstacle apporté à la circulation de retour du tissu utérin inverti, par le resserrement des parois restées en place ou du col.

Lorsqu'il y a étranglement par le col que ne tarde-t-on pas à observer ?

D'abord des effets généraux, qui s'ajoutent à ceux d'une hémorragie grave, tels qu'un sentiment de défaillance, avec pouls petit et face grippée, signes d'une dépression profonde du système nerveux, appelée « shock », et d'un danger pour la vie ; puis la mortification des tissus étranglés.

Quelles sont les graves erreurs de diagnostic dont l'inversion peut être cause ?

Ce sont celles qui consistent à faire prendre la tumeur utérine pour la partie fœtale du deuxième enfant dans un accouchement gémellaire, ou pour un fibrome allongé dans le vagin, suppositions qui ont parfois suggéré de désastreuses interventions.

Quelle conduite tenir dans ces divers cas d'inversion utérine ?

Lorsqu'une simple dépression du fond de l'utérus vient à se produire pendant les tractions, on doit aussitôt les suspendre, pénétrer avec la main dans la cavité, repousser la saillie, puis achever avec la même main de décoller le placenta, réduction par pressions digitales qui s'imposerait à plus forte raison si l'inversion était plus prononcée, et qui, même alors, pourrait être remplacée par l'introduction dans le vagin d'un ballon de Champetier de Ribes, destiné à repousser lentement la tumeur utérine, grâce à un remplissage graduel.

Quelles sont les règles à observer en ce qui concerne le placenta ?

Ce sont les suivantes : si le placenta est peu ou pas détaché, ne le décoller qu'après avoir réduit l'utérus ; s'il est, au contraire, largement séparé de la paroi, achever de le décoller, réduire ensuite l'organe pour en obtenir le resserrement et y permettre la libre circulation veineuse, condition essentielle de l'hémostasie.

Comment ensuite maintenir le redressement de l'utérus ?

En prescrivant des injections chaudes intra-utérines et pratiquant des massages du globe utérin.

TROISIÈME PARTIE

POST-PARTUM

GRANDES DIVISIONS

POST-PARTUM NORMAL

RÉGRESSION DE L'UTÉRUS
LOCHIES
TRANCHÉES UTÉRINES
LACTATION
CONDUITE A SUIVRE PENDANT LE POST-PARTUM
ALLAITEMENT

ACCIDENTS MAMMAIRES DE L'ALLAITEMENT

INFECTIONS PUERPÉRALES

PÉRITONITE GÉNÉRALISÉE
SEPTICÉMIE
TRAITEMENT DE L'INFECTION PUERPÉRALE
INFECTION UTÉRINE ET PÉRI-UTÉRINE
PHLÉBITE DES MEMBRES INFÉRIEURS

ANTISEPSIE OBSTÉTRICALE

PATHOLOGIE DU NOUVEAU-NÉ

CHAPITRE PREMIER

POST-PARTUM NORMAL

Qu'appelle-t-on de ce nom ?

On désigne ainsi cette dernière partie de la fonction puerpérale que caractérisent essentiellement la disparition des changements gravidiques et l'établissement de la lactation.

Quelle en est la durée ordinaire ?

Environ six semaines.

Quels sont les phénomènes saillants du post-partum ?

Ce sont : la régression de l'utérus, les lochies, les tranchées utérines, et la lactation dans toute son activité fonctionnelle.

Quelle est la manifestation physiologique qui indique le terme de cette période ?

C'est l'hémorragie menstruelle, dont le retour est la conséquence de celui de l'ovulation.

Quel doit être le complément pratique de la connaissance des actes normaux du post-partum ?

C'est celle de la direction et des soins à donner à

la femme en couches, ainsi que des règles concernant l'allaitement.

Ces notions acquises, que faudra-t-il encore savoir des conditions dans lesquelles peuvent se trouver la mère ainsi que l'enfant, pendant la période dont il s'agit ?

Que des anomalies et des complications peuvent s'observer, telles que les accidents relatifs à la glande mammaire, ceux de l'allaitement, surtout les infections maternelles d'origine utérine ; enfin que le nouveau-né peut présenter des malformations et des infections, le tout constituant comme un post-partum pathologique des deux êtres, après l'étude duquel il ne restera plus qu'à connaître la technique de la désinfection préventive, appropriée à la fonction puerpérale.

1° RÉGRESSION DE L'UTÉRUS

Qu'appelle-t-on régression utérine ?

On désigne ainsi le travail physiologique du retour de l'utérus à l'état qui a précédé la grossesse.

Sur quel tissu du corps utérin portera surtout cette régression ?

Sur la tunique musculaire, dont le développement a permis à l'organe de subir un agrandissement cavitaire considérable, sans amincissement important de paroi.

En quoi consiste cette régression musculaire ?

En une résorption des fibres de nouvelle formation et une atrophie partielle des fibres préexistantes que le gravidisme avait développées.

Que devient le péritoine enveloppant ?

Il subit aussi la régression, par atrophie, ce qui le ramène à son étendue d'auparavant.

Quelle est la durée de ce travail de régression ?

Environ six semaines, selon l'opinion commune, qui se réduiraient à trois d'après les constatations de Varnier.

Peut-on suivre les progrès de cette réduction de volume par régression ?

Oui, à la palpation, par l'abaissement progressif du fond de l'organe, à raison de un centimètre environ par jour, à partir de la délivrance (qui l'a laissé au niveau ou un peu au-dessous de l'ombilic) jusqu'au douzième jour, où on le trouve descendu au niveau du pubis.

Quelles sont les causes qui entraveront ce mouvement de régression ?

Ce sont : une simple fièvre ou tout autre trouble accidentel de santé, parfois la constipation ou un retard d'évacuation urinaire ; mais surtout l'infection puerpérale, qui l'arrête nettement.

Quels sont les phénomènes de régression particuliers au col de l'utérus ?

Ce sont : d'abord sa reconstitution immédiate, sous forme de saillie molle, flasque, avec cavité large et béante ; puis le retour progressif et lent de la consistance de son tissu, mais non de son calibre intérieur, que la distension et les déchirures laisseront sensiblement élargi.

Que se produit-il en même temps à l'intérieur, au niveau de la surface d'insertion placentaire ?

Une réparation cicatricielle, lente et progressive, de

cette plaie saignante, qui repose elle-même sur une plaque saillante, portion de caduque utéro-placentaire abandonnée par le décollement et destinée à s'amincir, par atrophie, jusqu'à confondre son niveau avec celui de la nouvelle muqueuse utérine.

Quelle est, au toucher, l'impression que pourrait donner ce relief ?

C'est celle d'un reste de placenta encore adhérent, ce dont il faut être averti lorsqu'une intervention amène à pénétrer, avec la main, dans la cavité utérine.

Quels sont enfin les principaux changements de post-partum qui se font encore dans l'utérus ?

Ce sont : la suite du travail d'organisation de la nouvelle muqueuse, qui, commencé lentement vers le quatrième mois de la grossesse, n'est achevé que trois semaines après l'accouchement : enfin, le retour, à leurs dimensions normales, des vaisseaux de la paroi utérine.

2° LOCHIES

Qu'appelle-t-on lochies ?

On désigne ainsi les liquides divers qui, durant les suites de couches, se forment successivement dans la cavité utérine et s'écoulent par les voies génitales.

Quels sont ces liquides, quelles sont, de plus, leur provenance respective et la durée de ces écoulements ?

Ces liquides sont : d'abord du sang pur, véritable suintement de la plaie placentaire, pendant deux jours ; ensuite une sérosité sanguinolente jusqu'à la fin de la première semaine ; enfin une sécrétion grisâtre — par transsudations de la plaie et de la nouvelle muqueuse — mêlée de débris épithéliaux, qui peut durer encore huit jours.

Les lochies terminées, quelle est la fréquente réapparition qui semble faire revenir l'écoulement à son point de départ ?

C'est celle du sang lochial, vers le seizième jour, mais seulement pendant quarante-huit heures, incident, bien antérieur à la date du retour menstruel et sans importance, que Pinard appelle *petit retour de couches.*

Quelle est la cause de l'odeur, particulière et très reconnaissable, des lochies grisâtres ?

C'est un certain degré d'altération du liquide, dû à l'air et à la chaleur des tissus.

Que doit-on penser de lochies purulentes ou fétides ?

Qu'elles sont anormales et dues, les unes à l'infection de la plaie placentaire, les autres à une décomposition de fragments placentaires ou membraneux, restés dans l'utérus.

Dans quels cas les lochies peuvent-elles dépasser la durée ordinaire ?

Lorsque la nouvelle accouchée est d'un tempérament très lymphatique ou qu'elle n'allaite pas.

Quelles sont les causes qui peuvent réduire ou supprimer la production des lochies ?

Ce sont surtout les infections puerpérales, que d'ailleurs, dans bien des cas, cet assèchement, joint à la fétidité, contribue à révéler dès le premier moment, et en général, toute complication fébrile : c'est enfin la seule dérivation exercée sur l'utérus par la fluxion laiteuse, qui peut diminuer, pendant un ou deux jours, le suintement utérin, mais sans altérer sensiblement le liquide, contrairement à l'effet produit par les complications précédentes.

S'il y avait à désodoriser les lochies, qu'y aurait-il à prescrire ?

Des injections vaginales antiseptiques, particulièrement avec l'eau oxygénée à 12 volumes, à 1/5 environ, ici d'une remarquable efficacité.

3° TRANCHÉES UTÉRINES

Qu'appelle-t-on de ce nom ?

On désigne ainsi des contractions utérines, douloureuses, qui reviennent quelques heures après l'accouchement.

Quelles sont les accouchées chez lesquelles les tranchées s'observent presque exclusivement ?

Ce sont les multipares, surtout à la suite de nombreuses grossesses.

Combien de temps persistent-elles ?

Ordinairement un ou deux jours.

En quoi ces douleurs diffèrent-elles de celles de la parturition ?

En ce qu'elles sont d'ordinaire assez espacées, et souvent intenses, parfois jusqu'à arracher des cris à la femme.

Que se produit-il généralement après chaque tranchée ?

La sortie d'un flot de sang ou d'un caillot.

A quelles causes sont dues les tranchées utérines ?

Presque toujours à l'expulsion de quelque caillot intra-utérin, dont la formation est favorisée, chez les multipares, par un suintement sanguin plus abondant ; quelquefois à une action réflexe déterminée par la succion du mamelon ; même à un retard d'émission d'urine ou la constipation.

Quels sont les signes qui feront distinguer les tranchées de la douleur d'une métrite à son début ?

Ce sont : l'intermittence des contractions douloureuses dont il s'agit, souffrances que n'augmente pas la pression exercée sur le globe ; l'apyrexie ; enfin la persistance de lochies normales.

Lorsque les tranchées sont trop douloureuses que doit-on leur opposer ?

Des sédatifs, tels que des applications chaudes et humides sur le ventre, un lavement de laudanum, du pyramidon, au besoin une injection hypodermique de morphine, mais de préférence du sirop de chloral, à la dose d'une ou deux cuillerées à soupe, dont le principe actif n'atteint pas le lait.

4° LACTATION

Qu'est-ce que la lactation ?

C'est l'acte physiologique de la sécrétion du lait, qui s'accomplit dans les glandes mammaires.

Quel est le précieux rôle que remplit encore l'organe de la lactation ?

C'est celui, déjà signalé, de réservoir de lait, dans l'intervalle des succions, grâce aux doublures musculaires du mamelon.

Quel est l'incitant de cette sécrétion ?

C'est le gravidisme, s'exerçant sur l'épithélium glandulaire, lorsqu'il est normalement organisé.

Quand voit-on débuter la lactation ?

Déjà pendant la grossesse, mais à un faible degré; tandis que sa période active commence quarante-huit heures environ après l'accouchement.

Que se produit-il dans l'état général de la femme pendant les premières heures de cette activité glandulaire ?

Une légère réaction, appelée autrefois *fièvre de lait*, observée particulièrement lorsque les mamelles ne sont pas suffisamment dégorgées par la succion.

Par quels phénomènes locaux cette fluxion laiteuse est-elle marquée ?

Par un gonflement et un durcissement douloureux des deux glandes, qui peut envahir les tissus de l'aisselle, avec dilatation des veines sous-cutanées.

Qu'est-ce que le LAIT, *sommairement envisagé dans ses éléments constitutifs ?*

C'est un liquide blanc, sucré, alcalin, constitué par des globules graisseux de couleur blanche et des granulations insolubles de caséine, qui, les uns et les autres, nagent dans une dissolution aqueuse de sucre de lait (lactose), de phosphate de chaux et de chorures alcalins, où se rencontrent, de plus, également dissous, de l'oxygène, de l'acide carbonique et de l'azote.

A quel liquide succède-t-il ?

A un lait imparfait, sécrété déjà pendant la grossesse, dit *colostrum*, de couleur jaunâtre, visqueux, plus dense que le lait achevé, dont il diffère peu en réalité, puisqu'il en contient les éléments, mais mêlés à des corpuscules qui donnent au liquide sa teinte caractéristique.

Cette transition se fait-elle rapidement ?

Non, les deux liquides se trouvant mélangés pendant les vingt premiers jours environ, après lesquels le lait devient pur.

Quelle sera ensuite la quantité totale de lait fournie par la femme dans vingt-quatre heures ?

Environ mille à douze cents grammes, chiffre nécessairement variable suivant les sujets et l'époque de l'allaitement.

Quel est l'âge de la femme qui favorise le plus la bonne qualité du lait ?

C'est celui compris entre vingt et trente ans.

Le nombre des grossesses a-t-il de l'influence sur la valeur nutritive du lait ?

Oui, puisqu'il est d'observation que le lait de la deuxième ou troisième donne des allaitements plus satisfaisants que celui de la première, en raison de la concentration et de l'abondance plus marquées du liquide alimentaire.

Cette valeur biologique doit-elle se juger d'après l'aspect du lait ?

Non, bien qu'un lait jaillissant, très blanc et d'une certaine consistance, puisse donner des présomptions favorables.

Peut-elle se déduire de la proportion des globules ou d'un examen histologique ?

Pas davantage, le *cytopronostic*, n'ayant pas encore donné ici de résultat probant.

Quelle est la seule preuve sûre de la valeur nutritive du lait ?

C'est la prospérité de l'enfant qui s'en nourrit, accusée surtout par la progression normale de son poids.

Le lait conservé dans les mamelles est-il aseptique ?

Oui, mais seulement jusqu'au mamelon, dont les quinze ou vingt meats sont autant de portes d'entrée par lesquelles peuvent pénétrer les germes infectants.

Qu'y a-t-il à retenir de l'influence exercée sur le lait de la femme par son alimentation, par l'absorption de certaines substances et son état moral ?

Que le lait ne saurait que gagner à une alimentation complète, sans qu'on puisse affirmer que telle substance nutritive, si elle est bien digérée, soit préférable à une autre ; que les boissons aqueuses augmentent la quantité de lait sans élever la proportion de ses éléments nutritifs ; que l'alcool absorbé est détruit par la glande mammaire, ce qui ne l'empêche pas d'être cause d'agitation pour l'enfant ; que les substances médicamenteuses passent presque toutes dans le lait, ce qui a permis de donner, par la mère, le mercure à un enfant au sein, atteint ou soupçonné de syphilis ; enfin que les émotions multipliées et les chagrins ont une fâcheuse influence sur la qualité et la quantité de lait.

Quels sont les troubles de santé maternels les plus nuisibles à la sécrétion du lait ?

Ce sont les infections fébriles prolongées, puerpérales ou autres.

Quelle est la durée de la lactation ?

C'est un laps de temps, variable suivant certaines

conditions, ainsi pouvant aller jusqu'à deux ans et plus lorsque la santé de la femme est excellente, surtout quand le lait est abondamment retiré par de vigoureuses succions, ce qui explique qu'on ait pu, chez de bonnes nourrices, entretenir la sécrétion pendant longtemps, en renouvelant le nourrisson tous les six ou huit mois, et, par contre, qu'on voie diminuer progressivement la sécrétion lorsque, chez un nourrisson, les aliments ordinaires viennent, après 10 à 12 mois, s'ajouter aux tétées et les réduire en vue du sevrage.

Pendant la durée de la lactation que devient la menstruation ?

Elle reste presque toujours supprimée, pour ne réapparaître qu'à la fin de l'allaitement.

Lorsque, par exception, les règles viennent à se montrer, que penser de leur influence sur le lait ?

Qu'elle sera nulle et que l'enfant bien portant restera ce qu'il est.

Au contraire, que faut-il prévoir s'il survient une grossesse ?

Qu'elle exercera toujours une action défavorable sur la sécrétion du lait, en diminuant sa quantité normale et altérant ses éléments, sans que toutefois l'enfant ait à en souffrir notablement, comme on l'admet trop facilement.

5° CONDUITE A SUIVRE PENDANT LE POST-PARTUM

Que doit-elle comprendre ?

D'abord le rôle de l'accoucheur auprès de la femme,

c'est-à-dire la surveillance et la direction dont elle doit être l'objet, dans le but de prévenir ou de reconnaître de bonne heure de graves accidents ; enfin, de la part de l'accouchée, la soumission absolue aux obligations et prescriptions que comporte son état.

Après avoir laissé la femme dans une bonne situation, quand faut-il revenir auprès d'elle ?

Cinq ou six heures après l'accouchement, tout au moins avant les douze premières heures : pour la visiter ensuite au moins une fois par jour pendant la première semaine, et alors le soir de préférence, qui est le moment où les élévations de température sont les plus marquées et celui où on les observe tout d'abord.

Pourquoi ces visites multipliées ?

Afin de pouvoir, en cas de complication puerpérale, la constater dès le début, condition qui favorise puissamment le succès du traitement.

Quels doivent être surtout les sujets de préoccupation de l'accoucheur dès sa première visite ?

Ce sont : la température de l'accouchée ; sa fonction urinaire ; les lochies ; l'état de l'utérus ; enfin les conditions hygiéniques de la femme, concernant particulièrement la vulve, le vagin, la fonction intestinale, la lactation ; en attendant qu'il soit question du lever et des premières sorties.

Quelle doit être la **température** *d'une accouchée en situation normale ?*

Celle de l'état de santé, c'est-à-dire 37° à 37°,2, prise dans le fond de l'aisselle.

A quelle condition obtenir sur ce point des renseignements probants ?

A celle de renouveler les constatations thermométriques, matin et soir, pendant les premiers quinze jours, et en laissant chaque fois le thermomètre dans l'aisselle jusqu'à fixité du degré de chaleur accusé.

Comment s'expliquent souvent de petites hyperthermies, même jusqu'à près d'un degré ?

Par le retard des selles, qu'on se hâtera alors de faciliter au moyen d'un lavement glycériné ou d'un laxatif.

Quelle est la température à redouter ?

C'est tout degré de chaleur au-dessus de 38°; parce qu'il est signe d'infection grave.

Que faut-il désirer en ce qui concerne la **fonction urinaire** ?

Que l'accouchée urine peu de temps après la délivrance, ou au moins dans les douze premières heures.

En cas de retard plus prolongé, faut-il désespérer de voir la femme uriner d'elle-même ?

Non, puisqu'on observe des sujets chez lesquels une émission spontanée ne s'est produite qu'au bout de 36 heures ; ce qui toutefois ne doit pas empêcher, après dix à douze heures d'attente sans résultat, de soulager la femme par une évacuation artificielle.

A quelle cause doit-on attribuer la rétention d'urine chez une accouchée ?

A la contusion paralysante du corps de la vessie, par pression de la tête fœtale, surtout lorsque, ce qui est l'ordinaire, il s'y ajoute la contraction spasmodique du col vésical.

Quelle est la constatation qui pourrait faire croire tout d'abord à une émission normale d'urine, alors qu'il y a rétention persistante ?

C'est celle d'une issue réelle, mais goutte à goutte, du liquide accumulé dans la vessie, forçant lentement le passage du col et mouillant les linges appliqués sur la vulve.

A quels signes se reconnait la rétention persistante de l'urine ?

D'abord et surtout, à la réascension de l'utérus, entraîné en haut par la vessie, jusqu'à en élever le fond au-dessus de l'ombilic, alors qu'il était descendu à ce niveau ou au-dessous après l'accouchement; puis à la tumeur globuleuse et molle formée, au-dessus du pubis, par la vessie distendue, siège elle-même d'une douleur sourde accusée par la femme.

Quel est le moyen de débarrasser la vessie ?

C'est le cathétérisme évacuateur, pratiqué, à découvert, avec une sonde métallique, flambée puis graissée de vaseline aseptique, qu'on introduira par le méat, en la poussant doucement, de bas en haut, jusqu'à apparition d'un jet d'urine.

A quelles conditions les **lochies** *sont-elles satisfaisantes ?*

Lorsqu'elles sont constituées par les liquides normaux, surtout dans l'ordre de leur succession, et lorsqu'elles sont exemptes de fétidité.

Que dénotent les lochies fétides ?

La rétention dans la cavité utérine de fragments placentaires ou membraneux en voie de décomposition, qui, par suite, peuvent être causes d'infection utérine, même généralisée.

Quelle est l'odeur loéhiale qui peut en imposer pour de la fétidité ?

C'est l'exagération même de l'odeur ordinaire, due à un commencement d'altération du liquide, lorsqu'il a trop séjourné dans le vagin ; sans que, avec cela, existe le moindre signe d'infection.

Comment alors faire cesser cette sensation désagréable ?

En employant des désodorisants, tels que les injections vaginales antiseptiques ordinaires, ou celles d'aniodol à 1 pour 4000, mieux encore l'eau oxygénée (12 volumes à 1/5).

Comment s'assurer que l'écoulement sanguin des premiers jours n'est pas une hémorragie ?

En examinant, comme il a été dit, la façon dont le sang s'échappe de la vulve : abondamment et sans interruption, s'il y a hémorragie ; avec intermittences, s'il s'agit seulement d'un suintement normal ; mais surtout en palpant le corps utérin, qui donnera la sensation rassurante du globe de sûreté.

*Quel est le signe d'un bon état de l'***utérus** ?

C'est l'absence de douleur véritable, à la pression, soit au niveau du globe, soit dans les fosses iliaques, régions où on les provoquerait par le palper en cas d'infection métritique ou annexielle.

Qu'est-ce qui pourrait faire croire à une douleur de métrite ?

C'est l'endolorissement utérin dû à la fatigue de l'expulsion, état passager, mais dont la disparition est souvent retardée par la constipation.

Les constatations précédentes une fois faites, que reste-t-il à prescrire à la femme en couches ?

Un ensemble de conditions hygiéniques, destinées à prévenir l'infection, et à favoriser l'involution utérine, le retour des forces et l'allaitement.

Quelles sont les premières conditions de cette **hygiène** ?

Ce sont : une propreté minutieuse des régions périgénitales, obtenue par le renouvellement fréquent des linges de couche ; trois ou quatre lavages vulvaires par jour, avec des tampons de coton imbibés de solution antiseptique ; l'application dans l'intervalle, sur la vulve, d'une plaque d'ouate, souvent renouvelée, barrière aux contaminations génitales, généralement suffisante, préférable d'ailleurs aux injections vaginales, parfois infectantes ; la régularité des selles — fréquemment empêchées par le séjour au lit et l'obstruction de l'excavation due à l'utérus — qu'on obtiendrait au besoin par les lavements d'eau bouillie glycérinée, pratiqués à l'aide d'une canule introduite profondément ; enfin, une douce chaleur dans la chambre (16° à 18°), le repos de corps et d'esprit, même l'éloignement de l'enfant, si ses cris venaient à troubler le sommeil de l'accouchée.

Quelle précaution demandent d'abord les mamelles devenues lourdes par fluxion laiteuse ?

Celle de les soutenir à l'aide de bandes passées au-dessous de chacune d'elles et autour du cou, dans le but de prévenir le tiraillement douloureux et irritant de leurs attaches.

Quel doit être le **régime alimentaire** *de l'accouchée ?*

Un régime promptement réparateur, ainsi composé : le premier jour, de potages toutes les trois heures, le lendemain d'aliments solides et légers (œufs, côtelette, poisson), réduit aux seuls potages le jour de la fluxion de lait, ramené ensuite à l'alimentation ordinaire, avec repas réguliers et mets variés, mais sans exagération de quantité.

Quelles seront les prescriptions en ce qui concerne le lit ?

Ce seront : tout d'abord celle d'attendre, pour le faire, le lendemain de la fluxion mammaire, dite montée de lait ; de le refaire ensuite tous les jours, en prenant chaque fois la précaution de porter la femme et de la déposer sur une chaise longue, où il lui sera permis de rester quelques instants.

A quel moment pourra-t-on autoriser le **premier lever** ?

En principe du dix-huitième au vingtième jour (Ribemont-Dessaignes et Lepage), c'est-à-dire lorsque l'utérus est redevenu organe exclusivement pelvien ; par exception vers le quinzième jour, lorsque cette régression a été rapide et que les suites de couches ont été excellentes, lever qui se renouvellera ensuite tous les jours.

Pourquoi un repos si prolongé ?

Parce qu'il favorise la régression utérine, en empêchant la stase veineuse dans l'organe ; parce qu'il évitera le prolapsus de ce dernier, auquel disposent son poids et le relâchement de ses attaches ; enfin parce que, en cas de phlébite des membres inférieurs (phlegmatia alba dolens), celle-ci coïncidant alors avec un état d'immobilité de la part de la femme, exposerait moins au danger d'embolie.

Quelles sont les précautions particulières que devra prendre encore la femme pendant cette période des levers quotidiens ?

D'abord celle de ne prolonger que progressivement le séjour hors du lit, en débutant par une heure ou deux; puis la précaution d'éviter tout effort et de passer la plus grande partie du temps, le corps étendu dans un fauteuil à dossier très renversé.

A quel moment l'accouchée, si elle est en bon état, pourra-t-elle revenir à la vie ordinaire ?

Vingt-cinq ou trente jours après l'accouchement, un peu plus tard en hiver, surtout si elle doit quitter la maison où elle ne s'est trouvée que provisoirement.

6° ALLAITEMENT

Qu'appelle-t-on allaitement ?

On désigne ainsi l'application de la méthode et des règles qui doivent diriger l'alimentation de l'enfant nouveau-né exclusivement par le lait.

Quel est le lait qui doit assurer cette alimentation ?

C'est celui de la femme, ou, à défaut, le lait de certains animaux ; d'où deux allaitements : le naturel, pratiqué par la mère ou une nourrice ; l'allaitement dit artificiel, qui, associé au précédent, deviendra l'allaitement mixte.

Comme **allaitement naturel** *que faut-il toujours préférer ?*

Sans contredit l'allaitement maternel, parce qu'il permet le mieux de surveiller l'enfant et de diriger son alimentation ; parce que, de plus, une lactation soutenue favorise le retour de l'organisme maternel à l'état normal.

Dans quel cas cet allaitement, qui est toujours à recommander, devient-il obligatoire ?

Lorsque l'enfant est né manifestement syphilitique, bien que la mère ne le soit pas en apparence, celle-ci devant être considérée aujourd'hui, non comme immunisée par transmission de la syphilis paternelle, mais comme possédant — issue de cette dernière — une syphilis latente, par suite mise à l'abri d'une contagion, qui serait redoutable, au contraire, pour une nourrice saine ; loi dite de Colles et de Baumès, ainsi formulée par Fournier : un enfant procréé syphilitique par un père syphilitique ne contagionne jamais sa mère.

Quel est l'autre cas se rapportant encore à la syphilis, où la mère peut nourrir son propre enfant, malgré les apparences qui sembleraient devoir le lui interdire ?

C'est lorsque, évidemment syphilitique, elle a donné néanmoins naissance à un enfant indemne, parce que le nourrisson a été immunisé par son séjour dans l'organisme maternel (loi de Profeta).

Quelles sont, chez la mère, les conditions de santé générale à exiger pour un bon allaitement ?

Ce sont : une saine constitution ; une impressionnabilité modérée ; des fonctions normales et en particulier des digestions faciles ; l'absence de maladie chronique, surtout de tuberculose, même d'une simple prédisposition à cette infection bacillaire.

Du côté des seins, quelles sont les conditions tout aussi nécessaires que les précédentes ?

Ce sont : une conformation satisfaisante de l'organe et surtout du mamelon, c'est-à-dire des mamelles hémisphériques ou à peu près, parcourues de veines visibles ; des mamelons, assez saillants pour que l'enfant puisse les saisir aisément ; enfin et avant tout, la sécrétion d'un lait abondant et possédant les qualités normales de couleur et de consistance, ainsi qu'une valeur nutritive éprouvée, surtout lorsqu'elle peut être démontrée par un allaitement précédent.

Dans quels cas faut-il recourir à une nourrice ?

Lorsque la mère ne réunit pas les conditions générales et locales indiquées ci-dessus ; lorsqu'elle a produit un enfant chétif, auquel d'ailleurs le biberon ne saurait convenir.

Que faut-il constater chez une nourrice, avant de lui confier un enfant ?

Ces conditions essentielles : que sa santé est bonne, qu'elle ne présente ni tare tuberculeuse ni symptômes de syphilis, que ses seins sont normalement conformés : enfin que le lait possède les qualités voulues, autant d'éléments favorables qui feront bien augurer de l'allaitement, surtout s'il s'y ajoute ce fait que la femme a déjà nourri avec succès.

Quel est, dans l'allaitement naturel, le mode normal d'ingestion et de distribution du lait à l'enfant ?

C'est celui des *tétées*, c'est-à-dire des succions buccales exercées sur le mamelon, à l'aide desquelles le lait est introduit par déglutitions régulières, à certains moments, séparés par des repos sensiblement égaux.

Quelle doit être la durée de ces intervalles ?

Environ deux heures et demie, qui est le temps voulu pour la digestion de la ration ordinaire prise par l'enfant, intervalle qui cependant peut être réduit à deux heures ou être porté à trois, suivant la quantité présumée de lait ingéré.

Comment toutefois la femme arrivera-t-elle à concilier ces exigences avec la nécessité d'un repos suffisant ?

En suspendant les tétées à partir du milieu de la nuit, même plus tôt, et cela jusqu'au matin, privation que l'enfant bien portant supportera sans difficulté.

Par suite, comment pourront être réparties les tétées dans les vingt-quatre heures ?

Ainsi qu'il suit : pendant les premières semaines, à raison d'une tétée toutes les deux heures et demie environ, entre sept heures du matin et minuit; ensuite — tout en observant le même intervalle — en commençant par supprimer la dernière tétée ; puis, à partir du sixième mois, en retranchant encore la tétée de la fin de la journée, ce qui réduira à six le nombre des repas dans les 24 heures, et ce qui sera largement suffisant à cause de la plus grande quantité de lait absorbée par l'enfant.

Quel est le conseil à suivre relativement à la participation des seins aux diverses tétées, lorsque le lait est abondant ?

C'est celui de ne donner qu'un sein pour chaque tétée — par suite, les deux alternativement — pour laisser plus de temps aux glandes mammaires de parfaire la sécrétion.

Quelle est la durée d'une tétée lorsque l'ingestion est normale et sans arrêt ?

Quinze à vingt minutes, après lesquelles l'enfant se retire lui-même du sein, dans un état de demi-sommeil.

Quelle est, en moyenne, la quantité de lait ingérée par l'enfant pendant la tétée ?

C'est une quantité, nécessairement progressive, qui va, de quelques grammes les premiers jours, à soixante grammes au bout d'un mois; et arrivera au double à l'âge de six mois, pour se maintenir à ce chiffre de 120 grammes environ, jusqu'à la fin de l'allaitement.

Puisque le lait n'est aseptique que jusqu'au mamelon, comment préserver ce dernier des causes d'infection ?

En lui donnant une véritable toilette après chaque tétée, c'est-à-dire un nettoyage à l'eau bouillie chaude avec un tampon de coton hydrophile; puis en le recouvrant de plusieurs couches de gaze, maintenues par un carré de flanelle, qui resteront en place jusqu'à la tétée suivante.

Lorsque quelque anomalie met obstacle à la succion, comment utiliser, en faveur de l'enfant, une sécrétion satisfaisante des mamelles ?

En pratiquant les TÉTÉES ARTIFICIELLES, non à l'aide des téterelles, plus ou moins aspiratrices, proposées jusqu'ici, qui ne sauraient donner qu'une quantité très insuffisante de lait, mais par l'emploi de la *succi-pompe de Rohan,* composée d'un corps de pompe, d'un récipient pour le liquide, d'une cloche-ventouse pour le mamelon et d'un tube qui les relie.

A quelle particularité cet appareil doit-il sa supériorité ?

A un jeu de soupape qui, au moment où le piston arrive au bout de sa course, après avoir attiré le lait, fait pénétrer l'air dans les cavités de la pompe, et reproduit ainsi la manœuvre de la succion, permettant, par une série d'aspirations libres et distinctes, d'obtenir, moyennant de bonnes conditions glandulaires, jusqu'à 900 grammes de lait dans les vingt-quatre heures.

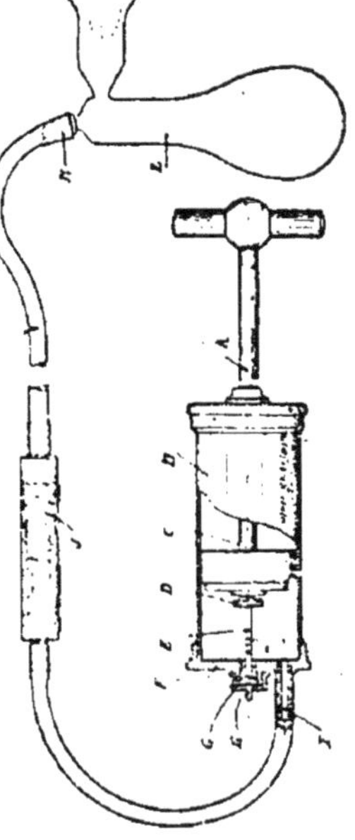

Fig. 54. — Succi-pompe de Rohan.

Que devient normalement le lait de femme arrivé dans l'estomac de l'enfant, par comparaison avec la digestion du lait de certains animaux ?

Il se prend, mais en petits caillots, très fins, formant un amas que les sucs digestifs pénétreront facilement, contrairement à ce qui se passe pour le lait de vache, par exemple, dont la coagulation donne lieu à un caillot massif, plus lentement attaquable, par suite d'une digestion quelquefois laborieuse.

Quels sont les accidents qui peuvent arrêter un allaitement commencé ?

Ce sont les abcès du sein, lorsqu'ils sont étendus et douloureux, et, en général, toute infection aiguë avec fièvre (infection puerpérale, diphtérie, fièvres éruptives, typhoïde...).

Quels sont les aliments qui, à un certain moment devront être donnés à l'enfant en plus du lait de femme?

Ce sont : à partir du sixième mois, des potages féculents à base de lait et en petite quantité : puis, dès les premiers mois de la deuxième année, des œufs, et des potages gras, même, mais un peu plus tard, du pain trempé dans du jus de viande.

A quel moment peut-on supprimer l'allaitement, c'est-à-dire sevrer l'enfant?

Vers l'âge de 18 mois, parfois un peu avant ou un peu après.

Y a-t-il pour cela quelques précautions à prendre?

Oui, quelques-unes, mais non indispensables, comme celles de remplacer le lait par un peu d'eau sucrée, de faire prendre à la femme un ou deux laxatifs, et d'exercer sur les mamelles une compression modérée, avec une plaque de coton et un bandage de corps.

*Qu'est-ce que l'***allaitement artificiel**?

C'est celui qui se pratique à l'aide d'un lait d'animal donné exclusivement, à défaut de lait de femme.

Quels sont les laits d'animaux qui peuvent servir à l'allaitement artificiel?

Ce sont : le lait d'ânesse, dont la composition se rapproche le plus de celui de la femme, mais qui a l'inconvénient d'être trop cher; le lait de chèvre, qui, contenant, avec autant de globules, moins de sucre et plus de caséïne, est, par là même, de digestion difficile ; le lait de vache enfin, le plus employé, dont la digestibilité est réellement satisfaisante, bien que la caséine y soit en plus forte proportion que dans le lait de femme.

Quel est le grave défaut de l'allaitement artificiel ?

C'est l'obligation de recueillir et de conserver le lait d'animal dans des vases, en vue des tétées successives, ce qui l'expose à s'altérer par des ferments et à devenir le véhicule de microbes pathogènes.

Comment arriver à supprimer ces causes nocives ?

En soumettant le lait à la stérilisation, opération dont les procédés sont au nombre de trois : la simple ébullition, le chauffage au bain-marie (procédé de Soxhlet) et le chauffage par l'autoclave.

Que penser de la stérilisation par la simple ébullition ?

Qu'elle est presque suffisante, lorsque le lait, trait depuis peu, porté à la température de l'ébullition, s'est maintenu à gros bouillons pendant au moins trois minutes, étant connu qu'il monte avant de commencer à bouillir réellement.

Quel est le moyen d'obtenir commodément la stérilisation au bain-marie ?

C'est l'emploi de *l'appareil de Soxhlet*, qui se compose d'un certain nombre de flacons de verre, hermétiquement fermés à l'aide de rondelles de caoutchouc, et contenant chacun une ration de lait fraîchement recueilli, flacons plongés eux-mêmes dans l'eau d'un récipient, qu'on chauffe à 100 degrés et dont on maintient l'ébullition pendant 45 minutes.

Quel est toutefois le procédé de stérilisation le plus sûr ?

C'est celui de l'autoclave, puisqu'il permet de chauffer le lait, jusqu'à près de 120 degrés sous pression, température qui, au bout d'un quart d'heure, a détruit les microbes et les spores.

Quelles sont cependant les objections à faire au procédé de l'autoclave ?

Ce sont : d'abord la nécessité d'un appareil spécial, non à la portée du plus grand nombre ; puis, l'excès même de la chaleur ainsi produite qui, en stérilisant le lait, le prive de certains éléments, mal déterminés, mais importants pour sa valeur nutritive, dont l'absence fait du liquide une sorte de produit de conserve.

A quel procédé de stérilisation donner alors la préférence ?

A celui de Soxhlet, lorsqu'on peut compter sur du lait trait depuis peu de temps et sur des manipulations irréprochables, conditions qui donnent des garanties suffisantes contre l'infection.

Comment faire prendre le lait à l'enfant, en cas d'allaitement artificiel ?

En recourant au *biberon*, appareil bien connu, qui se compose, à l'état de simplicité, d'une bouteille fermée par une tétine, qu'on introduira dans la bouche du petit être, pour qu'il puisse y opérer la succion, en ayant soin de relever progressivement le récipient afin d'en tenir la partie qui touche la tétine toujours remplie de liquide.

Quelle est ici la précaution rigoureuse à observer préalablement ?

C'est celle de stériliser ce flacon et cette tétine par une ébullition suffisante avant chaque tétée, condition qui ne serait pas nécessaire si on retirait l'un et l'autre de l'appareil de Soxhlet.

Comment, dans les premiers mois de l'allaitement par le lait de vache, en favoriser la digestibilité ?

En le diluant d'une façon régulière et décroissante ;

ainsi, en le coupant par moitié d'eau de source, bouillie et légèrement sucrée pendant le premier mois, puis seulement par tiers le mois suivant, enfin par quart pendant le troisième mois, après lequel il sera donné pur.

Quelles sont les autres règles qui doivent diriger l'allaitement artificiel ?

Ce sont, en ce qui concerne les intervalles des tétées au biberon, leur nombre et la quantité convenable de lait, à peu près celles de l'allaitement par la mère ou la nourrice.

*Qu'est-ce que l'***allaitement mixte** ?

C'est l'association des allaitements naturel et artificiel.

Dans quel cas devient-il une nécessité ?

Lorsque le lait de la mère ou de la nourrice vient à diminuer de quantité et qu'en même temps le poids du nourrisson a cessé d'augmenter.

Quels sont ses inconvénients ?

Ce sont ceux d'exposer l'enfant à une suralimentation, fâcheuse pour la fonction digestive, et la mère à une diminution importante de la sécrétion mammaire.

Quel est le plus sûr **moyen de contrôle des effets nutritifs de l'allaitement**, *qu'il soit naturel ou artificiel ?*

C'est le pesage de l'enfant tous les huit jours, en se rappelant que le nouveau né, après avoir perdu 200 à 300 grammes pendant les premiers jours, doit augmenter de 25 à 30 grammes par jour jusqu'à la fin des deux ou trois premiers mois, après lesquels le progrès va en diminuant, jusqu'à n'être plus que de 10 grammes par vingt-quatre heures à la fin de la première année, décroissance qu'on peut ainsi formuler : 25 grammes pendant le premier trimestre ; 20 grammes pendant le second ; 15 grammes pendant le troisième trimestre et 10 grammes pendant le dernier, cela comme indications approximatives.

Quelles sont les autres preuves infantiles du succès de l'allaitement ?

Ce sont : un teint rosé, des chairs fermes, un sommeil calme, des selles jaunes au nombre de trois ou quatre par jour, une sécrétion urinaire assez abondante, avec émission vers la fin de chaque sommeil.

A quels signes se reconnaitra une insuffisance de nutrition chez le nourrisson ?

Aux caractères opposés ; ainsi : une progression de poids faible ou nulle, un teint plus ou moins pâle, des chairs flasques, un sommeil léger ou entrecoupé, des selles souvent verdâtres et des urines peu abondantes, troubles graves auxquels peut s'ajouter le phénomène remarquable du *chevauchement des pariétaux*, le long de la suture sagittale, probablement dû à une certaine résorption du liquide céphalo-rachidien.

7° ACCIDENTS MAMMAIRES DE L'ALLAITEMENT

Quels sont les plus souvent observés ?

Ce sont : les gerçures et crevasses du mamelon, la lymphangite et les abcès du sein.

Qu'appelle-t-on **gerçures** *ou* **crevasses** *du mamelon ?*

On désigne ainsi une plaie de la peau du mamelon,

en forme de fente plus ou moins allongée, déterminée par la succion de l'enfant.

Quelles sont les causes qui les favorisent ?

Ce sont : la finesse de la peau, l'insuffisance de saillie et surtout d'extensibilité du mamelon, enfin le défaut de propreté.

La crevasse produite, que deviendra-t-elle ?

Elle se réparera promptement, si la plaie est petite et superficielle ; mais aussi, elle pourra persister, si une succion, rendue énergique et nécessairement traumatique par insuffisance de sécrétion lactée, vient empêcher le travail cicatriciel, ou si celui-ci est enrayé par l'infection mammaire.

Quelles sont les complications possibles des gerçures du mamelon ?

Ce sont : d'abord la douleur provoquée par la succion, parfois vive au point d'entraver la sécrétion, même d'imposer la suppression de l'allaitement ; enfin et surtout, l'infection de la plaie, génératrice de lymphangite et d'abcès.

Dès l'apparition de la petite plaie mamelonnaire que faut-il prescrire ?

La protection du mamelon contre tout contact infectant, par l'application constante de plusieurs couches de gaze aseptique ; avant la tétée, un nettoiement aussi complet que possible des lèvres et de la bouche de l'enfant, suivi d'une toilette sérieuse du mamelon et de l'aréole ; immédiatement après, un lavage de la petite plaie ainsi que du mamelon, avec une boulette de coton trempée dans l'eau oxygénée à 12 volumes étendue de moitié d'eau bouillie, bien préférable à la solution, même faible, de sublimé, à cause du danger d'intoxication pour l'enfant.

En cas de vive douleur au moment de la succion, qu'y aurait-il à conseiller ?

L'usage de la *téterelle*, c'est-à-dire d'un bout de sein protecteur, en caoutchouc, qu'on applique sur le mamelon après l'avoir désinfecté par l'ébullition, cela immédiatement avant chaque tétée, et à travers lequel l'enfant opèrera la succion, procédé toutefois peu satisfaisant, parce qu'il rend difficile l'arrivée du lait, et qu'il peut, pour ce motif, en diminuer la sécrétion.

Lorsque les gerçures sont trop douloureuses et sont devenues une véritable complication, que sera-t-il permis d'essayer ?

Le repos du mamelon, par la suspension de la succion du côté malade, cela pendant un ou deux jours ; et l'application d'un bandage compressif sur le sein : conditions qui exposent toutefois à un amoindrissement de la sécrétion.

Qu'appelle-t-on **lymphangite des mamelles** ?

On désigne ainsi l'infection du réseau lymphatique mammaire, consécutive à celle des plaies du mamelon.

A quelles réactions locale et générale donne-t-elle lieu ?

A une rougeur diffuse de la peau du sein, avec tuméfaction et vive sensibilité à la pression : en même temps, à une poussée fébrile — précédée d'un frisson initial — pouvant aller à 39°, même 40° de chaleur, hyperthermie dont on peut toutefois prévoir la prompte et définitive disparition.

Comment se terminera cette lymphangite mammaire ?

Tantôt par le retour à l'état normal ; tantôt par la localisation de l'infection sur un point et la formation d'un abcès.

En quoi une fièvre par lymphangite du sein se distinguera-t-elle d'un début d'infection puerpérale ?

En ce que cette fièvre, de cause locale, ne s'observe guère avant la deuxième semaine après l'accouchement ; que la défervescence se produit ici du jour au lendemain ; et que cet accident mammaire ne saurait s'accompager de phénomènes abdominaux.

Quelle est la conduite à suivre en présence d'une lymphangite mammaire ?

Il faut : sans retard, faire sur le sein des applications de couches de tarlatane, imbibées d'eau bouillie chaude et recouvertes d'une large plaque de taffetas gommé souple ; en même temps, soigner le mamelon par des lavages à l'eau oxygénée à moitié ; enfin prescrire quand même la continuation de l'allaitement, à moins de persistance des phénomènes locaux et généraux, auquel cas, on essaierait une suspension des tétées pendant un ou deux jours — décision toujours regrettable — pour en arriver, s'il y a nécessité, à la suppression totale du fonctionnement de la glande.

En cas **d'abcès du sein** *quel sera le parti à prendre ?*

Ce sera celui d'inciser suffisamment le foyer, d'en drainer la cavité et d'y pratiquer des lavages avec l'eau oxygénée à 12 volumes dédoublée, ou encore avec l'eau phéniquée à 2 0/0.

Quelle est toutefois la précaution à observer ici, en ce qui concerne la direction de toute incision ?

C'est celle de la faire suivant l'axe du mamelon,

dans le but de respecter le plus possible les canaux galactophores ; incision que devrait remplacer, pour ce même motif, suivant le conseil de Pinard, une simple ponction évacuatrice, suivie des mêmes lavages, mais cela seulement lorsque l'abcès est peu étendu.

CHAPITRE II

INFECTIONS PUERPÉRALES

Quels sont les accidents ainsi désignés ?

Ce sont des lésions infectieuses, générales ou locales, observées après l'accouchement et dues à la pénétration, dans l'organisme maternel, de microbes, surtout de streptocoques ou de leurs toxines, venus du dehors par les voies génitales.

Quels sont les véhicules de ces agents infectieux ?

Ce sont : les linges, les canules, les mains et les instruments non aseptisés, plus ou moins en contact avec la vulve, le vagin ou la cavité utérine.

Quelles sont ensuite les surfaces d'absorption ou de fixation offertes à ces germes nocifs ?

Ce sont : les plaies de l'orifice utérin et du périnée ; la face interne de la cavité utérine, mise à nu par le décollement des membranes ; la plaie placentaire surtout, très favorable aux proliférations microbiennes ; points de départ de lymphatiques et de veines qui sont autant de voies de transport, capables elles-mêmes de participer à l'infection.

La seule pénétration des germes produit-elle fatalement l'infection ?

Non, car ici, comme toujours, il faut le concours de dispositions individuelles, ou de troubles sérieux et persistants de l'organisme, comme l'albuminurie, l'anémie à la suite d'abondantes hémorragies, l'éclampsie.

Quel est, après l'accouchement, le signe révélateur d'un début d'infection ?

C'est l'hyperthermie, bien que l'infection, ainsi accusée par la fièvre, puisse n'être que bénigne.

Pourquoi ce signe est-il précieux ?

Parce que, à la fois précoce et certain, il permet d'agir promptement, condition essentielle du succès.

L'infection ayant commencé aux plaies génitales, quel pourra être son champ d'envahissement ?

Ce sera : tantôt le péritoine en totalité, ou, par exception, l'organisme tout entier ; tantôt quelque organe seulement de la région utérine : d'où deux modes principaux d'infection puerpérale : l'infection généralisée et l'infection localisée, celle-ci, utérine, péri-utérine ou phlébitique.

Quels sont, par suite, les noms à donner aux deux premières et grandes infections ?

Ce sont ceux de péritonite généralisée et de septicémie.

Que feront prévoir de malheureux ces deux envahissements ?

Une marche rapide et une issue presque toujours fatale, malgré la plus prompte et la plus énergique médication, surtout en cas d'épidémicité.

Toutefois quel est le progrès incomparable qui est venu supprimer presque complètement l'infection puerpérale ?

C'est l'application à l'obstétrique de l'asepsie et de l'antisepsie préventives, depuis les mémorables découvertes et travaux de Pasteur, Doleris et Widal.

1° PÉRITONITE GÉNÉRALISÉE

A quel moment du post-partum la voit-on apparaître ?

Ordinairement de bonne heure, du deuxième au quatrième jour après l'accouchement, très rarement au delà du dixième.

Quels en sont les symptômes caractéristiques ?

Ce sont : après un frisson quelquefois violent, une fièvre intense, avec chaleur et fréquence de pouls rapidement croissantes, l'une pouvant dépasser vite 39°, l'autre 100 pulsations ; des rémissions matinales pendant les premiers jours, pour la température, mais non pour le pouls, qui, petit, serré (pouls péritonéal), reste accéléré ; puis bientôt, des vomissements, la soif, l'inappétence et un malaise profond ; tout cela accompagné de ballonnement intestinal et d'une douleur de ventre très vive, qu'exaspèrent la pression, la toux et les mouvements.

Qu'observe-t-on ensuite lorsque le mal va en s'aggravant de plus en plus ?

Une hyperthermie, qui peut atteindre 40° et 41°, une fréquence extrême du pouls, l'altération des traits du visage, le hoquet, le ballonnement du ventre, la diarrhée, une atténuation trompeuse de la douleur abdominale, enfin la stupeur, les contractions fibrillaires de la face et le délire, précurseurs de la mort.

Comment se comportent les lochies et la lactation ?

Les lochies deviennent souvent fétides, puis se suppriment ; quant à la sécrétion du lait, elle ne tarde pas à s'arrêter.

Quelles sont les circonstances qui diminuent sensiblement la gravité de la péritonite puerpérale ?

Ce sont : une invasion tardive, comme, par exception, après le sixième ou le huitième jour ; une fièvre modérée ; un affaissement peu prononcé du sujet ; une douleur abdominale limitée ; enfin la non épidémicité du cas observé.

Quels sont les états fébriles qui pourraient simuler une fièvre puerpérale à son début ?

Ce sont : une *infection grippale,* ayant commencé à se montrer avant l'accouchement, circonstance qui serait alors caractéristique ; une *fièvre typhoïde,* que révèlerait, au besoin, le séro-diagnostic ; une *lymphangite mammaire,* surtout reconnaissable à ses signes locaux ; enfin une *phlébite fémorale* (phlegmatia alba dolens), lorsque, par exception, elle a apparu de bonne heure, infection que dénoncent des symptômes spéciaux et évidents.

Quelles sont les souffrances abdominales qui pourraient faire croire à un début de péritonite ?

Ce sont : *l'endolorissement de l'utérus,* consécutif à un travail long et pénible, qui ne saurait persister au delà d'un temps fort court ; la *sensibilité diffuse du ventre,* parfois accompagnée d'excitation fébrile, que peut déterminer la seule *constipation ;* même la douleur, latérale et inférieure, d'une *appendicite subaiguë,* dont la localisation intestinale sera reconnue toutefois sans trop de difficulté.

Quelle est la conduite à suivre en cas de péritonite généralisée ?

C'est celle qui sera exposée plus loin.

2° SEPTICÉMIE

Quelle idée doit-on se faire de la septicémie puerpérale ?

Celle d'une infection microbienne, hyperthermique, de l'organisme tout entier, mais sans localisation abdominale, bien que, exceptionnellement, celle-ci puisse s'y ajouter en cours d'évolution.

Qu'offre-t-elle à constater ?

Les plus graves symptômes, tels que : une fièvre rapidement extrême (40° à 41°), qui éclate le lendemain ou le surlendemain de l'accouchement, avec pouls irrégulier et très fréquent, face pâle, livide, puis cyanosée ; des urines rares et de la dyspnée, tout cela promptement suivi d'un délire précurseur de la mort.

Que démontre, en conséquence, l'exploration de l'abdomen dans presque tous les cas ?

L'absence de douleur à la palpation ainsi que de ballonnement intestinal, ce qui indique le défaut de participation du péritoine à l'infection, fait confirmé d'ailleurs par les constatations d'autopsie.

Quelle est la forme de septicémie puerpérale qu'il est arrivé d'observer, mais encore plus rarement que la précédente ?

C'est une septicémie à invasion presque tardive et à marche lente, qui, par suite, a le temps de déterminer des infections locales dans divers tissus et dans les viscères (foie, poumons), sous forme d'abcès multiples, ordinairement suivis de mort.

3° TRAITEMENT DE L'INFECTION PUERPÉRALE

Quelles sont les médications que comprend ce traitement ?

Ce sont : la médication générale, qui s'adresse à l'intoxication de l'organisme et la médication locale, qui vise surtout l'utérus, à titre d'organe d'introduction ainsi que de foyer de microbes et de leurs toxines.

Que faut-il savoir, au sujet du moment opportun d'une médication utérine radicale, destinée à supprimer le point de départ d'une infection générale ?

Qu'on doit y renoncer totalement au bout de quatre ou cinq jours d'infection, parce que, après ce délai, les agents infectieux ont dépassé l'organe, et les tissus, nouvellement envahis, sont hors d'atteinte.

Quelles sont les indications à remplir par le traitement général ?

Ce sont les suivantes : soutenir la résistance du sujet, favoriser l'élimination des toxines, diminuer l'hyperthermie, enfin détruire, si faire se peut, les streptocoques disséminés dans l'organisme.

Comment maintenir les forces de la femme ?

En les stimulant par des injections hypodermiques de caféine, d'éther, des inhalations d'oxygène, du Champagne frappé, surtout en cas de vomissements ; enfin, particulièrement après une hémorragie très abondante, par les injections sous-cutanées de sérum salé, à la dose de 250 à 500 grammes au plus, pour ne pas surmener les reins.

Quelle est la médication de défense pour l'organisme, qui a été récemment préconisée comme activant l'action phagocytaire, et appliquée, dans ce but, à l'infection puerpérale ?

C'est celle qui consiste en injections intra-veineuses de collargol, à 1/100 (Bonnaire et Jeannin), une tous les deux jours, de 10 à 15 centimètres cubes, dans le lieu et par l'incision de la saignée, auxquelles on ajouterait, pour plus d'efficacité, deux piqûres intra-musculaires, matin et soir, avec 10 centimètres cubes d'électrargol.

Quel est l'aliment à prescrire, qui sera, en même temps, un puissant moyen d'élimination des toxines ?

C'est le lait, donné abondamment et relevé par quelques gouttes de rhum, de cognac, ou de kirsch.

Quel emprunt pourrait-on faire ici à l'hydrothérapie, comme dans les grandes pyrexies ?

C'est le bain froid (18 à 20°), de la durée de 12 à 15 minutes, donné toutes les trois heures jusqu'à abaissement de la température fébrile à 38°.

Quel est enfin l'antitoxique auquel on doit avoir recours ?

C'est le *sérum antistreptococcique* de Marmorek, en injections sous-cutanées dans la fesse, à la dose de 40 centimètres cubes, matin et soir, pendant trois jours, comme on le fait à la Clinique Baudelocque, lequel d'ailleurs y est employé, à titre préventif, à moitié dose, chez toute femme ayant déjà de la fièvre pendant le travail, ainsi que en cas de rupture prématurée des membranes ou de fœtus mort, resté dans l'utérus.

Quels sont les procédés de désinfection utérine réellement efficaces ?

Ce sont : de simples injections intra-utérines ; l'irrigation continue ou les grands lavages de la cavité ; enfin le curettage utérin, interventions qui constituent comme une gamme croissante, à parcourir au fur et à mesure de la nécessité (Pinard).

Quels sont les liquides à préférer en cas d'injections intra-utérines ?

Ce sont : — comme solutions non toxiques, et seules permises dans l'utérus — celles de permanganate de potasse ou d'aniodol, mieux encore la solution iodée, qui se retrouveront, avec leur dosage spécial, à propos des agents et moyens divers, servant à réaliser l'antisepsie obstétricale.

Quelle est la température fébrile qui commandera une première injection intra-utérine ?

C'est celle de 38 degrés, indice positif d'infection, au moins utérine.

Faut-il s'arrêter là ?

Oui, si après avoir attendu six heures, on constate le retour de la température normale ; non, si la chaleur n'est que peu abaissée ; et alors on devra recourir à une nouvelle injection, après laquelle, en cas d'insuccès, on pourrait recourir à l'irrigation continue de la cavité utérine, avec l'eau bouillie chaude simplement, ou naphtolée (0,50/1000), selon le conseil de Pinard et Varnier, que quelques accoucheurs remplacent par des injections de 10 à 12 litres de liquide, renouvelées trois fois par jour, grands courants détersifs qui peuvent donner lieu à de remarquables abaissements de température, mais dont il est prudent de ne faire qu'un court essai, de 24 heures par exemple, afin d'en arriver, en temps utile, au curettage instrumental de l'utérus, dont la technique se rattache au chapitre de l'antisepsie obstétricale.

Quels sont les accidents possibles de toute injection ou irrigation intra-utérines, dont il faut tenir compte ?

Ce sont : en plus d'une lésion, plus ou moins importante, de la paroi utérine, par introduction maladroite de la sonde, les phénomènes inexplicables, chez la femme, d'un sérieux désordre d'innervation, tels que l'oppression, des frissons et jusqu'à une perte de connaissance ou des convulsions, d'où l'obligation de pénétrer dans l'organe avec la plus grande douceur et d'éviter la pression du liquide injecté.

Quelles sont les indications cliniques du curettage intra-utérin ?

Ce sont : la persistance des signes graves d'infection fébrile, après de rapides essais de désinfection de la muqueuse utérine; particulièrement cette même persistance, lorsqu'il s'y ajoute la constatation de lochies épaisses et fétides, par rétention de quelque débris ovulaire.

Qu'observe-t-on ordinairement de satisfaisant, après un curettage utérin ?

Une défervescence progressive, traversée toutefois, dans quelques cas, par de courtes réascensions thermométriques, même avec frissons, après lesquelles la marche se poursuit vers le bien.

En cas de douleur vive sous-ombilicale, même plus étendue, de l'abdomen, quel est le puissant moyen d'apaisement à prescrire localement ?

C'est la glace, appliquée sur le ventre, d'une manière

continue, à travers une couche de flanelle, pour prévenir la congélation des tissus.

Quelles sont maintenant les interventions chirurgicales, des plus graves, qui ont été proposées contre la péritonite généralisée ?

Ce sont : le lavage du péritoine, à la faveur d'une incision laparotomique, entreprise hardie sans succès possible, à cause de l'étendue et de la profondeur des tissus envahis ; le drainage de la cavité pelvienne, devenue réceptacle de liquide septique et foyer de réinfection, cela grâce à deux gros tubes introduits jusque dans le cul-de-sac de Douglas, l'un par une boutonnière sus-pubienne, l'autre par une incision vaginale, issues bien insuffisantes, surtout en raison des anfractuosités du revêtement péritonéal.

Qu'appelle-t-on ici abcès de fixation ?

On désigne ainsi une médication, imaginée par Fochier, qui a pour objet de dériver en quelque sorte le processus de l'infection puerpérale, en provoquant des abcès superficiels, à l'aide d'injections sous-cutanées d'essence de térébenthine, médication qui n'a pas encore donné des résultats assez probants pour pouvoir être particulièrement recommandée.

4° INFECTIONS UTÉRINES ET PÉRI-UTÉRINES

Quelles sont les principales de ces localisations infectieuses ?

Ce sont : la métrite, le phlegmon des ligaments larges et celui du cul-de-sac rétro-utérin.

Quelle est la particularité de leur date d'invasion ?

C'est celle de n'apparaître que plusieurs semaines

après l'accouchement, ce qui les a fait appeler des accidents tardifs.

Que penser de leur gravité ?

Qu'elle est bien moindre que celle des infections péritonéales ou septicémiques, parce que la lésion est restreinte et accessible, bien qu'elle puisse, par exception, engendrer des suites malheureuses.

A quels signes reconnaître la **métrite** ?

A une douleur seulement sous-ombilicale, assez vive, continue, exaspérée par la pression, accompagnée d'une légère fièvre (au plus 39°), sans frisson initial.

Comment se termine-t-elle ?

D'ordinaire par la guérison, lorsqu'elle est bien traitée, quelquefois par le passage à l'état chronique.

Qu'est-ce qui caractérise le **phlegmon des ligaments larges** ?

C'est, avec une intensité de réaction considérable, l'apparition d'une tumeur hypogastrique, latérale, ordinairement à gauche, facile à constater.

Quelles en sont les suites ?

Ce sont : tantôt la résolution — toujours lente — de l'infiltration phlegmoneuse ; tantôt sa transformation en un abcès, qui peut s'ouvrir dans une des cavités voisines, même dans le péritoine, où un tel épanchement ne saurait être que mortel.

Comment se révèle le **phlegmon rétro-utérin** ?

Par la présence, au toucher vaginal, d'une tuméfaction située au-dessus du cul-de-sac postérieur, accompagnée de fièvre intense, avec frisson initial, comme dans le phlegmon latéral.

Que devient cette tumeur ?

Elle peut disparaître spontanément ou se transformer en poche purulente, qui, elle, se videra dans une cavité voisine, si une incision, un curettage et un drainage de la poche ne viennent mettre fin à la suppuration et prévenir certains risques redoutables d'évacuation dans la cavité péritonéale, intervention qui pourra également avoir à s'appliquer au cas d'abcès latéro-utérin.

Mais, avant la transformation en tumeur ou abcès, que faut-il opposer à ces localisations phlegmoneuses ?

Tout d'abord, — dans ces cas, comme du reste, dans celui de métrite — et cela sans tarder, la désinfection utérine par les moyens signalés à propos de l'antisepsie obstétricale ; au besoin, le froid continu appliqué sur l'abdomen, si la douleur locale y est intense.

5° PHLÉBITE DES MEMBRES INFÉRIEURS.

Quelle idée doit-on se faire de cette complication, appelée aussi PHLEGMATIA ALBA DOLENS ?

Celle d'une infection microbienne, endothéliale, de la veine fémorale de l'un ou des deux membres inférieurs, due à la propagation d'une phlébite, successivement utérine et pelvienne, favorisée elle-même par une cause pertubatrice, telle qu'un trouble intestinal ou un refroidissement.

Quel en est l'effet au dedans du vaisseau ?

C'est la formation de caillots obstructeurs, qui, gênant ou arrêtant la circulation de retour, donnent lieu à un œdème douloureux.

A quel moment du post-partum se déclare cette phlébite ?

Généralement vers le quinzième jour après l'accouchement, quelquefois plus tard.

Quel en est le premier indice révélateur dans l'état général de la femme ?

C'est une fréquence du pouls, à 90, 100 pulsations et davantage, avec une légère hyperthermie, d'un degré au plus ; constatations significatives, lorsqu'il n'existe aucun symptôme d'infection métritique ou péri-utérine.

A quelle cause a-t-on attribué cette faible excitation fébrile, prélude de la phlébite dont il s'agit ?

A un premier degré d'extension de la phlébite utérine aux veines du bassin, phlébite pelvienne, latente encore, en attendant la propagation aux veines fémorales.

Qu'observe-t-on ensuite comme symptômes caractéristiques ?

Une tuméfaction œdémateuse, avec lourdeur du membre envahi, où se constate la décoloration de la peau, ainsi qu'une chaleur manifeste et constante (Pinard), où, de plus, la femme accuse une douleur, parfois intense, siégeant particulièrement au mollet; enfin, une induratien marquée des veines superficielles (saphènes); tout cela avec persistance de la fréquence de pouls et de la légère élévation de la température générale, celle-ci disparaissant à un certain moment et laissant après elle la tachycardie.

Que se produit-il dans les veines ainsi atteintes ?

D'abord la formation et l'adhérence de caillots sanguins aux parois; puis l'obstruction de ces mêmes vaisseaux; enfin l'atrophie des cordons hématiques, en même temps que s'établit une circulation veineuse supplémentaire, grâce à l'élargissement des branches collatérales.

Quel est le risque effrayant que comporte la phlegmatia alba dolens ?

C'est celui d'une désagrégation de quelque caillot, avec fragment entraîné, par le courant circulatoire, jusque dans l'artère pulmonaire, même dans le cerveau, d'où mort subite de la femme par embolie.

Quelle est, en vue d'une telle possibilité, la précaution que doit prendre l'accoucheur ?

C'est celle de s'abstenir de pressions manuelles sur les cordons veineux.

Quelle est, pour le même motif, l'obligation qui s'impose à la femme ?

C'est l'immobilisation, non seulement du membre, qui sera placé dans une gouttière matelassée, mais du corps tout entier, avec interdiction pour l'accouchée de s'asseoir, même de se tourner dans le lit.

Combien de temps devra durer cette suppression de tout mouvement ?

D'abord tant que persistera la chaleur fébrile même légère, et un mois encore après sa disparition — sans aller toutefois au delà — dans le but d'éviter les raideurs articulaires et les atrophies musculaires (Pinard).

Quelle est la médication locale résolutive à conseiller ici ?

C'est un enveloppement humide du membre, au moyen de compresses imbibées d'une solution saturée de chlorhydrate d'ammoniaque, qui, au bout de quelques jours, fera apparaître de petites pustules, indices d'activité circulatoire, suffisants pour s'en tenir ensuite à un simple enveloppement ouaté (Pinard).

Quelle sera l'hygiène d'une phlébitique ?

Ce sera celle qui assurera le calme et la conservation des forces par l'alimentation, sans qu'il soit besoin d'arrêter l'allaitement commencé.

Quels sont les soins et précautions applicables à la convalescence ?

Ce sont : l'abstention de mouvements brusques et violents, causes d'ébranlement ; des massages légers, en évitant les cordons veineux ; l'usage d'un bas élastique ; enfin, l'emploi d'une eau thermale résolutive (Plombières, Bagnoles de l'Orne).

ANTISEPSIE OBSTÉTRICALE

Qu'appelle-t-on de ce nom ?

On désigne ainsi l'ensemble des méthodes et procédés de préservation et de défense contre l'infection génitale, qui sont applicables à la femme pendant l'état puerpéral, surtout après l'accouchement.

Pourquoi les accouchées sont elles exposées à cette infection ?

Parce que les troubles fonctionnels du gravidisme (affaiblissement, éliminations ralenties...) ont diminué la résistance des tissus à l'intoxication, et que, à un certain moment, la femme présentera de larges surfaces de pénétration (plaie placentaire, déchirures) aux microbes infectants venus du dehors.

Quelle est la conclusion pratique à tirer du fait de ces conditions si défavorables ?

C'est qu'on ne saurait assez écarter, chez une puerpérale, les causes d'infection qui peuvent atteindre ces lésions inévitables.

Sur quoi, en dehors des organes génitaux, doit porter cette désinfection préventive ?

Sur les mains de l'accoucheur, ses vêtements, les instruments dont il doit se servir, les objets de pansement, le linge de corps de la femme, la literie, sans aller toutefois jusqu'à proscrire les rideaux, tentures et tapis de la chambre où doit se passer l'accouchement.

Pour quels motifs la **désinfection des mains** *est-elle de nécessité absolue ?*

Parce que les mains sont, pour l'accoucheur, des instruments d'exploration profonde et d'intervention opératoire : puis qu'aucune partie n'est plus exposée à se charger de poussières et de germes septiques.

Comment obtient-on cette désinfection manuelle ?

Par un savonnage, un brossage rigoureux, puis un lavage avec la solution de sublimé à 1/1000, précédés d'un curage complet et d'un brossage rude des sillons unguéaux, nettoyage qu'on prolongera sur tout l'avant-bras.

Cette désinfection, à peu près suffisante, ne pouvant être absolue, qu'a-t-on proposé pour y suppléer ?

L'usage de minces gants de caouthouc, stérilisés soit à l'autoclave, soit par simple ébullition, dont on pourra d'ailleurs, en cours d'emploi, entretenir l'asepsie par des lavages savonneux, comme on le ferait pour les mains nues.

En fait de vêtements, quelle est la règle qui s'impose à l'accoucheur ?

C'est celle de ne porter auprès de la parturiente que des vêtements parfaitement propres et brossés, mieux encore de les remplacer par une blouse de toile d'une rigoureuse propreté.

Comment désinfecter les instruments, tels que ciseaux, sonde uréthrale, tube laryngien et autres, de la trousse obstétricale ?

Par l'immersion, pendant quinze à vingt minutes, dans de l'eau en ébullition, additionnée de carbonate de soude (1 à 2 pour 100), qui porte la chaleur du liquide à 104° ; mieux encore par l'étuve sèche de Poupinel, et non le flambage, qui émousse les tranchants et détrempe l'acier.

Quelles sont les **solutions antiseptiques** *à employer pour obtenir la désinfection des voies génitales ?*

Ce sont : pour la vulve et ses alentours — en lavages précédés d'un savonnage à l'eau bouillie — la solution chaude de sublimé à 1/1000 ; pour le vagin — alors en injections — la solution de sublimé à 1/400 seulement, mieux encore celle de biiodure dans les mêmes proportions, moins toxique que la précédente ; pour l'utérus — en injection cavitaire — la solution d'aniodol à 1/4000, ou de permanganate de potasse à 0,50/1000 l'une et l'autre dépourvues de toxicité, surtout la solution iodée, dont la formule sera donnée ci-après.

Dans quels cas faudrait-il redouter l'absorption du sublimé, même lorsqu'il s'agit de simples lavages du vagin et de la vulve ?

Lorsqu'il existe des plaies étendues dans ces parties

du conduit génital; ou chez les femmes albuminuriques, même seulement affaiblies.

Quelle est la solution iodée à recommander pour injection intra-utérine ?

C'est la suivante, portée à 48° :

Iode métallique.	3 gr.
Iodure de potassium	6 —
Eau stérilisée bouillie	1 litre

dont on fera passer deux litres chaque fois dans l'utérus, par exemple après un décollement artificiel, même une simple extraction du placenta, etc. en général lorsqu'il faut aseptiser la muqueuse utérine sans la détruire.

Quelle est la canule à employer pour **l'injection intra-utérine** ?

C'est nécessairement une canule tubulaire, de courbure convenable, permettant le facile retour du liquide injecté, telle que la sonde de Tarnier, celle-ci plate, en verre ou en métal, d'un nettoiement facile.

Quelles sont les conditions essentielles que comporte une injection intra-utérine ?

Ce sont ; l'asepsie rigoureuse du tube, de la canule et des mains de l'accoucheur; l'introduction préalable, jusque dans le col utérin, de deux doigts-guides, sur lesquels glissera la canule, celle-ci amenant le tube, l'une et l'autre ayant été remplis de liquide et privés d'air ; une pénétration douce de la canule jusqu'au fond de l'utérus, suivant une direction presque verticale ; une faible élévation du bock, au plus à 30 centimètres au-dessus du plan du lit ; enfin, l'emploi, chaque fois, de deux litres de la solution antiseptique.

Quels sont les temps opératoires du **curettage utérin** ?

Ce sont successivement : — la femme étant en position obstétricale, non ou faiblement anesthésiée, et une fois prises les précautions de la plus rigoureuse antisepsie — tout d'abord l'abaissement du col utérin jusqu'à la vulve, à l'aide d'une pince de Museux, qui l'attirera lentement en bas et permettra à un aide de le maintenir à ce niveau ; ensuite — précédée d'un premier lavage intra-utérin — la manœuvre elle-même du curettage, qui consiste dans l'introduction, jusqu'au fond de la cavité utérine, d'une grande curette, avec laquelle on racle, successivement et de haut en bas, ce fond, les angles supérieurs, les deux faces et les bords, cela avec douceur, sans rudesse, jusqu'à produire le cri utérin, ce qui sera suivi d'un deuxième lavage destiné à achever le nettoyage ; enfin, un écouvillonnage complet de la cavité, avec un tampon de coton imbibé de solution d'acide phénique à 5 pour 100 ou de teinture d'iode, après lequel une mèche de gaze iodoformée sera introduite dans l'organe, pour n'être retirée qu'au bout de vingt-quatre heures.

CHAPITRE III

PATHOLOGIE DU NOUVEAU-NÉ

Quelle est la première distinction pathogénique à faire parmi les états anormaux observés chez le nouveau-né ?

C'est celle en malformations congénitales, constatées à la naissance, et lésions ou troubles accidentels survenus peu après.

1° MALFORMATIONS CONGÉNITALES

Quelles sont les plus graves parmi celles qui réclameront l'assistance de l'accoucheur ?

Ce sont : le **bec de lièvre compliqué**, ainsi appelé parce que la fente, au lieu de se limiter à la lèvre supérieure, comme dans les cas simples, se prolonge plus ou moins sur la voûte palatine, et empêche, par suite, la succion, ce qui oblige à verser dans la bouche de l'enfant, soit le lait de femme obtenu par les tétées artificielles, soit du lait d'animal ; l'**imperforation du rectum**, que fera redouter — sans la dénoncer, la simple occlusion de l'anus étant possible — la non expulsion du méconium dans les vingt-quatre heures après la naissance, grave suppression qui nécessitera d'urgence l'ouverture de l'ampoule rectale par une incision profonde, et, après l'évacuation du contenu, la suture des bords de la boutonnière intestinale avec ceux des téguments ; le **spina béfida**, hernie dorso-vertébrale d'une partie du cordon médullaire, dont il faudra protéger la saillie, très vulnérable, à l'aide d'une sorte de cuirasse, limitée à la tumeur, en attendant l'intervention chirurgicale, si elle est à tenter.

Quelles sont les anomalies fœtales, bien moins fâcheuses, qui néanmoins peuvent réclamer promptement une décision chirurgicale ?

Ce sont : une simple **imperforation de l'anus**, justiciable d'une incision de l'opercule membraneux ; une **hernie**, ombilicale, inguinale ou crurale, qu'il est nécessaire de contenir par un bandage approprié jusqu'au moment de l'occlusion opératoire ; une **hydrocèle testiculaire**, qu'on ponctionnera si elle est trop volumineuse, mais qu'on respectera si elle est peu prononcée, parce qu'on peut compter alors sur une disparition spontanée ; enfin un **frein sous-lingual trop prolongé**, qu'il est utile de sectionner.

Quelles sont les autres malformations qui peuvent attendre ?

Ce sont : le bec de lièvre simple, le pied-bot, les nœvi... etc...

2° LÉSIONS ET TROUBLES ACCIDENTELS

Quels sont les principaux de ces désordres patholo-

giques, constatés parfois pendant les premiers jours de la vie infantile ?

Ce sont : le céphalématome ; la conjonctivite purulente; le coryza ; le muguet ; l'érysipèle péri-ombilical : l'ictère ; la syphilis ; enfin trois sortes de troubles gastro-intestinaux, qui sont les vomissements, la diarrhée, et la constipation, d'une réelle importance chez le nouveau-né.

Qu'appelle-t-on **céphalématome** ?

On désigne ainsi une tumeur épicrânienne, ordinairement sus-pariétale, due à un épanchement sanguin, par décollement traumatique du périoste pendant le passage de la tête fœtale dans l'excavation.

A quel moment apparait cette saillie ?

Seulement deux ou trois jours après l'accouchement, ce qui déjà la distingue d'une bosse sanguine par infiltration des tissus superficiels, elle déjà reconnaissable pendant le travail.

En plus de cette formation tardive qu'offre à constater de particulier cette tumeur ?

Qu'elle est fluctuante, dépressible, nettement limitée par un bourrelet osseux, régulièrement circulaire, dû à une sécrétion du périoste et donnant, par cela même, l'illusion d'un enfoncement du pariétal.

Que devient cet hématome livré à lui-même ?

Il disparaît lentement, par résorption, sans réaction locale, sans exiger, par suite, de médication.

En ce qui concerne la **conjonctivite du nouveau-né,** *quelle est la distinction capitale à établir tout d'abord ?*

C'est celle en conjonctivite franchement purulente,

par contagion vulvo-vaginale, souvent gonococcique, à sécrétion virulente, menaçante pour l'intégrité de la cornée, et en conjonctivite, plutôt muco-purulente, de provenance non génitale, non gonococcique, bien moins dangereuse pour la cornée (Morax).

Quels sont leurs caractères communs ?

Ce sont : une rougeur œdémateuse de la conjonctive, qui peut déterminer un bourrelet plus ou moins épais autour de la cornée, dit *chemosis;* puis la contagiosité des deux infections, bien qu'elle soit moindre pour la muco-purulente.

Comment les différencier cliniquement ?

En considérant : l'*invasion,* assez prompte (3 ou 4 jours après l'accouchement) pour la conjonctivite dangereuse, tardive pour l'autre; le *gonflement des paupières,* considérable pour l'une, très modéré ou presque nul pour l'autre ; la *quantité* et la *consistance* du pus, celui-ci plus abondant et plus épais dans la première que dans la seconde ; enfin les *conséquences :* la conjonctivite purulente (souvent gonococcique portant rapidement ses effets sur la cornée, qu'elle trouble par infiltration et menace de perforer, tandis que la muco-purulente, bien moins virulente, peut persister impunément, et, ce qui arrive fréquemment, revenir plus d'une fois après disparition apparente, sans préjudice pour le globe oculaire.

Quelles sont les conditions essentielles à observer dans le traitement de la conjonctivite purulente du nouveau-né ?

Ce sont : la promptitude et l'énergie; surtout le

choix d'une médication capable de réaliser à la fois, la désinfection de la muqueuse tarsienne et l'élimination incessante de la sécrétion ; en même temps que devra être préservé, par les meilleures précautions, l'œil indemne, en cas de conjonctivite monoculaire.

Quel est ici le moyen par excellence de détruire l'agent infectieux gonococcique ?

C'est la cautérisation des paupières retournées avec un gros pinceau trempé dans une solution de nitrate d'argent à 3 p. 100, immédiatement suivie de la neutralisation de l'excès du sel argentique par un badigeonnage de la muqueuse à l'aide d'un autre pinceau imbibé d'eau fortement salée, cautérisation qui sera renouvelée deux fois dans les 24 heures au plus fort de la purulence.

Quels sont les autres soins oculaires qui doivent s'ajouter à ces désinfections profondes ?

Ce sont, avant chacune d'elles, le nettoiement des culs-de-sac par une irrigation d'eau bouillie ; de plus, dans l'intervalle des cautérisations, de nombreuses et abondantes injections détersives, à l'aide d'une solution légère de permanganate de potasse à 1 p. 5000, ou simplement d'eau bouillie.

Comment modifier ce traitement au déclin de l'infection ?

D'abord en supprimant une des deux cautérisations quotidiennes ; puis en les remplaçant par les seules irrigations précédentes.

Quel est le moyen de protéger l'œil sain contre la contamination ?

C'est l'occlusion par un bandeau soigneusement appliqué.

Quand pourra-t-on arrêter cette médication oculaire ?

Après l'avoir continuée pendant plusieurs jours au delà de la fin de la sécrétion purulente, cela en raison de la fréquence de la récidive à brève échéance.

Pourquoi le **coryza** *a-t-il une réelle importance chez le nouveau-né ?*

Parce que, intense et persistant, il obstrue les fosses nasales et dénonce la syphilis, cause ici d'ulcérations de la muqueuse olfactive ; de plus, parce que, même sous sa forme modérée et bénigne, assez fréquente et alors *à frigore*, il peut gêner la continuité de la succion, toutefois sans lui apporter un obstacle sérieux.

Quelle peut être la durée d'un coryza bénin ?

Quelques jours seulement, sans qu'il soit nécessaire de prescrire autre chose que de simples soins hygiéniques.

Quelle est la cause prédisposante du **muguet** *buccal chez certains enfants ?*

C'est ordinairement la malpropreté d'un biberon, surtout lorsqu'il y a déjà affaiblissement de l'organisme.

Que suffit-il de prescrire localement ?

Des lavages alcalins de la bouche à l'eau de Vichy, au besoin des badigeonnages avec un collutoire boraté.

*Pourquoi l'***érysipèle péri-ombilical** *est-il un accident important chez le nouveau-né ?*

Parce qu'il est la conséquence d'une infection de la

plaie ombilicale, lorsque celle-ci est mal pansée ou non protégée, complication devenue rare aujourd'hui.

En présence d'un érysipèle péri-ombilical que faut-il se rappeler comme suites fréquentes ?

Que l'éruption peut s'étendre au loin et se propager par contagion comme plus tard dans la vie.

Qu'y a-t-il à prescrire en pareil cas ?

Tout simplement un pansement sec et aseptique, avec une plaque d'ouate hydrophile, sans corps gras ni applications humides.

Quel est le trouble de la fonction hépatique parfois observé chez le nouveau-né ?

C'est l'**ictère**, ordinairement bénin, qu'on a rattaché, mais sans preuve, à une infection de la plaie ombilicale, qui, cependant, dans certains cas très rares, s'accompagnant d'hémorragies, est devenu mortel.

*Quelles sont, en cas d'***infection syphilitique** *du fœtus, les menaces qui pèsent sur lui avant la naissance ?*

Ce sont : celle d'une infection mortelle en plein développement gravidique : s'il y échappe, celle d'une infection moins grave, qui se traduira par certaines lésions syphilitiques, manifestes chez le nouveau-né et nécessitant une médication immédiate.

Quelles sont ces lésions hérédo-syphilitiques ?

Ce sont : à la naissance, des bulles lenticulaires de pemphigus, siégeant d'ordinaire à la paume des mains et à la plante des pieds ; l'hypertrophie du foie, reconnaissable à la voussure de l'hypocondre droit, accompagnée d'hypertrophie de la rate ; dans les jours qui suivent : le coryza, l'onyxis, les plaques ou fissures aux lèvres et à l'anus, une éruption papuleuse, autant de processus ulcéreux qui donnent lieu à des sécrétions capables de produire la contagion.

Combien de temps après la naissance, un fœtus, suspect d'hérédo-syphilis, mais indemne d'apparence, pourra-t-il être considéré comme ayant échappé à cette infection ?

Environ trois mois, à la suite desquels on sera libre de confier, s'il y a lieu, l'enfant à une nourrice.

En même temps qu'un traitement général, quels sont les soins à donner à ces lésions extérieures ?

Ce sont de simples lavages avec une solution de borate de soude ou d'eau oxygénée coupée de deux fois son volume d'eau bouillie ; ou des pansements secs à l'aide de ce mélange : oxyde de zinc, 5 grammes, nitrate de bismuth, 10 grammes et talc, 29 grammes.

Quel est le traitement, à la fois simple et efficace, d'une hérédo-syphilis ?

C'est l'administration à l'enfant d'une demi-cuillerée à café d'abord de liqueur de Van-Swieten, dose qui sera augmentée progressivement jusqu'à la cuillerée à café entière par 24 heures, répartie par gouttes au moment de chaque tétée, comme on le fait à la Clinique Baudelocque ; ou bien une friction quotidienne avec, gros comme un pois, d'onguent mercuriel, tantôt sur une région, tantôt sur une autre de la peau.

Quels sont les trois espèces de **troubles gastro-intestinaux,** *qui s'observent le plus souvent chez l'enfant allaité ?*

Ce sont : les vomissements, la diarrhée et la constipation.

Quel est le reflux alimentaire qu'il ne faut pas prendre pour un vomissement ?

C'est la simple régurgitation, qui peut survenir immédiatement après la tétée, à la suite d'une ingestion trop abondante, et qui expulse un lait non encore coagulé.

Qu'est-ce qui caractérise un vrai **vomissement** *de lait ?*

C'est l'expulsion, une heure ou deux après la tétée, d'une certaine quantité de lait, alors caillé parce qu'il a subi un commencement de digestion.

Quelles sont les causes ordinaires des vomissements chez les nourrissons ?

Ce sont une ingestion excessive de lait ou une irrégularité d'intervalle de tétées, comme parfois l'inanition (enfants hyperet hypoalimentés).

Que faut-il prescrire tout d'abord ?

Les conditions contraires, mais sans exagération.

Quelle est la mesure rigoureuse qui s'impose en cas de persistance des vomissements ?

C'est le repos absolu des organes digestifs, par un ou deux jours de suppression totale du lait, et, à la place, la seule ingestion d'eau bouillie, celle-ci à la dose d'une cuillerée à café tous les quarts d'heure ou toutes les demi-heures, puis en doublant la quantité s'il y a tolérance, courte *diète hydrique* après laquelle on reviendra au lait à dose progressive.

En ce qui concerne la **diarrhée** *infantile, quelle est, comme pour la conjonctivite, la distinction à établir entre les cas de ce genre ?*

C'est celle en *diarrhée simple,* avec selles liquides,

tantôt décolorées, tantôt jaunâtres et ne verdissant que tardivement, trouble intestinal dû à un surmenage digestif par ingestion excessive de lait, et justiciable d'un simple rationnement; puis en *diarrhée verte,* celle-ci infectieuse et grave, presque toujours occasionnée par l'allaitement artificiel.

A quels signes se reconnaît cette gravité ?

A l'amaigrissement et à la pâleur rapides de l'enfant, surtout lorsqu'il s'y joint le ballonnement du ventre et les vomissements.

A quelle médication radicale recourir immédiatement pour conjurer le danger ?

D'abord à la diète hydrique pendant deux jours environ, après laquelle on donnera l'acide lactique en potion, à la dose de deux grammes pour cent, une cuillerée à café un quart d'heure après chaque tétée.

Quelle est la cause habituelle de la **constipation** *chez le nouveau-né ?*

C'est une insuffisance de ration alimentaire, ce qui indiquera déjà le premier changement à apporter au régime, en attendant l'emploi des moyens provocateurs des selles, tels que les suppositoires et les petits lavements tièdes.

OPÉRATIONS OBSTÉTRICALES

SUPPRESSION OPÉRATOIRE DE LA GROSSESSE

EXTRACTION PAR LA TÊTE; FORCEPS

EXTRACTION PAR LE SIÈGE

VERSION

PELVITOMIE

OPÉRATION CÉSARIENNE

HYSTERECTOMIES OBSTÉTRICALES

BASIOTRIPSIE

EMBRYOTOMIE RACHIDIENNE

1° SUPPRESSION OPÉRATOIRE DE LA GROSSESSE

C'est l'intervention obstétricale qui met fin prématurément à la fonction gravidique, en incitant l'expulsion de l'œuf.

***

Avant sept mois révolus de grossesse, elle ne saurait être qu'un avortement opératoire, une expulsion fœticide, qui a paru longtemps inévitable dans les cas de rétrécissements extrêmes du bassin, mais à laquelle, en pareille situation, on ne songe plus, depuis que l'extraction césarienne, devenue rassurante, permet d'attendre le terme : qui toutefois est restée comme ressource suprême et malheureuse en présence de certains troubles menaçants de la grossesse, tels que les vomissements incoercibles, l'ictère grave, l'anémie pernicieuse, etc., avant la période ultime.

***

Au contraire, après trente-deux ou trente-trois semaines de gestation, même un peu plus tôt, une expulsion prématurée — sans risque pour la mère si elle est entreprise suivant la bonne méthode et avec la garantie d'une sérieuse antisepsie — pourra, à bon droit, viser la conservation de l'enfant, lorsqu'il n'est ni débile ni infecté, bien que sa vie extérieure ne soit pas toujours assurée.

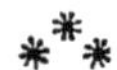

En présence d'un rétrécissement du bassin à un degré moyen, provoquer l'expulsion au moment favorable qui vient d'être indiqué, c'est donc libérer le fœtus, en bénéficiant à la fois de son moindre développement et de sa viabilité. Il y aurait néanmoins tendance aujourd'hui à laisser, en pareille occurrence, la grossesse s'achever, étant donné : qu'un enfant né avant terme, bien que viable, restera menacé pendant plusieurs semaines, en raison de l'insuffisance de son développement ; que, d'autre part, en cours d'expulsion, une tête d'un volume normal arrive souvent à franchir un rétrécissement modéré, en se moulant sur la forme du défilé osseux ; enfin, que, au besoin, une extraction par voie pelvienne, pendant le travail, pourra se terminer heureusement.

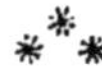

Par contre, l'accouchement provoqué s'imposera chez une albuminurique, lorsque les œdèmes, les troubles sensoriels et l'impuissance du régime lacté ont créé un danger pressant pour la vie ; comme aussi en cas d'hémorragie inquiétante, quelle qu'en soit la cause, ou d'hydramnios extrême et menaçant.

***

Les contractions de travail ont été provoquées prématurément, en excitant le col : par pénétration de la main disposée en cône, vieux procédé d'accouchement forcé qui expose à la rupture utérine, surtout chez les grandes multipares ; par introduction de *dilatateurs métalliques,* tels que le dilatateur de Bossi et l'écarteur de Tarnier, qui peuvent aller jusqu'à déchirer le tissu cervical ; par les *douches sur le museau* de tanche (méthode de Kiwisch), moyen abandonné comme n'opérant que grâce à une action violente, et faisant courir le risque de perforation des culs-de-sac vaginaux.

***

Ces mêmes contractions ont été aussi incitées en agissant profondément sur la paroi utérine et au-dedans de l'organe : par la *rupture des membranes,* qui met ce dernier en contact avec les inégalités du corps fœtal, procédé à rejeter comme dangereux pour l'enfant, ainsi privé, de bonne heure, par rétraction utérine, de la pleine liberté des communications placentaires ; mais plus souvent par la *sonde de Krause,* tige molle de 5 ou 6 millimètres de diamètre, qu'on introduira, désinfectée, entre l'œuf et la paroi, pour l'y maintenir jusqu'à effet voulu, moyen séduisant par sa simplicité et réellement efficace, bien que le travail ainsi déterminé soit souvent trop tardif dans les cas urgents, mais aussi non sans quelques sérieux défauts, tels qu'une pénétration qui ne saurait être ni surveillée ni dirigée, surtout des risques de rupture des membranes, de décollement du placenta et d'hémorragie consécutive.

***

Reste le procédé le moins opératoire, sorte de reproduction de phénomènes normaux, celui du *ballon intra-segmentaire,* logé vide au-dessus du col, dont l'emplis-

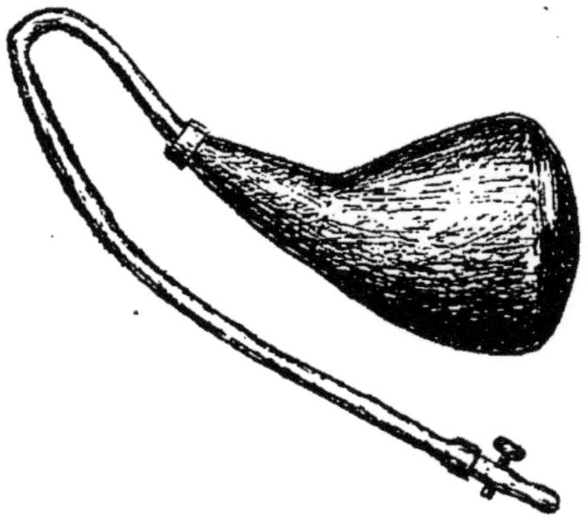

Fig. 55. — Ballon de Champetier de Ribes (S. et L.).

sement augmentera le volume sur place et en fera une sorte de partie fœtale, à la fois incitatrice de contractions et agent de dilatation orificielle. Tels voulaient être les ballons de Barnes et de Tarnier, simples poches, mais en caoutchouc, par suite trop extensibles pour pouvoir, malgré leur maximum de volume, exercer une pression suffisante de pourtour. Tel est le BALLON DE CHAMPETIER DE RIBES, celui-ci en soie caoutchoutée, donc à la fois souple, résistant, inextensible et incompressible après emplissage, de plus, conique, à base arrondie, d'un diamètre à peu près égal au sous-occipito-frontal de la tête fœtale, et à pointe continuée par un tube muni d'un robinet, simple mais précieux appareil dont il importe de bien connaître le maniement.

***

Toutes précautions d'antisepsie étant prises du côté de l'accoucheur et de la femme, celle-ci placée en posi-

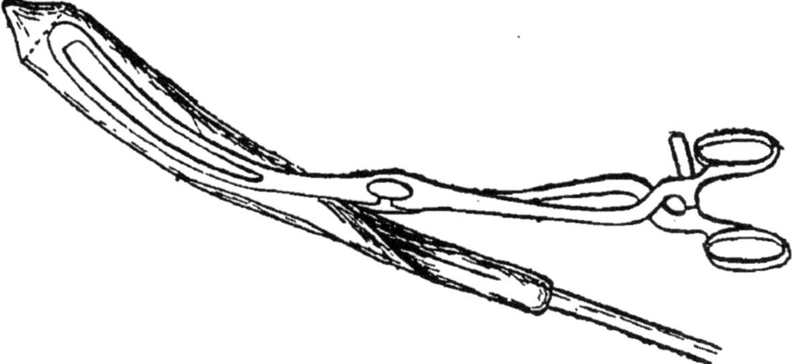

Fig. 56. — Introduction du ballon de Champetier de Ribes. (S. et L.)

tion obstétricale, le ballon de Champetier de Ribes, parfaitement aseptisé et jaugé d'avance afin d'en contrôler la contenance exacte, sera saisi, roulé en forme de cigare, la base en haut, entre les mors d'une pince spéciale s'articulant comme un forceps, et ainsi prête à pénétrer dans le col. Ce sera aisément, d'ordinaire, chez la multipare, difficilement parfois lors d'une première grossesse, et, dans ce cas, souvent avec obligation de dilater préalablement le conduit par les tiges de laminaire ou les bougies d'Hégar.

***

Guidé par deux doigts d'une main, introduits dans le col, l'instrument y sera engagé, puis enfoncé au delà, dans la partie postérieure du segment inférieur, jusqu'à l'arrivée, au museau de tanche, de l'articulation des branches. A ce moment, la pince, tout d'abord crochetée, sera déclanchée, mais non encore retirée ; et on procédera au remplissage du ballon à l'eau bouillie, en s'arrêtant à 100 grammes de moins que les 640 grammes de liquide que contiendrait la poche, ce qui l'appliquera mieux contre la paroi du segment inférieur, tout en lui laissant assez de volume pour se maintenir au-dessus du col ; injection pendant laquelle on dégagera successivement les branches de l'instrument.

***

Le robinet fermé, il n'y aura plus qu'à attendre les contractions, qui se déclarent généralement au bout de deux ou trois heures et se poursuivent régulièrement. Un peu avant de franchir l'orifice, le ballon devra recevoir le complément de sa contenance, pour devenir désormais pleinement dilatateur et être ainsi expulsé à la façon d'une tête fœtale, premier résultat après lequel on s'assurera immédiatement, par le toucher, qu'il n'est survenu — ce qui s'est produit quelquefois — aucune procidence de cordon ou de membre, et que la présentation n'a pas été modifiée par la pression de la poche segmentaire, afin de pouvoir intervenir, s'il y a lieu, sans le moindre retard.

⁂

Le corps fœtal viendra après, d'ordinaire poussé rapidement dans la voie large ouverte par le ballon, à la façon du second enfant en fin d'accouchement gémellaire ; et ainsi aura été accomplie, méthodiquement et sans violence, une expulsion prématurée, grâce à un procédé qui lui a presque conservé le caractère physiologique.

2° EXTRACTION PAR LA TÊTE ; FORCEPS

C'est l'extraction du corps fœtal en présentation céphalique, ici presque réduite à celle de la tête, et opérée à l'aide d'un instrument, LE FORCEPS, au lieu de la main de l'accoucheur, elle, inapte à saisir et à retirer une partie aussi volumineuse et enserrée, la libération du tronc n'étant plus ensuite qu'une manœuvre exempte de difficulté et plus ou moins aidée par les poussées expulsives.

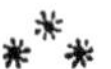

Deux modèles de forceps sont restés dans la pratique : le *forceps de Levret* et le *forceps de Tarnier*, grandes pinces, tous les deux, à branches croisées, avec cuillers, à courbure de face (céphalique) pour la prise, de bord (pelvienne) pour le parcours du conduit pelvi-génital, munies d'un moyen de traction dont devra s'emparer la main de l'accoucheur.

***

Avec le nouveau forceps, la traction est effectuée à l'aide d'un appareil formé de deux tiges, accrochées et articulées chacune au bas d'une des cuillers, qui seront, à leur bout opposé, saisies et immobilisées par un manche unique, dit tracteur, coudé (coudure périnéale) et coupé au sommet de l'angle par une articulation permettant aux deux parties de jouer dans le sens latéral, terminé enfin par une barre transversale pour la main de l'accoucheur, particularités auxquelles s'ajoute le moyen de fixer les cuillers à la tête (vis et écrou).

***

Grâce à ces ingénieuses dispositions, la tête sera solidement saisie par les cuillers, au degré voulu, sans risque de pression dangereuse, et les deux, faisant corps, pourront subir des tractions énergiques, tout en se prêtant aux mouvements de l'accommodation normale ; de plus, ces mêmes tractions seront rigoureusement axiles dans l'excavation, grâce aux tiges articulées, qui, en même temps, transmettront intégralement aux cuillers la force déployée ; enfin les manches propres de l'instrument, après avoir servi à l'introduction et à la prise, restés comme attachés à la partie fœtale, en révéleront les mouvements intérieurs pendant l'extraction.

L'extraction au forceps s'imposera pour des motifs

concernant les deux êtres. Chez le fœtus, c'est la souffrance, surtout manifestée par la défaillance du cœur (100 pulsations seulement et au-dessous) et l'expulsion du méconium ; c'est encore, non la seule lenteur, mais bien l'arrêt du travail pendant l'engagement ou le dégagement de la tête ; pour la mère, c'est, en plus des causes qui produisent cet arrêt (rétrécissement du bassin, inertie utérine, résistance du périnée), un accident inopiné menaçant pour la vie, comme les accès éclamptiques.

Avant toute application de forceps et pour qu'il soit permis d'en prévoir le succès opératoire, on devra : s'être assuré que la tête pourra traverser le canal pelvien ; avoir constaté la position, de laquelle dépend le placement des cuillers ; pouvoir compter sur un passage orificiel suffisant, par dilatation ou parfaite dilatabilité ; avoir enfin aseptisé rigoureusement l'instrument, ses mains et les voies génitales.

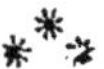

Une extraction céphalique au forceps — à pratiquer la femme placée en position obstétricale et après avoir vidé sa vessie — doit viser surtout un double but : cramponner solidement les branches à la tête, grâce à une prise régulière, que fixera l'emboîtement par les cuillers ; exercer ensuite sur elle une traction méthodique, tout en lui conservant sa plus faible épaisseur (fléchie ou défléchie) et en reproduisant, pendant cette progression opératoire, les mouvements normaux de l'expulsion.

La prise est normale et parfaite lorsque la tête (som-

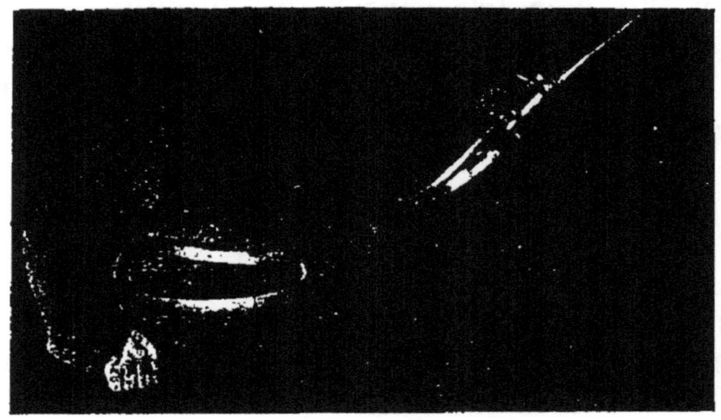

Fig. 57. — Forceps sur le sommet (S. et L.).

met ou face) est saisie par les régions pariéto-malaires,

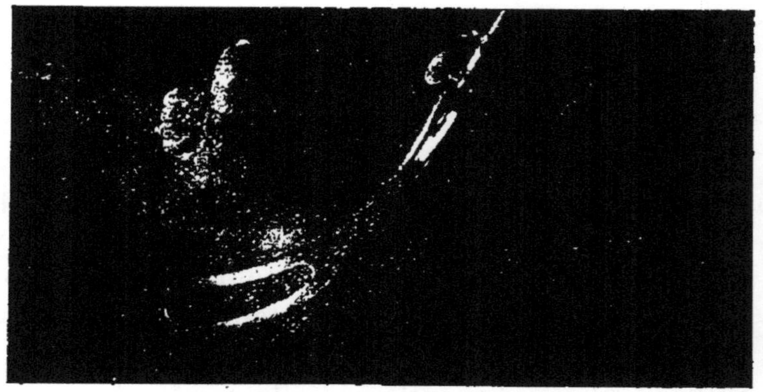

Fig. 58. — Forceps sur la face (S. et L.).

sur la convexité desquelles a été modelée la concavité

des cuillers. Celles-ci seront introduites — leur courbure pelvienne, tournée du côté de la partie céphalique à dégager d'abord sous les pubis — conformément aux directions imposées par la position et les axes du bassin, en suivant les inflexions de surface de la boîte crânienne, pénétration qui sera obligatoirement précédée d'une main conductrice.

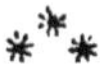

Cette main-guide, sans laquelle le forceps serait inapplicable et d'ailleurs dangereux pour les tissus maternels, fournira deux sensations d'une importance capitale : d'abord celle de l'orifice utérin, précieuse pour l'introduction sûre des cuillers dans la cavité utérine, lorsque la tête s'y trouve encore ; ensuite celle d'une oreille fœtale, indicatrice de la région pariéto-malaire correspondante que devra couvrir la cuiller.

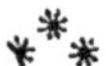

La prise réalisée, l'accoucheur pourra procéder à l'extraction de la tête : avec le Levret, en reproduisant les mouvements céphaliques d'engagement, de rotation et de dégagement ; avec le nouveau forceps, en se contentant de provoquer ces mouvements par la seule traction sur les tiges attenantes aux cuillers, comme le ferait la poussée des contractions utérines, mais cela à la condition de maintenir, ainsi qu'il sera dit, un parallélisme étroit entre le tracteur et les propres branches de l'instrument.

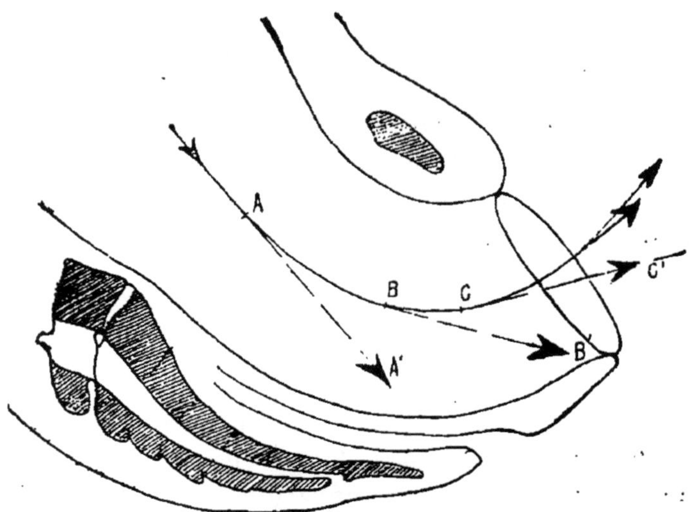

Fig. 59. — Directions successives des tractions (S. et L.)

Les tractions seront pratiquées à l'aide des seuls bras, sans violence ni précipitation, mais avec persistance quoique mêlées de courts repos, soit pendant, soit après la douleur; elles le seront, à la fin, seulement dans l'intervalle des contractions : et, au dernier moment, avec une extrême modération, dans le but de ménager le plancher périnéal et d'en favoriser la distension, les cuillers restant en place pour, au besoin, contenir la tête, en même temps qu'aider son dégagement par une sorte de balancement imprimé aux manches (Varnier), libération après laquelle les branches seront successivement retirées.

Le forceps aura à s'appliquer dans une de ces trois

situations : *au détroit inférieur,* la tête — sommet ou face — ayant accompli sa rotation, donc en occipito-pubienne, rarement en occipito-sacrée, ou bien en mento-pubienne, par suite le dégagement restant seul à produire ; *dans l'excavation,* la tête y étant engagée mais n'ayant pas encore fait sa rotation, par suite s'offrant en oblique antérieure, gauche ou droite, rarement en transversale dans un bassin normal, quelquefois en oblique postérieure, donc, dans ces divers cas, la rotation et le dégagement restant à opérer : enfin au *détroit supérieur,* avec tête non engagée, restée, par suite, en transversale et encore mobile, donc dans des conditions où le forceps aura tout à faire.

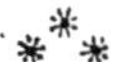

Au détroit inférieur, la TÊTE ÉTANT EN OCCIPITO-PUBIENNE, ou en mento-pubienne, l'introduction, la prise et la fixation des cuillers seront réglées par cette formule classique : branche gauche (à pivot), à introduire la première, courbure pelvienne dirigée en haut, tenue de la main gauche, au côté gauche de la femme, précédée, jusqu'à la région pariéto-malaire, de l'autre main comme guide, que la cuiller ira remplacer après avoir pénétré à la façon d'un cathétérisme pelvi-utérin ; maintien de la branche par un aide ; introduction de la branche droite, inversement et à l'opposé, par une manœuvre analogue à la précédente, précédée aussi d'une main guide, mais seulement jusqu'à l'orifice ; placement symétrique de la cuiller, que confirmera au dehors la correspondance de l'encoche et du pivot ; articulation des branches ; puis fixation de la prise par la vis à écrou (forceps de Tarnier), suivie du déclanchement des tiges et de leur enserrement dans la douille du tracteur.

Reste à opérer le dégagement, cette fin d'extraction commune à toute application de forceps. La main s'étant solidement attachée à l'instrument par la barre transversale, on n'aura qu'à tirer, mais parallèlement aux manches, desquels la douille sera maintenue distante d'un centimètre, pour être assuré par là d'agir dans le sens de la progression naturelle de la tête, mouvement de dégagement, à travers le détroit inférieur et le bassin mou, que manifesteront au dehors l'abaissement puis le relèvement des branches.

La TÊTE EN OCCIPITO-SACRÉE se prête à une application de forceps semblable à la précédente, comme introduction et placement des cuillers, dont le bord concave sera tourné ici vers le front, lui-même placé derrière les pubis. Les tractions seront fléchissantes d'abord, jusqu'au dégagement de la nuque à la commissure vulvaire postérieure ; puis défléchissantes, pour faire apparaître la face sous l'arcade et libérer ainsi la partie fœtale; mais tout cela avec de réelles difficultés et un tel danger pour le périnée, surtout chez les primipares, qu'il est préférable d'opérer la transformation de la position, en occipito-pubienne, par une rotation instrumentale très étendue de la tête, de désarticuler ensuite le forceps (dont cette rotation avait porté la courbure pelvienne en arrière), de le réintroduire après, dans les conditions normales, pour pratiquer alors l'extraction en occipito-pubienne.

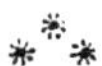

Dans l'excavation, sur une tête s'offrant par le sommet (comme par la face), mais demeurée EN OBLIQUE ANTÉRIEURE, par exception en transversale, la prise pariéto-malaire sera toujours l'objectif, bien que l'application du forceps en soit rendue parfois laborieuse. Des deux branches qui saisiront la tête dans ces conditions normales, celle qui doit être postérieure sera placée la première, précédée de la main guide, enfoncée plus ou moins, jusqu'au-devant du sacrum en cas de transversale, pour arriver ainsi sur la région pariéto-malaire, où elle attendra la cuiller. Celle-ci, dirigée convenablement, ira la remplacer; après quoi il faudra introduire la branche antérieure et placer sa cuiller, manœuvre difficile, mais très praticable lorsqu'on procède méthodiquement.

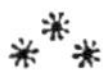

La main conductrice ne pourra ici qu'indiquer la voie à la branche, et seulement à l'aide de deux ou trois doigts, en même temps que faciliter l'entrée de la cuiller. Celle-ci, ainsi guidée, sera d'abord enfoncée directement, vers la symphyse sacro-iliaque correspondante, d'où il faudra l'amener en avant, pour atteindre et occuper la région pariéto-malaire, plus ou moins appliquée contre la paroi pubienne, cela grâce au mouvement de spire, décrit par Mme Lachapelle, et réalisé, à la fois par l'abaissement et la torsion du manche. L'articulation obtenue, parfois non sans peine faute de parfaite correspondance des cuillers, — après décroissement des branches dans les obliques et transversales droites — on verra ces mêmes branches, au dehors, émergeant de la vulve et dirigées parallèlement à l'aine de la cuisse opposée.

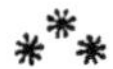

La tête, ainsi saisie en oblique antérieure, ou, par exception, en transversale ; il s'agit de l'amener en occipito-pubienne par rotation instrumentale. Le forceps de Levret devra exécuter cette dernière à l'aide des manches, solidement tenus, qui auront, pour celà, à décrire, au dehors, un arc de cercle, reproduit au dedans par la rotation du sommet. Avec le nouveau forceps la manœuvre se réduira à une simple traction, qui suffira à provoquer — un peu lentement il est vrai — par accommodation intra-pelvienne, comme pendant l'expulsion, la rotation de la tête et des cuillers ; à la condition de maintenir, comme précédemment, le tracteur et les branches de préhension à la distance essentielle d'un travers de doigt, ces dernières devenues alors de véritables aiguilles, indicatrices des mouvements de la partie fœtale.

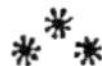

Une tête restée dans l'excavation, en OBLIQUE POS-

TÉRIEURE, pourrait être amenée en occipito-pubienne par rotation artificielle, ou refoulée en occipito-sacrée en vue d'un dégagement postérieur. Mais ce sont là complications opératoires et libérations difficiles, que, à l'exemple de Tarnier, Pinard, Loviot, etc., les accoucheurs remplacent aujourd'hui par une transformation cavitaire de la position oblique postérieure en transversale ou oblique antérieure, cela avec la main seule, introduite profondément derrière la tête, jusqu'à embrasser le pariétal postérieur, pour en arriver à amener en avant l'extrémité occipitale, et offrir ainsi la partie fœtale à une prise facile du forceps.

Au détroit supérieur, la tête élevée, en position transversale, non ou peu fixée faute d'engagement, se prêtera mal, pour ces motifs, à une application régulière du forceps. La prise ne saurait être directe, bien que séduisante de simplicité — c'est-à-dire avec cuillers placées à droite et à gauche, l'une sur le front, l'autre sur l'occiput —, parce qu'elle sera dérapante faute de conformité de courbure entre les surfaces d'application, de plus défléchissante pour la partie fœtale, enfin aggravante, parce que la compression fronto-occipitale augmentera les voussures pariétales, en rapport ici avec le diamètre promonto-pubien, le plus ordinairement rétréci.

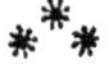

Dans une telle situation, Pinard et ses élèves, envisageant surtout les obstacles à l'extraction résultant d'une mauvaise prise, déclarent que, malgré les conditions défavorables où se trouve la tête ainsi placée, il faut, après s'y être exercé suffisamment, aller résolument la saisir par les régions pariéto-malaires, puis la retirer, conformément aux règles générales qui dirigent les applications de forceps dans les positions latérales déjà examinées. Ce ne sera pas sans difficultés. Quelles qu'elles puissent être, l'accoucheur devra, d'abord chercher à compléter la flexion en se servant de la première main introduite comme guide, faire pénétrer après la cuiller postérieure, suivant les axes cavitaires et jusqu'à dépasser le promontoire, enfoncer ensuite la seconde branche, également précédée et conduite, très haut, pour en ramener la cuiller en avant par un mouvement de spire, décroiser les manches s'il le faut, diriger enfin fortement en arrière les tractions, laborieuses, qu'exigera l'engagement ; après quoi la rotation et le dégagement seront opérés comme d'ordinaire.

***

Budin, surtout préoccupé de ces difficultés et des inconvénients d'une prise rigoureusement normale sur une tête en transversale au détroit supérieur, recommande de se contenter de la saisir d'une bosse frontale à l'apophyse mastoïde opposée, sorte d'application oblique — bien différente de celles pratiquées dans l'excavation, qui, elles, comportent une prise pariéto-malaire — permettant à la cuiller postérieure de se loger à côté du promontoire, sans riquer par suite de repousser la tête lorsqu'elle a commencé à s'engager.

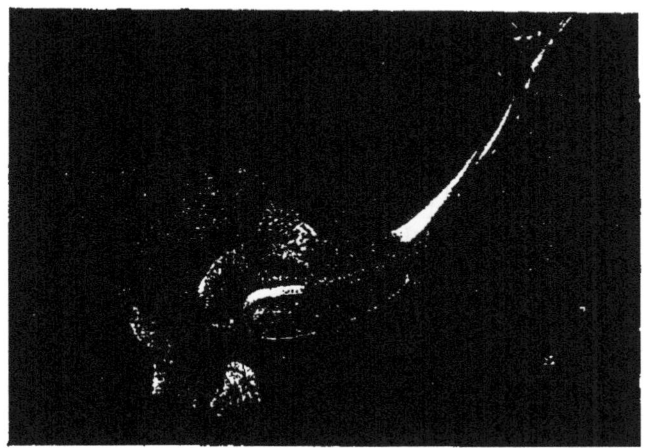

Fig. 60. — Prise fronto-mastoïdienne (Budin) au détroit supérieur (S. et L.).

A supposer qu'on soit parvenu à embrasser la tête au détroit, rien ne sera ensuite laborieux comme l'engagement opératoire, à travers un espace amoindri — d'ordinaire par un rétrécissement pelvien, toujours du reste par la cuiller postérieure placée comme un pont au-devant de la concavité sacrée — cela malgré les efforts déployés, d'ailleurs en partie annulés par la direction trop antérieure des tractions, qui fera buter la tête contre les corps pubiens ; de même que rien ne sera plus dangereux pour le fœtus, dont le crâne, fortement attiré par l'instrument, subira la pression déprimante de la barrière osseuse, ajoutée à celle des cuillers, le forceps de Tarnier ne permettant pas plus que l'autre de tirer dans l'axe du détroit supérieur.

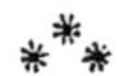

Le forceps est donc essentiellement un instrument d'excavation, puisque c'est seulement dans cette portion du canal pelvien qu'il sera possible — surtout avec le Tarnier — de retirer la tête par des tractions, réellement axiles et sans danger pour l'enfant. Au détroit supérieur, c'est grâce à une sorte d'extension opératoire et faute de mieux qu'on sera parfois conduit à l'appliquer. A cette hauteur une telle extraction doit être le plus possible remplacée par la version.

3° EXTRACTION PAR LE SIÈGE

C'est l'extraction — ici manuelle — du corps fœtal en présentation pelvienne, destinée, soit à remplacer l'expulsion dans les mêmes cas dystociques qui, avec tête première, réclament le forceps, soit à faire suite au temps d'évolution de la version par manœuvres internes.

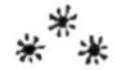

Après avoir aseptisé ses mains, les avant-bras, même une partie des bras, et avoir attendu une dilatation suffisante ou une parfaite dilatabilité de l'orifice, comme en cas d'application du forceps, — la femme placée en position obstétricale, ses voies génitales préalablement désinfectées et les réservoirs pelviens une fois vidés — l'accoucheur procédera à l'extraction dont il s'agit, peu difficile d'ordinaire jusqu'à l'arrivée de la tête au détroit supérieur, à cause de la puissance des tractions et d'une certaine compressibilité du tronc, laborieuse ensuite, en raison du relèvement inévitable des bras du fœtus et de la déflexion de sa tête, qui exigeront, l'un et l'autre, une manœuvre spéciale de dégagement.

Lorsque l'extrémité pelvienne s'offre, au détroit,

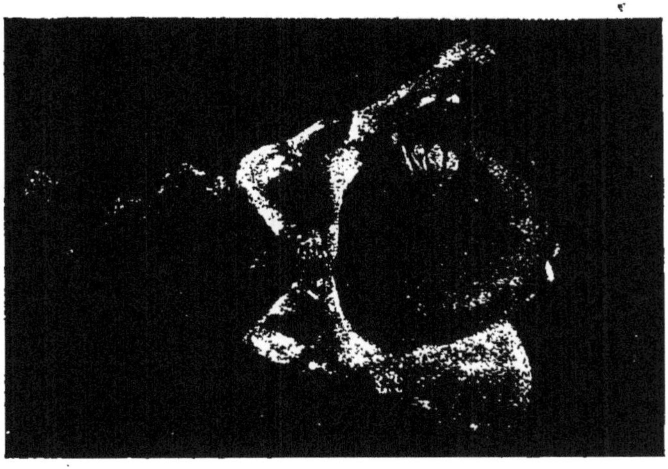

Fig. 61. — Extraction par le siège (bon pied) (S. et L.).

complète bien que plus ou moins élevée, la main, arrivée jusqu'à elle, n'aura pas à chercher longtemps les pieds, précieux moyen de préhension dans l'extraction dont il s'agit. Des deux, un seul est nécessaire à saisir : et celui-là doit être l'antérieur, facile à reconnaître. C'est le bon, parce que la traction exercée sur le membre portera la fesse opposée dans la concavité sacrée, sa place naturelle, d'où elle sera délogée directement par les tractions, tandis que le pied postérieur, tiré à soi, ferait remonter la fesse antérieure, derrière les pubis : d'où le conseil, si ce dernier pied a été amené par erreur, d'aller à la recherche de l'autre, et

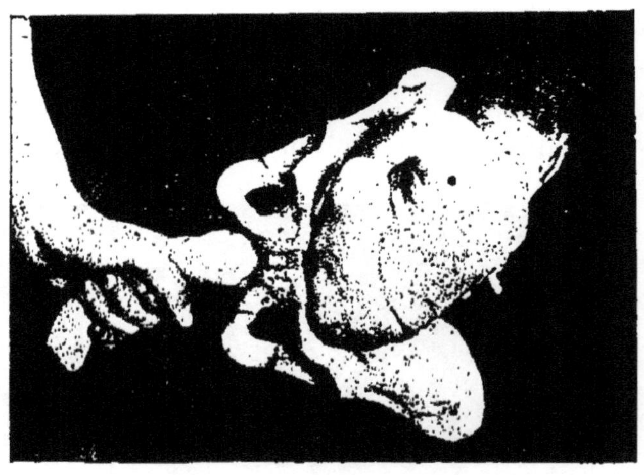

Fig. 62. — Extraction par le siège (mauvais pied). (S. et L.).

d'agir alors, avec les deux dans le sens voulu, assuré d'éviter ainsi la déviation du siège.

***

Lorsque, ce qui s'observe le plus souvent, les membres inférieurs sont entièrement relevés au-devant du corps fœtal — les fesses seules s'offrant au détroit, l'une en avant, l'autre en arrière — il faut, résolument et prudemment, pénétrer jusqu'au fond de l'utérus, en côtoyant le plan latéral antérieur du fœtus, longeant par suite le membre inférieur correspondant. Ainsi dirigé, on arrivera au pied antérieur, le bon, qui sera saisi comme précédemment.

***

Il peut arriver toutefois, à cette hauteur, de ne toucher aucun des deux pieds, par déviation ou obstacle de contraction. On sera réduit alors à ramener la main vers les cuisses, pour pouvoir peser successivement sur chacune d'elles, et, en les abaissant, faire descendre le reste du membre ; à moins de recourir à la manœuvre de Pinard (particulièrement applicable avant l'engagement), qui consiste en une pression manuelle exercée, dans le creux poplité, sur les muscles ischio-jambiers, dans le but de reproduire les effets de leur contraction, c'est-à-dire la flexion de la jambe et la descente du pied.

***

Les membres inférieurs toujours supposés allongés au-devant du tronc, les fesses peuvent être trop engagées dans l'excavation pour permettre la recherche puis la descente des pieds ; ne pas céder alors à la tentation de harponner une des deux aines avec un crochet métallique, procédé blessant pour les tissus intéressés, pas plus que d'appliquer le forceps sur le siège, ce qui serait tout aussi brutal et traumatique que le procédé précédent, et, de plus, irrationnel, la courbure sur face des cuillers étant faite pour les régions pariéto-malaires symétriques de la tête fœtale.

⁂

Préférer à ces expédients inacceptables, la manœuvre, laborieuse mais inoffensive, de l'extraction par simple accrochement des plis inguinaux, avec un ou deux doigts de chaque main, pour pouvoir tirer alternativement sur les deux aines et ainsi faire descendre le siège par mouvements de bascule ou de battant de cloche.

⁂

Les tractions, exercées, soit par les pieds soit directement par le siège, seront dirigées, d'abord vers le bas, jusqu'à l'arrivée, même un commencement de dégagement, des fesses au détroit inférieur, puis horizontalement et finalement en haut, tout en maintenant le dos fœtal tourné vers un des côtés de la femme, cela sans précipitation, pendant la contraction, en épiant le moment où l'ombilic apparaîtra à la vulve, pour aller rapidement saisir le cordon près de l'abdomen, tirer sur son bout placentaire et en faire une anse.

Ces tractions, après avoir dégagé le siège, l'abdomen et une partie du thorax du fœtus, devront s'arrêter dès qu'apparaîtra le bas d'une épaule, sous peine, en les continuant, d'enclaver la tête dans l'excavation, entre les bras, que les frottements de la descente ont fait remonter. On procédera alors, sans perdre un instant, à la difficile, mais très praticable, manœuvre de l'abaissement successif des deux bras au-devant du tronc, en commençant par le bras postérieur, plus facile à atteindre dans la concavité sacrée que l'antérieur derrière les pubis.

Pour y parvenir, la main — celle dont la paume

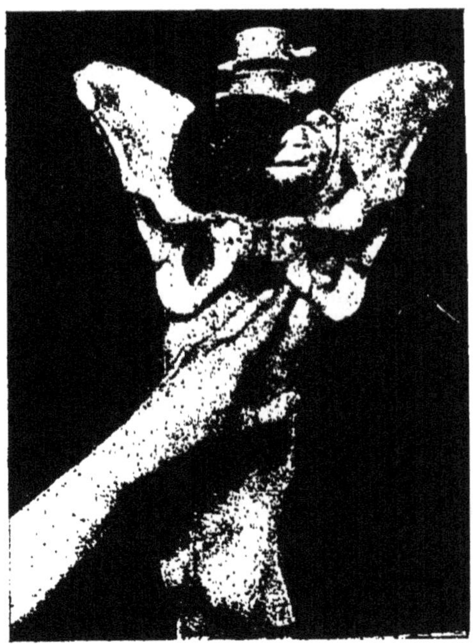

Fig. 63. — Abaissement de bras antérieur (S. et L.).

regarde le dos fœtal — glissant sur ce dernier, remontera d'abord jusqu'à l'épaule, puis, s'allongeant sur le bras, arrivera jusqu'à toucher, même dépasser, le coude avec les doigts. Ceux-ci devront alors peser sur la tige humérale, pour la faire descendre, ainsi que l'avant-bras, au-devant du plan sternal, et la dégager entièrement, après avoir, en passant, comme « fait moucher le fœtus » (Pajot), manœuvre qui sera singulièrement favorisée, par le relèvement, au dehors, du corps fœtal pendant la réduction du bras postérieur, ou l'abaissement du fœtus pendant le dégagement du bras antérieur.

***

La tête, devenue libre de descendre dans l'excavation, sera amenée, par les tractions, sur le plancher du bassin, mais toujours plus ou moins défléchie et restée d'ordinaire en position transversale. Elle ne franchira maintenant le détroit que fléchie et à la faveur d'une rotation, qui fait partie essentielle de la manœuvre de Mauriceau-Pinard, pratiquée, à titre d'intervention à peu près obligatoire, à la fin de l'expulsion par l'extrémité pelvienne, extraction de la tête à laquelle, malgré l'urgence, on fera subir un certain ralentissement — au profit de la distension périnéale — à partir du moment où l'enfant fera paraître sa bouche à la fourchette, parce qu'il peut alors commencer à respirer.

***

Toute autre sera l'extraction par le siège, lorsque la tête dernière est retenue au détroit supérieur — alors toujours en transversale — par un excès de volume ou un rétrécissement pelvien. Le devoir sera alors de tenter l'engagement forcé, dit MANŒUVRE DE CHAMPETIER DE RIBES, à deux opérateurs.

***

L'un, par ses deux mains, appliquées sur l'hypogastre, refoulera fortement le front du fœtus, à la fois vers le bas pour aider à la flexion de la tête et vers le côté du bassin où se rencontre l'occiput, cherchant par là à pousser la bosse pariétale postérieure en dehors du promontoire qui la retient.

***

Le deuxième opérateur — après avoir introduit une de ses mains dans l'utérus, la paume regardant le devant du fœtus, et être allé accrocher son maxillaire inférieur, puis avoir pénétré avec l'autre, en suivant le plan dorsal, et placé les doigts en fourche autour du cou — fléchira la tête, tout en la refoulant vers le côté où se trouve la nuque, recul qui éloignera l'épaisseur bi-pariétale du diamètre promonto-pubien rétréci, pour y placer presque le diamètre bi-temporal, qu'on rendra encore plus favorable en y ajoutant l'inclinaison de la tête sur son pariétal postérieur. Une sensation, parfois brusque, d'obstacle franchi indiquera le succès de la manœuvre, après laquelle il restera à pratiquer celle de Mauriceau.

***

Telle est la suprême ressource dans la situation dont il s'agit. Bien que rationnelle, c'est une action mécanique toujours violente, cause, pour le fœtus, de dangereuses compressions crâniennes. Après s'y être essayé sans succès, il ne restera plus d'autre issue que la basiotripsie sur tête dernière, avec ou sans décollation.

4° VERSION

C'est un déplacement opératoire et simultané des régions du corps fœtal, destiné à éloigner du détroit supérieur telle d'entre elles qui est incapable de le franchir ou seulement défavorable à l'expulsion, pour lui substituer une autre partie offrant les conditions opposées : tête ou siège suivant le cas.

Il en est deux sortes, surtout différentes par le moment de l'exécution et le mode opératoire : celle qu'on pratique en fin de grossesse, par manœuvres extérieures à travers les deux parois et sans extraction immédiate; celle qu'on exécute par manœuvres intra-utérines, donc pendant le travail, avant qu'il ne soit trop tard, et qui est suivie d'extraction.

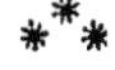

La **version par manœuvres externes** s'effectuera à l'aide de pressions abdominales, combinées, exercées sur l'ovoïde fœtal, qui amèneront son extrémité céphalique au détroit, où elle sera maintenue jusqu'à engagement. Cette mutation devrait, suivant beaucoup d'accoucheurs, être pratiquée dans tous les cas de présentation pelvienne. Elle le sera toujours et sans hésitation toutes les fois qu'une épaule se trouvera à l'entrée du bassin.

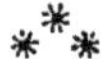

Cette version par le dehors sera particulièrement favorisée par deux conditions : du côté de la mère, une tolérance des parois abdominale et utérine aux pressions manuelles ; du côté du fœtus, un volume un peu moindre qu'à terme, comme celui des premiers jours du neuvième mois, à cause de la plus grande facilité qui en résultera pour l'évolution opératoire ; sans qu'il soit interdit cependant d'y recourir à la fin de la grossesse, même au début du travail, avant la rupture des membranes : mais ce sera alors avec plus de difficultés, à cause de la résistance de la paroi utérine.

La femme étant préparée à ces manœuvres externes par l'évacuation de la vessie et du rectum, ainsi que par la position du palper (décubitus sur le dos, le corps allongé près du bord droit du lit), l'accoucheur, après avoir reconnu la place des pôles pelvien et céphalique, commencera, à l'aide de ses deux mains, par mobiliser, comme pour les détacher de leurs rapports : le siège en bas, s'il s'agit d'une présentation pelvienne ; la tête dans une fosse iliaque, lorsqu'une épaule est au détroit ; premier temps, très important, après lequel viendra celui de l'évolution.

***

Lorsque le siège est au détroit, cette évolution, alors très étendue, ne saurait être que difficile, surtout chez les primipares, à promptes réactions musculaires. D'une main on soulèvera et remontera les fesses, pendant que l'autre abaissera la tête, cela par une double pression, continuée jusqu'au moment où se produira le renversement, toujours brusque, de l'ovoïde fœtal. Celui-ci ayant à peu près retrouvé alors son moule antérieur, y restera fixé, d'ordinaire sans contention nécessaire. Par contre, en cas d'épaule à l'entrée du bassin, la version par pressions extérieures s'obtiendra assez aisément, grâce à une main qui refoulera la tête et la fera arriver au détroit, tout proche, pendant que l'autre repoussera le siège vers le fond de l'utérus.

***

Mais ici, les mains réductrices une fois retirées, l'utérus — développé transversalement — tendra à ramener le corps fœtal à sa première direction ; et c'est alors que la *ceinture eutocique* de Pinard, avec ses deux coussins à air latéraux — destinés, par une pression de chaque côté de l'utérus, à maintenir le fœtus dans sa nouvelle situation — rendra le plus grand service, surtout chez les multipares, si elle est appliquée correctement et maintenue jour et nuit pendant plusieurs semaines.

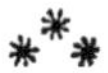

On aura tenu la ceinture prête à fonctionner sans retard, en la passant autour des reins de la femme immédiatement avant de commencer la manœuvre. La version faite, on procèdera au gonflement des pelotes, au-dessous desquelles on aura placé une couche d'ouate; puis la ceinture sera fermée et serrée à un degré modéré, constriction à surveiller d'ailleurs dans la suite, et cela minutieusement, dans le but d'éviter la lésion des tissus comprimés.

Il n'y aurait plus guère à compter sur la ceinture eutocique après une version par manœuvres externes, pratiquée le travail commencé, parce que la constriction serait alors mal supportée. Mieux vaudrait, en pareil cas, rompre les membranes et fixer de la sorte le corps fœtal par l'application de la paroi utérine rétractée, surtout si, comme chez les multipares, une dilatation prompte fait prévoir le rapide achèvement de l'expulsion.

La **version par manœuvres internes** est nécessairement une intervention de travail, pour laquelle il faut un col complètement dilaté ou très dilatable, un utérus peu ou non encore rétracté et la plus rigoureuse asepsie, du côté de l'accoucheur comme de la femme.

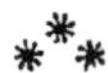

Ici la partie fœtale à amener au détroit est l'extrémité podalique, très favorable à la prise et à l'extraction manuelles, qu'il s'agisse d'une présentation de l'épaule ou qu'il faille, au début d'un accouchement par l'extrémité céphalique, en finir promptement, sans recourir au forceps, alors d'une application laborieuse et souvent désastreuse pour le fœtus.

En cas d'épaule au détroit, la présence d'une main procidente dans le vagin n'est pas à regretter, parce qu'elle est un moyen de diagnostic de la position, et que, grâce à un lacs attaché au poignet, on pourra empêcher le bras de remonter pendant l'extraction, en évitant ainsi la difficulté d'un abaissement.

Une version interne se compose essentiellement de deux actes opératoires : la prise d'un seul ou des deux pieds du fœtus, à l'aide d'une main introduite méthodiquement dans l'utérus ; l'évolution ensuite du corps fœtal, qui en amènera, au détroit, l'extrémité pelvienne, ainsi prête à être retirée avec le reste du tronc et la tête, conformément aux règles de l'extraction par le siège.

***

La main à introduire est celle dont la face palmaire regardera naturellement les pieds à saisir. Dans une version avec sommet au détroit, cette main sera celle de même nom que le côté où se trouve l'occiput. Elle pénétrera, disposée en cône, à travers la vulve — étroite chez les primipares — puis le col, dans l'intervalle des contractions, jusqu'au fond de l'utérus, après avoir refoulé la partie fœtale pour se faire un passage, et perforé les membranes, s'il y a lieu ; surtout elle cheminera en rasant le plan ventral ou latéral du fœtus, jamais le dos, qui conduirait à distance des pieds et qui, ceux-ci saisis, rendrait impossible la flexion évolutive.

***

Saisir le fœtus par les deux pieds était la règle autrefois. Un seul est nécessaire en réalité. Mais alors que ce soit le bon, c'est-à-dire celui qui, après l'évolution, se trouvera derrière les pubis, cela en raison du grand avantage, déjà signalé, qui en résultera, pour l'extraction. On sera conduit directement à ce pied antérieur, dans une version, la tête se trouvant au détroit, en suivant avec la main le côté du fœtus plus ou moins tourné en avant, jusqu'à la fesse correspondante ; de même que, dans la version pelvienne, pour présentation de l'épaule, le pied à saisir sera indiqué par la formule suivante : *dos en avant, pied inférieur, dos en arrière, pied supérieur.*

***

Pendant l'introduction — souvent forcée — de la main dans la cavité utérine, au moment de la saisie, même pendant l'évolution, un rôle capital est réservé

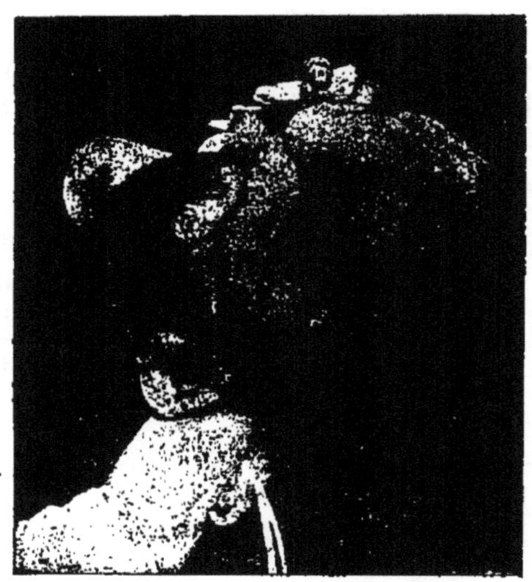

Fig. 64. — Saisie d'un pied (S. et L.).

à la main disponible, celui de presser, au dehors, sur le globe, pour le maintenir à son niveau, même l'abaisser un peu, par suite rapprocher les pieds du fœtus de la main qui va les saisir, en même temps qu'éviter la rupture des attaches utéro-vaginales.

***

L'évolution du corps fœtal, cette seconde partie de la version intra-utérine, demande à être exécutée dans l'intervalle des contractions, parce que celles-ci ne pourraient que rétrécir la cavité de l'organe. Elle

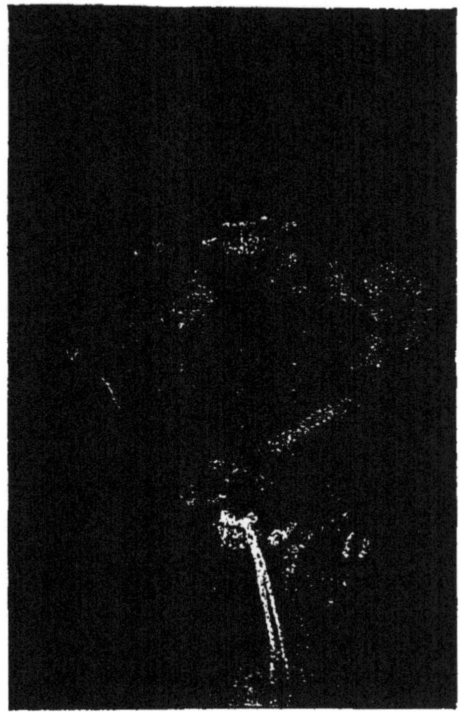

Fig. 65. — Évolution du fœtus (S. et L.).

s'obtiendra par la seule traction avec le pied saisi, suivant l'axe du détroit supérieur, et d'ordinaire sans difficulté lorsque l'utérus n'est pas encore trop rétracté.

***

Le siège une fois arrivé à l'entrée du bassin, il ne reste plus qu'à extraire l'enfant comme s'il s'était présenté par l'extrémité pelvienne, dégagement — à

Fig. 66. — Extraction (S. et L.).

opérer pendant les contractions — dont la manœuvre a été indiquée précédemment.

S'il fallait comparer les deux versions, en égard aux risques opératoires, on pourrait dire que — l'une et l'autre étant parfois d'exécution difficile — celle par manœuvres externes est inoffensive pour la mère et l'enfant, tandis que l'intra-utérine expose les deux êtres à des violences traumatiques, surtout lorsqu'elle est tardive ; enfin, que celle-ci ne saurait absolument, comme l'autre, mettre à l'abri de l'infection.

5° PELVITOMIE

C'est la section de la paroi pelvienne antérieure, pratiquée dans le but d'obtenir, par l'écartement des deux portions osseuses, l'agrandissement cavitaire d'un bassin moyennement rétréci.

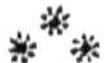

Imaginée par Sigault, il y a près d'un siècle et demi, mais vite abandonnée à cause de ses insuccès, elle a repris, de nos jours, surtout grâce à l'antisepsie, une place dans la thérapeutique obstétricale, particulièrement sous l'impulsion de Farabeuf et Pinard pour la symphyséotomie, et de Gigli pour la pubiotomie, double procédé d'élargissement de l'enceinte pelvienne.

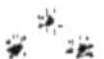

Cet écartement de paroi par section symphysienne ou osseuse, dû à un certain jeu des symphyses sacro-iliaques et à une disjonction pubienne, qui peut aller jusqu'à 7 centimètres, fera gagner, par centimètre de distance des plaies articulaires, deux millimètres d'avant en arrière et un centimètre aux diamètres transverses (Farabeuf et Varnier).

***

La **symphyséotomie** — à n'entreprendre qu'après dilatation de l'orifice utérin, évacuation de la vessie et les plus rigoureuses précautions d'antisepsie — comporte trois actes essentiels : l'incision des téguments, la section de la symphyse et l'écartement des os iliaques.

***

L'incision des parties molles prœarticulaires sera médiane, verticale, de 8 centimètres, dont quatre au-dessus et autant au-dessous du niveau des deux épines pubiennes ; et elle sera suivie de celle du ligament suspenseur du clitoris, ainsi que de la dénudation du haut de l'arcade (arcuatum).

***

La section symphysienne viendra après, précédée du glissement de l'index derrière le pubis, à travers une incision, aux ciseaux, des fibres intertendineuses des muscles droits, précaution — protectrice pour la vessie — après laquelle on pénétrera, avec un bistouri boutonné, dans l'interstice articulaire, de haut en bas, pour en trancher les moyens d'union, y compris le ligament sous-pubien.

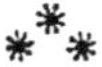

Les plaies opératoires, une fois bourrées de gaze, on procédera à l'écartement des corps pubiens, à l'aide de tractions divergentes sur les os iliaques, exercées par la seule abduction des cuisses; d'où un agrandissement cavitaire, proportionné à cette disjonction de parois, qui rendra possible alors, soit l'expulsion naturelle du fœtus, soit son extraction, complément de l'intervention auquel il faut avoir recours dans presque tous les cas.

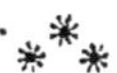

Il restera à reconstituer la symphyse, par de simples, mais profondes, sutures des parties molles præpubiennes, aidées du rapprochement des cuisses, ainsi maintenues par un lien passé autour des genoux, moyens de fixation et sutures qui seront supprimés vers le dixième jour, après lequel la femme gardera le lit encore pendant deux semaines.

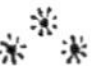

La **pubiotomie** — à pratiquer pour les mêmes motifs et dans les mêmes conditions préalables que la symphyséotomie — porte la section pelvienne sur un des corps pubiens, à égale distance entre la symphyse et l'épine du même côté, jusqu'en bas, au tubercule souspubien de la branche descendante.

***

Après avoir, par une incision des parties molles, découvert et s'être tracé cette ligne de section, on enfoncera derrière elle, de haut en bas, une aiguille mousse — guidée par deux doigts dans le vagin — jusqu'au tubercule précédemment indiqué, au-dessous duquel la pointe devra ressortir. Par celle-ci, il sera facile d'entraîner de bas en haut, derrière la paroi pubienne, une scie spéciale qui pourra la diviser rapidement ; et on se conduira après comme à la suite de la symphyséotomie.

La pelvitomie, malgré la faveur avec laquelle fut accueillie sa renaissance moderne n'en est pas moins restée une intervention délicate, non sans difficultés d'exécution, et, par suite, peu à la portée de la généralité des praticiens, ne dispensant pas d'ailleurs, dans presque tous les cas, d'une extraction, laborieuse, souvent compromettante pour le fœtus.

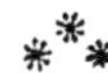

La comparaison, comme risques de cause opératoire, entre ces deux modes de section pelvienne, amène à reconnaître que la symphyséotomie expose à la lésion de la vessie et de l'urèthre, à l'infection de la plaie interosseuse et à une réparation articulaire incomplète, au détriment de la résistance du bassin ; tandis que l'ostéotomie pubienne respecte plus sûrement le réservoir vésical, dispose peu à l'infection et aboutit à une soudure pariétale solide et régulière, parce qu'elle est osseuse et que la coaptation des fragments peut ici être facilement obtenue.

6° OPÉRATION CÉSARIENNE

C'est l'extraction du fœtus et des annexes à travers une incision utéro-abdominale, suivie d'occlusion de l'issue accidentelle dans le but de conserver l'organe pour de nouvelles gestations.

***

Proposée il y a plusieurs siècles, mais vite condamnée à cause de ses suites désastreuses, et restée redoutable jusqu'à ces derniers temps, elle est devenue aujourd'hui, grâce à des succès à peu près constants, une des plus précieuses interventions conservatrices de l'obstétrique opératoire, que nous devons au progrès de la chirurgie abdominale, surtout à la pratique rigoureuse de l'antisepsie.

***

Elle s'imposera toutes les fois qu'un fœtus, développé et plein de vie, ne peut être extrait par la voie pelvienne ; ainsi, en présence d'un rétrécissement extrême du bassin ou d'une obstruction pelvi-cavitaire par une tumeur. En dehors de ces cas absolus, il arrivera de la préférer, comme radicale et conservatrice, à telle tentative de version ou telle application de forceps, dangereuses et sans aucune chance de succès.

***

Une extraction césarienne suppose, chez l'accoucheur qui doit l'entreprendre, une expérience spéciale, de la décision et du sang-froid. Deux conditions, en outre, sont ici des plus désirables : que l'opération ne soit pas exécutée sous le coup de l'urgence ; qu'elle soit préparée et pratiquée dans le calme d'une fin de grossesse. Toutefois au début du travail, même la dilatation étant avancée (Boquel et Lepage), il sera encore permis d'espérer le succès, lorsque la poche est intacte, l'asepsie assurée et si l'intervention, comme les soins, ne doivent rien laisser à désirer.

***

Comme préparatifs, il faudra avoir sous la main : les instruments d'une laparotomie (bistouris, ciseaux, sonde cannelée, écarteurs, pinces hémostatiques, etc.), et des moyens spéciaux comme une solution injectable d'ergotinine et un tube de caoutchouc, double ressource contre l'hémorragie opératoire ; des aiguilles courbes et des fils de catgut ou de soie, pour la suture utérine ; puis un gros drain, à faire plonger dans le cul-de-sac vésico-utérin au dernier moment ; tout cela parfaitement aseptisé, de même que devra l'être la paroi abdominale, à la suite d'une rigoureuse désinfection des mains et avant-bras soit du chirurgien soit de ses aides.

La femme placée en position obstétricale, puis anesthésiée, sera préventivement soumise, par précaution, à une injection sous-cutanée de dix gouttes de la solution d'ergotinine, après laquelle on procèdera à la classique incision médiane de la paroi abdominale — ici de 15 à 20 centimètres, puisqu'elle doit permettre le passage du corps utérin —, puis à l'extériorisation momentanée du globe, en le soulevant et l'attirant au dehors à travers la boutonnière laparotomique (en même temps que seront refoulées, s'il le faut, les anses intestinales), en fermant ensuite autour de lui la cavité abdominale, par des pinces, qui réuniront les bords de la section, seulement à sa partie supérieure, restée béante.

Inciser l'utérus, extraire le fœtus et le délivre, fermer enfin l'issue artificielle, tels sont les actes opératoires essentiels qui vont maintenant se succéder. L'incision, le décollement physiologique, surtout une section du tissu placentaire, seront fatalement causes d'une hémorragie, parfois impressionnante par son abondance subite, mais vite arrêtée, grâce à la rétraction de la paroi musculaire, lorsque l'évacuation de l'organe est promptement obtenue.

L'utérus sera ouvert par une incision médiane, qu'on amorcera en haut, près du fond, avec le bistouri, à la façon d'une simple ponction, et qu'on prolongera avec les ciseaux mousses guidés par l'index, jusqu'au segment inférieur, mais sans l'intéresser.

⁂

L'œuf apparu avec son enveloppe membraneuse, celle-ci sera ouverte largement ; après quoi on se hâtera d'extraire le fœtus en le saisissant par un membre. On le séparera ensuite du placenta en sectionnant le cordon, préalablement pincé près de l'ombilic.

⁂

Si, ce qui n'est pas rare, on est tombé sur un placenta inséré en avant, c'est l'hémorragie brusquement abondante, qui s'ajoute à celle de l'incision. Le mieux est alors d'aller vite en besogne, d'achever pour cela la section utérine, et d'inciser la masse vasculaire, pour pouvoir, à travers la perforation, arriver rapidement au fœtus, et, le saisissant par les pieds, en précipiter l'extraction.

Le resserrement utérin, qui normalement suit de près l'évacuation de l'organe, décollera ici le placenta tout en mettant fin à l'hémorragie, et poussera fréquemment ce dernier vers l'incision, où il n'y aura plus qu'à le saisir. On peut, toutefois, avoir à aider cette délivrance, même à la suppléer par une extraction.

Lorsque, malgré cette évacuation totale, le sang continue à couler — alors par inertie utérine — on devra, après avoir fait, à la hâte, une deuxième injection de dix gouttes d'ergotinine, agir vigoureusement : d'abord en allant pincer fortement les ligaments larges avec les doigts, pendant qu'on videra l'organe des caillots dont il est rempli ; au besoin et pour en finir, en recourant à la constriction segmentaire du globe utérin, par l'application, tout autour de l'organe et aussi bas que possible, du tube élastique, dont les bouts seront attirés fortement en avant, croisés et maintenus ainsi avec la main, étranglement hémostatique qui serait rendu définitif si, par la persistance de l'inertie, on était acculé à l'amputation utéro-ovarique de Porro.

Rassuré du côté de l'hémorragie, sans avoir eu à sacrifier l'organe, on en arrive à l'acte capital de la suture utérine. Elle sera pratiquée à l'aide d'une première rangée de points séparés, à la soie ou au catgut, distants d'un centimètre, embrochant l'épaisseur entière de la paroi, puis d'une deuxième série de points nombreux en surjet, qui réuniront les bords du péritoine, même en comprenant une certaine épaisseur de tissu musculaire.

Cela fait, on réintègre le globe dans l'abdomen, après enlèvement des pinces qui fermaient en haut l'incision extérieure, et on en vient à la suture ordinaire de la paroi abdominale, à trois étages, unissant séparément, péritoine, muscles et peau ; mais après avoir, par mesure de prudence, introduit, dans l'angle inférieur de la section et jusqu'au cul-de-sac vésico-utérin, le gros drain, préparé et aseptisé, qui, pendant les premiers jours, permettra de surveiller le champ opératoire, en vue de l'infection et de l'hémorragie, précaution après laquelle il ne restera plus qu'à appliquer le pansement classique de toute laparotomie.

Une césarienne aseptique et bien conduite, pratiquée sur un utérus normal et au moment le plus favorable, ne compte plus guère aujourd'hui qu'une mortalité de 5 0/0, dans les grandes Maternités. Au contraire, lorsqu'elle s'attaque à un organe déjà excédé par les contractions, avec œuf ouvert, c'est la mort, presque fatale, par infection utérine et extension au péritoine.

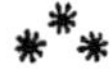

La soudure pariétale de l'organe, si — comme presque toujours — elle a pu s'effectuer dans les meilleures conditions d'asepsie, restera d'ordinaire assez solide pour résister aux distensions utérines de nouvelles grossesses, et c'est ainsi qu'un rétrécissement du bassin a pu être cause de plusieurs extractions césariennes chez le même sujet. Il sera alors prudent de surveiller la gestante déjà opérée, pour être prêt à intervenir en cas de rupture de l'utérus.

***

En présence des services que l'opération césarienne — malgré certains risques encore redoutés — est arrivée à rendre, et de ceux, encore plus grands, qu'elle réserve sans doute dans l'avenir, on ne peut que souhaiter, avec le professeur Pinard, d'en voir la connaissance pratique se répandre de plus en plus, et entrer pleinement dans l'éducation spéciale des futurs accoucheurs.

7° HYSTÉRECTOMIES OBSTÉTRICALES

Ce sont des suppressions, partielles ou totales, de l'utérus, pratiquées, par voie abdominale, aussitôt après l'extraction du fœtus : l'une, l'opération de Porro, qui amputera l'organe par étranglement de tissu, avec extériorisation du moignon ; les autres, qui le retrancheront, rapidement et plus ou moins complètement, par exérèse instrumentale.

L'**opération de Porro**, proposée, il y aura bientôt quarante ans, à la place de l'extraction césarienne, qui ne comptait encore que des déboires par complications infectieuses, se montra — en sacrifiant la plus grande partie de l'utérus et isolant le champ de pénétration microbienne — peu sujette aux envahissements septiques malgré l'absence de précautions spéciales, et capable de procurer des résultats inespérés.

***

Après une période de faveur, elle s'est vue, dans ces derniers temps, à peu près supplantée par l'ancienne extraction abdominale, qui, grâce à une heureuse transformation de ses suites opératoires, a pu atteindre entièrement son but conservateur ; sans que toutefois ait été amoindrie la valeur thérapeutique de l'hystérectomie de Porro, restée comme précieuse réserve dans certaines circonstances, utiles à indiquer.

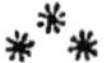

Ainsi, après avoir, au cours d'une césarienne, vidé entièrement l'utérus, si l'hémorragie vient à persister par inertie totale, l'amputation utéro-ovarique de Porro y mettra fin, nécessairement et rapidement. De même que, à la suite de cette même extraction, si l'organe est réellement ou supposé envahi par l'infection, elle en supprimera le foyer, menaçant pour le péritoine. Enfin, après une extraction césarienne, entreprise dans un cas de rétrécissement extrême du bassin, retrancher le corps utérin c'est épargner à la femme, dans l'avenir, le cas échéant, de dangereuses interventions.

Les incisions abdominale et utérine une fois faites à la façon césarienne, puis le fœtus retiré, on placera — sans s'occuper du placenta — une ligature profonde autour de l'organe, préalablement soulevé, à l'aide d'un tube élastique de l'épaisseur d'un crayon, qu'on glissera le plus près possible du col et avec lequel, après l'avoir étiré, on fera deux tours vigoureux, qu'on arrêtera en serrant les bouts avec un fil de soie ou un serre-nœud, mais non sans avoir constaté auparavant que ni l'intestin ni la vessie ne sont pris dans l'étranglement.

***

Après avoir traversé le pédicule, à un centimètre du lien, par une broche, qui maintiendra tout à l'heure le moignon comme suspendu à la paroi abdominale, on

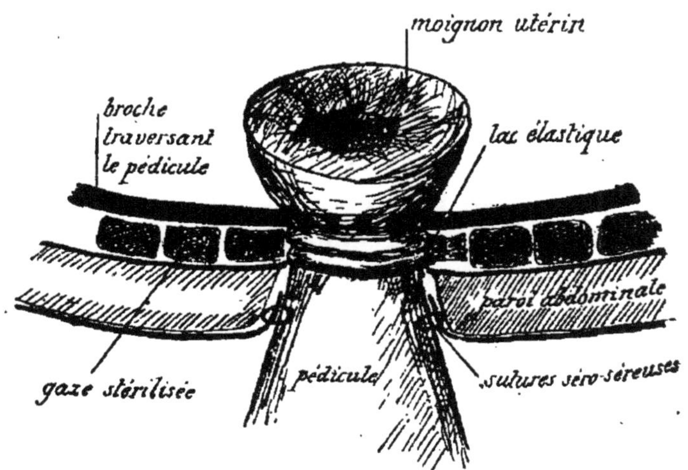

Fig. 67. — Opération de Porro : moignon et pédicule (S. et L.).

se débarrassera du globe par une section circulaire, à un centimètre au-dessus de la broche. Il en résultera une plaie exsangue, de bon aspect, mais non toujours aseptique, ce qui, dans bien des cas, imposera la précaution de la toucher au thermo, après avoir excisé quelques lambeaux de muqueuse. Cela fait, — le bas de l'incision laparotomique étant occupé et rempli par le moignon — la cavité abdominale sera fermée, au-dessus de la saillie, à la façon ordinaire, par des sutures profondes et superficielles, qui seront enlevées au bout de huit jours.

Reste à s'occuper de ce moignon, retenu au dehors. Il sera envahi par la gangrène, ordinairement sèche, parfois humide. Dans le premier cas, le pansement, simplement à la gaze stérilisée et au coton, pourra être laissé en place plusieurs jours. Dans le second, les applications protectrices seront renouvelées et précédées chaque fois d'un lavage désinfectant. L'élimination du sphacèle — que simplifieront singulièrement de petites excisions successives de tissu mortifié — sera d'ordinaire accomplie vers le 20e jour, laissant, à la place du moignon utérin, une plaie bourgeonnante, bientôt cicatrisée.

On ne saurait contester la réelle valeur obstétricale de l'opération de Porro, bien que l'extraction césarienne lui soit aujourd'hui de beaucoup préférée. Toutes les fois que, après avoir retiré le fœtus, il faudra en venir à la suppression de l'utérus pour les motifs déjà indiqués, celle-ci, grâce à la ligature nécrosante et à l'extériorisation du moignon, s'obtiendra d'ordinaire sans incident ni suites fâcheuses. Par exception, cette même extraction avec amputation utéro-ovarique, pourra tenir lieu de césarienne — non sans causer quelque regret — au praticien peu familiarisé avec la chirurgie gynécologique ou privé de toute assistance spéciale, qui, acculé à la nécessité d'une extraction abdominale, pourra, grâce à un Porro, délivrer la femme et l'enfant, pour ainsi dire sans difficulté, sans aide ni outillage spécial et sans risques post-opératoires.

Placée aussi bas que possible, la ligature, dans l'opération de Porro se trouvera toujours à distance du col. Insuffisante pour ce motif dans certains cas, comme une rupture de l'utérus, elle a suscité une méthode plus radicale : l'hystérectomie abdominale totale ou subtotale, l'une supprimant l'utérus en entier, l'autre le retranchant jusqu'à l'insertion vaginale, toutes les deux abandonnant dans la cavité pelvienne les plaies convenablement suturées.

L'**hystérectomie totale** détachera l'organe, par incisions successives, d'un ligament large, des insertions vaginales et vésicales, puis de l'autre ligament, pendant que seront liés, au fur et à mesure, les vaisseaux divisés, hémostase plus sûre que la constriction en masse et préalable des gros vaisseaux utérins (Howard Kelly et Segond). Après avoir fermé par des sutures les plaies latérales et la perforation vaginale, il ne restera plus qu'à réunir les bords de l'incision abdominale. Quant à l'**hystérectomie subtotale**, elle dégagera d'abord l'utérus de ses attaches latérales, et de haut en bas, jusqu'au vagin, pour l'amputer après dans l'épaisseur du col, abandonnant par suite, dans l'excavation, un moignon, à recouvrir au moyen d'un surjet péritonéal ; à moins qu'il ne soit possible de l'attirer et le maintenir au bas de l'incision pariétale, à la façon du moignon d'un Porro.

Ces derniers procédés de suppression totale ou presque totale de l'utérus, instrumentale et immédiate, par voie abdominale, seraient conformes, sans doute, aux principes et desiderata de la chirurgie moderne. Toutefois on ne saurait encore que les accueillir avec réserve, car ils se sont montrés jusqu'ici plus dangereux que la simple, et d'ordinaire peu grave, amputation par la méthode de Porro.

8° BASIOTRIPSIE

Le broiement de la tête fœtale sur enfant vivant, est une extrémité malheureuse, qui, admise au siècle dernier, est aujourd'hui répudiée par la généralité des praticiens « qui a vécu » (Pinard), revirement dû essentiellement aux succès croissants de l'extraction césarienne, en même temps qu'à une légitime répulsion.

Le broiement est resté, au contraire, une précieuse ressource, lorsqu'il s'attaque à la tête, arrêtée au détroit, d'un enfant — non retiré par pelvitomie ou une issue utéro-abdominale — qui a succombé aux suites d'une expectation prolongée ou de tentatives d'extraction au forceps sans résultat, dans un utérus à sec et fortement rétracté.

La réduction de la tête du fœtus fut obtenue, d'abord par la seule crâniotomie, puis par la céphalotripsie, à l'aide d'une sorte de forceps à branches épaisses, dont les cuillers, rapprochées mécaniquement, broyaient la boîte crânienne à la façon d'un étau (céphalotribe de Baudelocque, de Bailly). Ce n'était là qu'une pince puissante, incapable de se cramponner solidement à la sphère céphalique, lâchant prise et nécessitant des applications réitérées, dangereuses pour les parties maternelles.

Tarnier en 1883, lui substituait son BASIOTRIBE, composé essentiellement : d'un perforateur central, lancéolaire, entouré de deux fortes branches, semblables à celles d'un forceps, mais de longueur inégale et de faible courbure pelvienne ; enfin, d'une vis épaisse, indépendante, avec écrou à ailettes, admirable instrument qui est, à la fois, perforateur, évacuateur, fixateur de ses branches, écraseur total et puissant, enfin extracteur inoffensif pour les voies génitales.

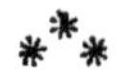

Toutes précautions d'antisepsie étant prises, la femme anesthésiée et placée en position obstétricale, on fera d'abord fixer solidement la tête au détroit par deux mains appliquées sur l'hypogastre. Après cela, l'accoucheur ira, avec sa main gauche, reconnaître au toucher, le point central de la région crânienne ou faciale qu'il s'agit de perforer. La lance, ainsi guidée, tenue de la main droite, y pénètrera alors, lentement, par un mouvement de vrille, pour être enfoncée ensuite dans la cavité cérébrale, suivant la direction de l'axe pelvien, jusqu'à la rencontre de la paroi osseuse opposée.

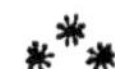

Le perforateur étant maintenu à cette profondeur par un aide, on introduira la branche gauche, directement comme celle de même nom du forceps, toutefois en portant la cuiller un peu en arrière, vers la symphyse sacro-iliaque correspondante, dans le but de préparer une prise oblique, ici plus favorable que toute autre, en vue de l'écrasement. Les deux pièces seront articulées, après adduction, s'il le faut, du pivot de l'une vers l'encoche de l'autre; puis leurs manches, fortement rapprochés par la main ou la vis, seront ainsi maintenus au moyen du crochet attenant à la branche.

C'est dans cette première manœuvre (petit broiement) que se trouvent essentiellement l'originalité et la supériorité de la basiotripsie par l'instrument de Tarnier. Grâce au perforateur, la première cuiller a pu atteindre la base du crâne et tout d'abord s'y cramponne solidement. Cette même hauteur et cette sorte d'adhérence, elle les assurera à l'autre, en se l'attachant, ce qui leur permettra d'enserrer la sphère céphalique en totalité, sans crainte de dérapement.

La branche droite devra pénétrer, elle aussi, comme celle de même nom du forceps, et aussi profondément que la précédente. Il suffira, pour loger en bonne place sa cuiller, c'est-à-dire un peu en avant, de diriger l'encoche vers le pivot de la branche gauche, au besoin en s'aidant d'un mouvement d'adduction communiqué à celle-ci. L'articulation effectuée, on en arrivera au grand broiement, en serrant lentement et à fond l'écrou de la puissante vis — qui aura d'abord réuni les deux manches — constriction que viendra confirmer l'issue de la matière cérébrale.

La tête ainsi vidée et aplatie, il restera à en faire

l'extraction. Ce sera grâce à une première rotation, qui devra placer transversalement la galette céphalique pour pouvoir l'engager jusqu'au fond de l'excavation, puis à une deuxième rotation, qui l'adaptera à la fente coccy-pubienne et permettra le dégagement final de cette première portion du fœtus.

Dans un bassin rétréci, les épaules peuvent, après la tête, être arrêtées au détroit, il y aurait alors à dégager successivement les deux bras, selon la manœuvre de Ribemont-Dessaigne, en commençant par le bras postérieur (le fracturant au besoin), et si, cela ne suffit pas, en faisant de même pour le bras antérieur, afin de pouvoir tirer après sur les deux, en même temps que sur la tête au moyen du basiotribe.

La basiotripsie peut — mais très exceptionnellement — avoir à s'appliquer lorsque, à la fin d'une extraction par le siège, la tête, défléchie, se trouve arrêtée par un rétrécissement au détroit supérieur. C'est alors, par sa base, soit occipitale soit prévertébrale, que le perforateur devra l'attaquer, pour arriver jusqu'à la voûte crânienne, mais sans trop y pousser la lance. Le reste de la manœuvre, en tout semblable à la prise et à l'extraction précédentes, sera exécuté après s'être débarrassé, au besoin, du corps fœtal par une décollation.

9° EMBRYOTOMIE RACHIDIENNE

C'est la section transversale du corps fœtal, pratiquée, soit à travers l'abdomen ou le thorax, soit — et non autrement aujourd'hui — dans l'épaisseur du cou ; d'où deux tronçons à extraire séparément.

On en est réduit là dans le cas, heureusement devenu rare, de présentation de l'épaule, non transformée en fin de grossesse et demeurée telle pendant le travail, lorsqu'elle est aggravée par un engagement profond, avec fœtus enserré dans un utérus à sec et fortement rétracté.

En pareille situation, tenter la version podalique serait aller au-devant de difficultés presque insurmontables et s'exposer à la rupture de l'utérus, tandis que l'embryotomie — toujours ici sur enfant mort — permettra d'extraire le corps fœtal, sans peine ni lésion des tissus maternels.

La décollation peut s'exécuter par deux procédés : l'incision, d'ordinaire aux ciseaux ; ou bien une sorte de sciage du cou. On se servira, dans le premier cas, des excellents *ciseaux de Dubois*, à branches puissantes et longues, à lames courtes, courbes et à pointes mousses. Quant au sciage cervical, il sera aujourd'hui remarquablement réalisé par l'*embryotome de Ribemont-Dessaignes*, de construction ingénieuse, non compliquée, d'un maniement facile et d'un effet assuré.

La **décollation par section aux ciseaux** comporte une première préoccupation, celle de placer le cou fœtal dans les conditions les plus favorables à la section. Ce sera d'abord en l'abaissant le plus possible à l'aide d'une traction exercée et maintenue par le bras procident, puis en allant avec la main gauche, enfourcher le cylindre cervical, le pouce en avant, l'index et le médius en arrière, et la paume restant au-dessous comme guide pour l'arrivée et la direction des ciseaux, tout cela pour que la section, exécutée comme dans le creux de cette main, ne soit ni aveugle ni nocive.

Les ciseaux, tenus et introduits de l'autre main, iront entamer et diviser les tissus du cou, par petits coups, sans perdre contact avec la main-guide, section aisée, sauf à travers la colonne cervicale, à moins que l'instrument n'ait rencontré un des disques intervertébraux. Tout se terminera par l'extraction successive des deux tronçons : le tronc, facilement grâce aux bras, la tête, en l'accrochant par le maxillaire inférieur, au besoin en la retirant par le forceps, même en la broyant s'il y a excès de volume.

***

L'**embryotomie par sciage** du cou fut réalisée à l'aide d'une simple ficelle passée autour du cou (procédé de Pajot), mais non sans difficulté d'introduction du cordon autour du cylindre cervical. Il n'en est plus de même aujourd'hui, grâce à l'EMBRYOTOME DE RIBEMONT-DESSAIGNES, instrument qui se compose essentiellement : d'une tige tubulaire, courbée en crochet en haut, où elle n'est plus qu'une gouttière ; d'une bande métallique flexible, contenue et jouant dans le tube, terminée au bout du crochet par un anneau et à son extrémité inférieure par un trou, auquel sera attachée la ficelle-scie ; d'un conducteur enfin, métallique, destiné à aller en haut rejoindre le bec du crochet, à s'articuler solidement en bas avec la tige tubulaire et à enfermer le petit cordon, pour compléter ainsi le circuit protecteur.

***

On n'aura quelque peine que pour placer le crochet. Une main-guide étant allée embrasser le cou, ce sera toujours par le devant et jusqu'au dessus de celui-ci, que la tige courbe sera introduite, pour, à ce moment, pouvoir la tourner et porter son bec en arrière. A partir de là, il faudra successivement : saisir l'anneau qui est au bout du crochet ; l'attirer à la vulve : introduire la bande métallique dans le tube protecteur ; pousser sur celle-là servant de guide, ce dernier, dont l'extrémité ira ainsi rejoindre celle du crochet où se trouvait l'anneau ; réunir solidement en bas les deux pièces en serrant le pivot et la mortaise ; tirer sur l'anneau pour entraîner, à la fin, la ficelle, qui, restée seule dans l'instrument, formera une anse complète,

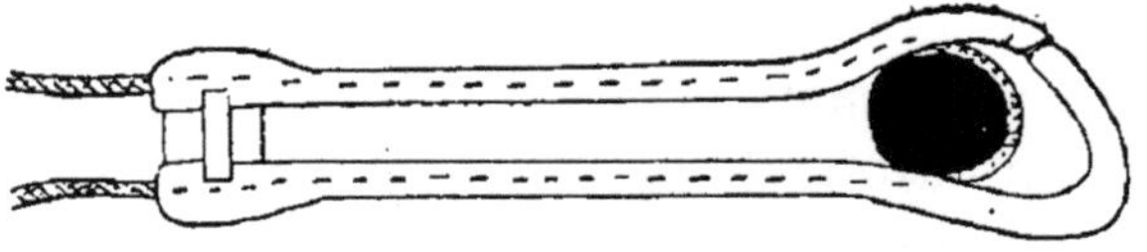

Fig. 68. — Embryotome de Ribemont-Dessaignes (Schema) (S. et L.).

à laquelle on imprimera, par ses deux extrémités, un rapide mouvement de va-et-vient, promptement suivi de décollation ; enfin compléter l'opération par l'extraction successive des deux tronçons, comme précédemment.

***

Qu'on ne puisse recourir à l'embryotomie par la seule division du corps fœtal, il restera la ressource de l'**éviscération**, manœuvre facile mais répugnante, qui se résume dans une large incision de la paroi abdominale, par laquelle sera retirée la masse intestinale, même thoracique, ce qui permettra d'infléchir ou d'abaisser la colonne vertébrale, seulement avec la main, et de là sectionner ensuite aux ciseaux.

TABLES DES MATIÈRES

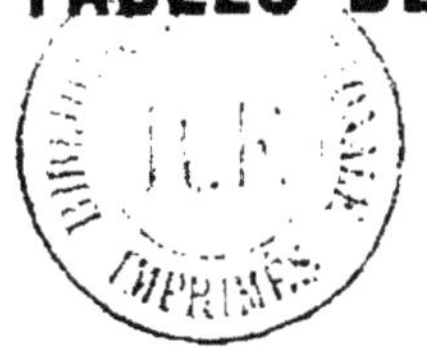

TABLE ALPHABÉTIQUE

B

C

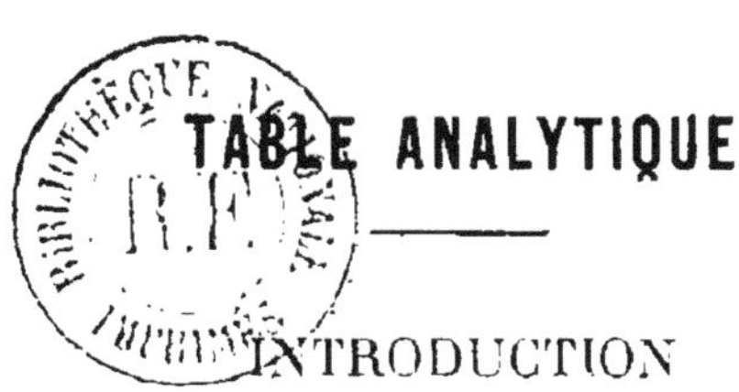

TABLE ANALYTIQUE

INTRODUCTION

PREMIÈRE PARTIE

GROSSESSE

CHAPITRE PREMIER

GROSSESSE NORMALE

CHAPITRE II

ANOMALIES GRAVIDIQUES

DEUXIÈME PARTIE

ACCOUCHEMENT

CHAPITRE PREMIER

ACCOUCHEMENT NORMAL

CHAPITRE II

ANOMALIES DYSTOCIQUES

TROISIÈME PARTIE

POST-PARTUM

POST-PARTUM NORMAL

INFECTIONS PUERPÉRALES

PATHOLOGIE DU NOUVEAU-NÉ

OPÉRATIONS OBSTÉTRICALES

DIJON. — IMP. DARANTIERE.

DIJON, IMP. DARANTIERE

www.ingramcontent.com/pod-product-compliance
Ingram Content Group UK Ltd.
Pitfield, Milton Keynes, MK11 3LW, UK
UKHW020151250726
13967UKWH00002B/990

9 782012 927995